H. Bocquillon-Limousin

Formulaire des Médicaments Nouveaux pour 1902

PARIS
J.-B. BAILLIÈRE et FILS

LES

EAUX DE VICHY

TRANSPORTÉES

Les nombreux et rapides succès de la cure sur place, à Vichy, rendent, à leur insu, un certain nombre de médecins injustes pour la cure de *Vichy chez soi.* Les eaux de Vichy transportées, sans avoir tout à fait la même activité qu'à la source, sont certainement encore très efficaces et peuvent rendre d'éminents services, quand on les emploie à propos et avec méthode.

On croit généralement que *Vichy chez soi* n'est qu'une contrefaçon réduite, un diminutif de *Vichy sur place*, et l'un de nos anciens maîtres nous résumait cette opinion ainsi : « A distance vous ne jouez plus qu'au piano la musique si magistralement exécutée à grand orchestre, à Vichy » — Eh non ! cher maître, ce n'est pas le même air que nous jouons dans les deux cas. La cure à distance est bien, en un sens, une réduction de la cure sur place, mais elle est autre chose encore. Rien de pareil dans les deux traitements, ni la dose, ni le mode d'administration, ni les effets, et, par suite, ni les indications : intensif, aigu, presque toujours curatif, à Vichy; modéré, chronique, presque toujours compensateur, à distance ; en outre, le second sert souvent à fixer les résultats obtenus par le premier.

Dans tous les cas justiciables de la médication alcaline, l'eau minérale de Vichy sera plus efficace et mieux tolérée que n'importe quelle solution alcaline artificielle. En particulier, dans tous les cas de maladie par « vice de nutrition » tenant, soit à la constitution du sujet, soit à des conditions d'existence dont il ne peut s'affranchir, l'usage *modéré* et *prolongé* des eaux de Vichy transportées constitue le meilleur traitement *compensateur*. N'est-ce pas dire au médecin de quels secours seront ces eaux pour les personnes attachées à une vie trop sédentaire ou surmenée ? Même succès dans certaines diathèses, lorsqu'il est nécessaire d'agir pendant longtemps pour modifier toute la masse dyscrasique du sang : diathèses goutteuse, rhumatismale, diabétique, albuminurique, urique, etc. ; l'arthritisme, la scrofulose acide sont, en particulier, très heureusement modifiées par ce traitement, qui améliore l'assolement organique, calme l'irritation nerveuse et rétablit la nutrition normale.

De l'observation séculaire faite à Vichy, il résulte que chaque source a ses propriétés spéciales dont il faut tenir compte pour le succès du traitement. Ainsi, pour nous en tenir aux trois principales sources de l'État, auxquelles Vichy doit le plus clair de ses succès : 1° la *Grande-Grille* a une action élective sur le foie, les engorgements abdominaux et le diabète ; 2° l'*Hôpital*, moins excitante, convient aux malades délicats, nerveux, disposés aux congestions ou aux hémorragies, dans les affections des voies digestives, dyspepsie, gastralgie, etc. ; 3° les *Célestins*, les plus diurétiques de Vichy, conviennent plutôt dans la gravelle, les affections de la vessie, l'albuminurie.

Il est vrai que ces différences s'effacent un peu dans les eaux transportées ; le médecin fera toujours bien, cependant, de suivre la tradition et de s'adresser, par exemple, à la Grande-Grille, pour agir sur le foie, ou aux Célestins pour l'appareil urinaire.

Il arrive assez souvent que le malade éprouve

une susceptibilité particulière, idiosyncrasique, à l'encontre de la source qui paraît cependant indiquée par son état : tel dyspeptique s'accommodera de la *Grande-Grille* plutôt que de l'*Hôpital*, et tel graveleux préférera l'*Hôpital* aux *Célestins*. Dans ces cas, loin de s'obstiner dans son choix, le médecin se hâtera de chercher la source la mieux tolérée.

A un autre point de vue, le médecin trouvera, dans la diversité des sources, le moyen de combattre l'accoutumance qui s'établit par l'usage prolongé de la même source, dont les bons effets paraissent alors diminués. Sans attendre ce résultat, il est de bonne pratique d'alterner deux sources, pour conserver au traitement sa même énergie, quelle que soit sa durée.

Cette variété n'est donc pas une richesse inutile : le médecin apprendra rapidement, par la pratique, seule maîtresse en pareille matière, à connaître les effets spéciaux de chaque source, et, sûr alors de son doigté, il trouvera dans la gamme si précieuse des eaux de l'État le moyen de réaliser un traitement toujours en harmonie avec l'affection à combattre et les susceptibilités propres à chaque malade.

Nous ne saurions établir de règles fixes pour la

dose journalière des eaux transportées : deux éléments principaux sont à considérer, le malade et la maladie. On peut dire cependant que la dose moyenne oscille entre une et deux bouteilles par jour. Bien rarement il est nécessaire de la dépasser, si ce n'est dans certains états diathésiques avec polydipsie, comme le diabète, par exemple; mais comme, alors, l'eau de Vichy n'est pas seulement un aliment de la soif, mais son remède, la situation s'améliore rapidement par la cessation de la polydipsie, comme gage assuré du progrès réalisé par le traitement, qui se trouve par là même ramené à plus de modération.

La meilleure manière de prendre la dose prescrite est d'en boire un verre (ou deux, suivant la tolérance) le matin, à jeun, un autre verre dans l'après-midi, une heure avant le dîner, et le reste aux repas. A jeun, les eaux se boivent généralement pures; au repas, avec le vin. Le vin en est un peu troublé et change de couleur, mais il ne prend aucun goût désagréable, la saveur du gaz carbonique contenu dans l'eau étant, au contraire, fraîche et piquante ; en outre, le vin a l'avantage de faire mieux supporter l'eau minérale.

Du reste, le médecin se laissera conduire par les susceptibilités du malade, ses goûts et ses répugnances : les uns préférant boire la plus grande partie de l'eau minérale pure, en dehors des repas, les autres aux repas, avec le vin. La préférence ou, si l'on veut, l'instinct du malade est ici le meilleur guide, et il n'y a aucun inconvénient à s'en rapporter à lui.

Mais il est évident que tout ce que nous venons de dire se rapporte à l'eau de Vichy naturelle, puisée à Vichy — l'eau des sources de l'État, qui ont une « individualité thérapeutique » bien déterminée, consacrée par plusieurs siècles d'expérience et de succès — et nullement à cette innombrable légion de sources que le succès de Vichy a fait surgir, et dont le rôle thérapeutique ne s'appuie que sur des hypothèses tirées de leur composition alcaline.

Dr BLANCHARD.

VICHY-CÉLESTINS

Les sources des Célestins doivent leur nom à un couvent de Célestins qui existait jadis en cet endroit et dont on voit encore quelques vestiges. Elles sont situées derrière le vieux Vichy, sur les bords de l'Allier, à l'extrémité d'un enclos qui prit le nom du couvent dont il dépendait. Ces sources jaillissent directement d'un massif de roches qui servent d'assises au vieux Vichy et donnent également naissance à la source de *l'Hôpital*.

Elles sont au nombre de trois : La *Vieille Source*, la *Source de la Grotte* et la *Nouvelle Source*. Leur débit est considérable ; il atteint près de douze millions de litres par an.

L'eau des Célestins est très fraîche et très pétillante ; le gaz s'attache en bulles légères aux parois du récipient et crépite facilement à la surface lorsqu'on l'agite. Elle est très agréable à boire sur place, aussi bien qu'au loin. C'est une de celles qui peuvent être ordonnées à distance avec le plus d'avantages.

Ces sources sont indiquées dans la gravelle urique et les coliques néphrétiques qui l'accompagnent, dans la goutte, le diabète et dans les premières périodes des affections chroniques des voies urinaires.

VICHY-HOPITAL

Située vis-à-vis du terrain qu'occupait autrefois l'ancien hôpital civil, derrière le Casino, cette source jaillit dans un vaste bassin exhaussé au-dessus du sol et protégé par un pavillon en fer forgé. Elle renferme 5 grammes de sels par litre et est assez abondante pour desservir l'établissement de bains qui est à côté. Sa température est de 31° centigrades ; son débit, de 60,000 litres par 24 heures, suffit amplement non seulement à la consommation locale ou extérieure, mais encore au service des bains et douches.

Les troubles de la digestion stomacale ou intestinale attirent un grand nombre de malades à Vichy ; ces mêmes affections sont l'objet des applications les plus usuelles de l'*Hôpital*. La dyspepsie, sous presque toutes ses formes, s'en trouve bien. Il faut que l'élément nerveux soit bien prédominant ou le sujet bien affaibli pour qu'il y ait contre-indication.

Comme toutes les eaux de Vichy, elle conserve toutes ses qualités en bouteilles et donne également d'excellents résultats dans tous les cas énumérés ci-dessus, même employée loin des sources.

Formulaires

COLLECTION NOUVELLE

de 23 volumes in-18 comprenant 300 pages, illustrés de figures

à 3 fr.

le volume cartonné.

BOCQUILLON-LIMOUSIN, 3 vol. — **BOISSON**, 1 vol.
CAGNY, 1 vol. — **FELTZ**, 1 vol. — **FOUINEAU**, 1 vol.
GILLET, 4 vol. — **LA HARPE**, 2 vol.
JEANNEL, 1 vol. — **GALLOIS**, 1 vol. — **GAUTIER**, 2 vol.
MARTIN, 1 vol. — **MARTZ**, 1 vol. — **NORSTROM**, 1 vol.
REGNIER, 1 vol.
THOMSON, 1 vol. — **WEILL**, 1 vol.

Formulaire des médicaments nouveaux par H. Bocquillon-Limousin. Introduction par le Dr Huchard, médecin des hôpitaux. 14e *édition*. 1902, 1 vol. in-18 de 306 pages, cart. .... 3 fr.

Formulaire des alcaloïdes et des glucosides par H. Bocquillon-Limousin. Introduction par G. Hayem, professeur à la Faculté de médecine de Paris. 2e *édit.* 1 vol. in-18 de 318 pages, avec figures, cart.... 3 fr.

Formulaire de l'antisepsie et de la désinfection par H. Bocquillon-Limousin. 2e *édition*. 1 vol. in-18 de 288 pages, avec figures, cart.......... 3 fr.

Formulaire des médications nouvelles par le Dr H. Gillet. 1 vol. in-18 de 280 pages, cart.... 3 fr.

Formulaire des régimes alimentaires par le Dr H. Gillet. 1 vol. in-18 de 300 p., cart.. 3 fr.

Formulaire d'hygiène infantile par le Dr H. Gillet. 1898, 2 vol. in-18 de 300 pag., cart. Chaque volume .... 3 fr.

I. *Hygiène de l'enfant à la maison.* — II. *Hygiène de l'enfant à l'école, à la crèche et à l'hôpital.*

Formulaire de Thérapeutique et de Posologie infantiles par le Dr Fouineau. 1901, 1 vol. in-18, 300 pages, cart.......... 3 fr.

Formulaire des spécialités pharmaceutiques par le Dr Gautier et F. Renault. 1 vol. in-18 de 298 p., cartonné.......... 3 fr.

Formulaire des Eaux minérales par le Dr de La Harpe. 3e *édit.* 1 vol. in-18 de 300 p., cart... 3 fr.

Formulaire des Stations d'hiver des stations d'été et de climatothérapie, par le Dr de La Harpe. 1 vol. in-18 de 300 pages, cartonné..... 3 fr.

Formulaire Dentaire par le Dr N. Thomson. 1 vol. in-18 de 288 p., cart. 3 fr.

Formulaire d'Hydrothérapie par le Dr Martin. 1900, 1 vol. in-18, 300 pages, cart.............. 3 fr.

Formulaire du Massage par le Dr Norstrom. 1 vol. in-18 de 268 p., cart. 3 fr.

Formulaire des Vétérinaires praticiens par Paul Cagny, membre de la Société centrale de Médecine vétérinaire. 3e *édition*. 1900, 1 vol. in-18, 322 p., cart...... .... 3 fr.

Formulaire de l'Union médicale, douze cents formules favorites, par le Dr Gallois. 4e *édition*. 1 vol. in-32 de 662 pages, cart.......................... 3 fr.

Formulaire officinal et magistral par J. Jeannel. 4e *édition*. 1 vol. in-18 de 1 044 pages, cart. 3 fr.

Formulaire du Médecin de campagne par le Dr Gautier. 1899, 1 vol. in-18, 300 pag., cart. 3 fr.

Guide pratique pour les analyses de Bactériologie clinique par L. Feltz, avec la collaboration de F. Bouillat. 1898, 1 vol. in-18, 282 pages avec 111 figures noires et coloriées, cart........ 3 fr.

Guide pratique pour les analyses de Chimie physiologique par F. Martz. Préface de M. Lépine, professeur à la Faculté de médecine de Lyon. 1899, 1 vol .in-18, 264 pages avec 52 figures, cart. 3 fr.

Formulaire Hypodermique et Opothérapique par L. Boisson et J. Mousnier. 1899, 1 vol. in-18, 262 pages et 21 fig., cartonné.................... 3 fr.

Formulaire électrothérapique du Praticien par le Dr Régnier. 1899, 1 vol. in-18, 256 pages avec 34 figures, cartonné.......................... 3 fr.

Guide d'Électrothérapie gynécologique par le Dr Weill. 1900, 1 vol. in-18, 300 p. et fig., cart. 3 fr.

FORMULAIRE

DES

MÉDICAMENTS NOUVEAUX

CORBEIL. — Imprimerie Ed. CRÉTÉ.

FORMULAIRE

DES

MÉDICAMENTS NOUVEAUX
Pour 1902

PAR

H. BOCQUILLON-LIMOUSIN

Docteur en pharmacie, Pharmacien de 1re classe
Lauréat, médaille d'or de l'École de pharmacie
Membre des Sociétés de pharmacie et de thérapeutique

Avec une introduction

PAR

Henri HUCHARD

Membre de l'Académie de médecine
Médecin de l'hôpital Necker

PARIS

LIBRAIRIE J.-B. BAILLIÈRE ET FILS

19, rue Hautefeuille, près du boulevard Saint-Germain

1902

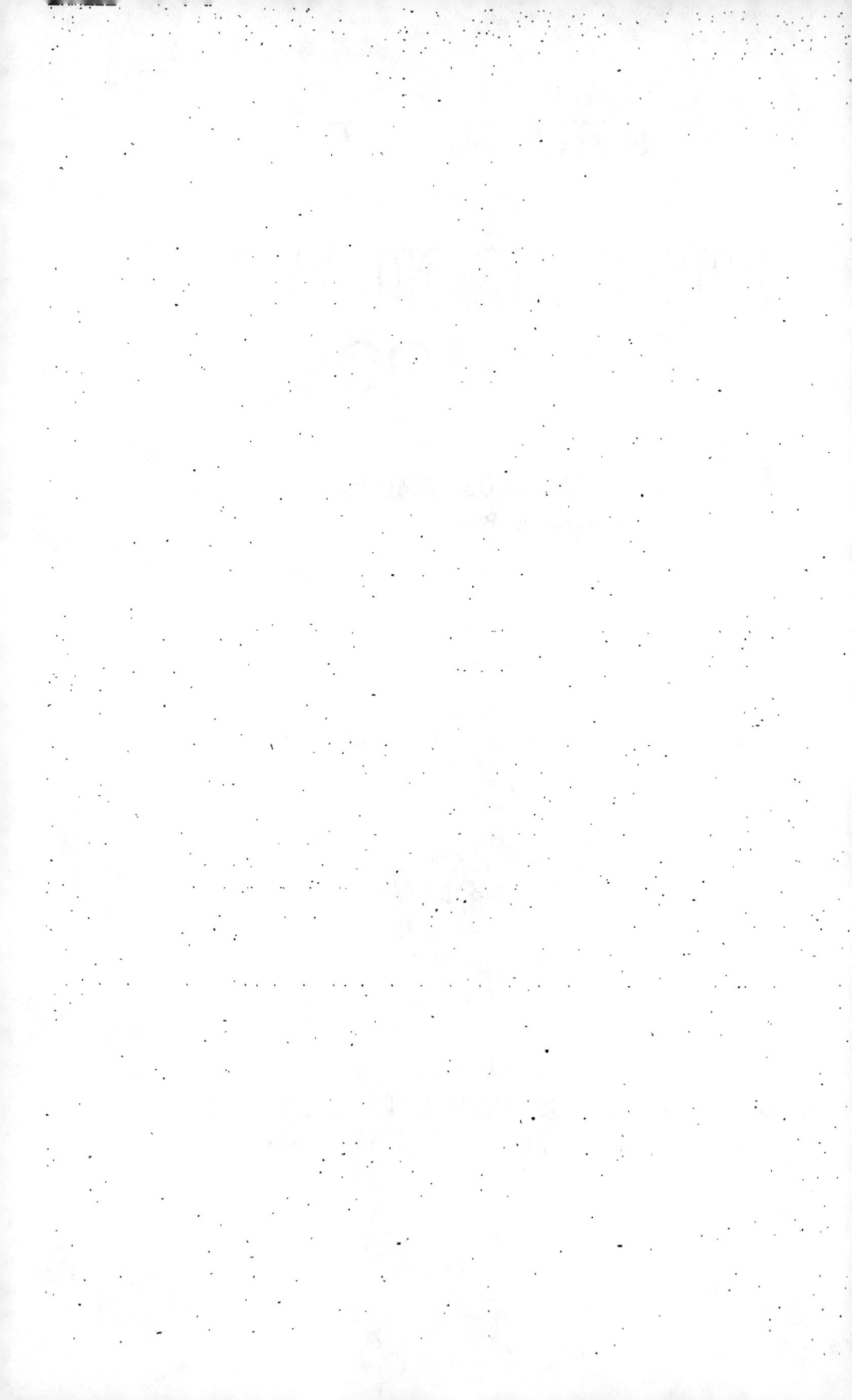

INTRODUCTION

Paris, 27 juin 1890.

« Comment juger impartialement un *Formu-*
« *laire des médicaments nouveaux*, quand j'es-
« saie, — après avoir eu naguère quelque chose
« à me reprocher à ce sujet, — de réagir contre
« la fièvre des nouveautés pharmaceutiques? En
« ce moment, la meilleure manière de faire du
« nouveau, c'est de parler encore des médica-
« ments anciens, dont nous connaissons à peine
« l'action physiologique et les applications thé-
« rapeutiques. Croyez-moi, adressez-vous à un
« médecin moins prévenu et certainement plus
« autorisé pour porter un jugement impartial
« sur votre œuvre. »

C'est en ces termes que je répondis à M. Henri Bocquillon, l'un de nos collègues à la Société de Thérapeutique, venant me demander, — honneur bien immérité! — de présenter son livre au public médical.

« N'importe, — dit-il, — j'ai confiance dans
« votre esprit de justice. Lisez, et jugez. »

J'ai lu, j'ai vu... et j'ai été vaincu. Il me semble, après l'avoir lu attentivement, que ce *Formulaire*, écrit sans prétention, avec concision et clarté, vient combler heureusement une lacune : il réunit et étudie, avec toutes les indications pratiques qu'elles comportent, les acquisitions modernes de la thérapeutique. Sur le sol mouvant de cette science, nous avons moins besoin de presser que d'assurer nos pas; et, faire connaître tous les médicaments nouveaux — — beaucoup d'appelés et peu d'élus! — c'est encore mettre le médecin en garde contre cette sorte d'hystérie thérapeutique qui tend à nous envahir et qu'on ne saurait trop combattre.

A propos de tous ces médicaments (et ils dépassent le nombre de 455), l'auteur a exposé, aussi complètement que possible, tout ce que l'on doit savoir : la synonymie, la description, la composition, l'action physiologique, les propriétés thérapeutiques, le mode d'emploi, les doses.

M. Henri Bocquillon a droit à toutes nos félicitations et à nos remerciements.

A ce petit livre qui résume en moins de 300 pages la matière médicale de ces dernières années, on peut prédire un grand et légitime succès; il est non seulement utile, mais indispensable, à la fois aux chercheurs, aux praticiens et aux élèves. Henri HUCHARD.

Paris, 20 octobre 1898.

J'avais promis une nouvelle introduction à ce *Formulaire*, pour la 10e édition.

Mais, pourquoi une « nouvelle » introduction pour un livre, si bien introduit chez presque tous les praticiens?

Je garde la première, surtout parce qu'elle confirme le « grand et légitime succès » que j'avais prédit à cette excellente publication.

J'y ajoute de sincères et vives félicitations,

Non seulement à M. Henri Bocquillon, savant auteur du *Formulaire des médicaments nouveaux*,

Mais encore à M. le Dr H. Gillet, auteur du *Formulaire des médications nouvelles*, un de mes anciens internes, qui m'honore beaucoup par son travail persévérant, digne des plus grands éloges ;

A MM. J.-B. Baillière, dont les heureuses publications visent toujours le seul but de la médecine : de la pratique, encore de la pratique, toujours de la pratique.

Le *Formulaire des médicaments nouveaux* et le *Formulaire des médications nouvelles* — deux frères jumeaux — font honneur à leurs auteurs; ils sont assurés d'un grand succès auprès de tous les praticiens, et j'espère bientôt leur donner une nouvelle introduction (dont ils n'ont cependant pas besoin) pour la 20e édition.

Henri HUCHARD

AVANT-PROPOS

DE LA QUATORZIÈME ÉDITION

En faisant réimprimer pour la quatorzième fois le *Formulaire des médicaments nouveaux*, je ne me suis pas contenté d'une revision sommaire : j'ai fait de nombreuses et importantes additions à mesure que les nouveautés se produisaient.

Je citerai en particulier : *Agurine*, *Amyle (Salicylate et Valérianate d')*, *Apocodéine (chlorhydrate d')*, *Azimol*, *Bismutose*, *Calaya*, *Calcinol*, *Camphorates de créosote*, *de gaïacol*, *de pyramidon*, *Chirol*, *Chloral-orthoforme*, *Crurine*, *Dymal*, *Eosolate de quinine*, *Eupyrine*, *Fortoine*, *Gabianol*, *Glycosolvol*, *Hermophényl*, *Ichtargane*, *Ichtoforme*, *Iodolène*, *Iodopyrine*, *Lécithine*, *Lygosine*, *Lysoforme*, *Œthol*, *Sanatogène*, *Sapodermine*, *Sapolane*, *Sidonal*, *Tannate de créosote*, *Tannocréosoforme*, *Thiopyrine*, *Triférine*, *Tyratol*, *Yohimbine*, *Zomol*, et un grand nombre de plantes coloniales et exotiques, récemment introduites en thérapeutique.

Dans le *Formulaire des médications nouvelles*, que le Dr H. Gillet vient de faire paraître et qui est le complément nécessaire du *Formulaire des médicaments nouveaux*, on trouvera des détails complets sur l'*Antisepsie générale* et *locale*, les *Badigeonnages antifébriles*, les *Bains froids*, le *Drap mouillé*, les *Enveloppements froids*, les *Injections d'extraits organiques* (Séquardine, Suc thyroïdien, Suc capsulaire, etc.), les *Injections sous-cutanées de sels mercuriels*, la *Sérothérapie* (Sérum antidiphtérique, Sérum antistreptococcique, Sérum anticancéreux, Sérum antituberculeux, Sérum antisyphilitique, etc.), le *Stypage*, la *Vaccination antirabique*, etc.

Je suis reconnaissant à tous ceux qui ont bien voulu me signaler des erreurs ou des omissions; j'ai essayé d'y remédier; je serai heureux si les Médecins et les Pharmaciens veulent bien me continuer leurs bienveillants encouragements; mon livre n'en sera que meilleur et par suite plus utile.

H. B.-L.

1er novembre 1901.

FORMULAIRE

DES

MÉDICAMENTS NOUVEAUX

Absinthine. — Desc. — Principe amer de l'absinthe, découvert par M. Duquesnel, se présente sous forme de cristaux prismatiques, incolores, d'une saveur extrêmement amère. Très soluble dans l'alcool et le chloroforme, moins soluble dans l'éther, à peu près insoluble dans l'eau.

Prop. thér. — Essayée, sans succès confirmé, comme remède antifébrile. Elle augmente l'appétit ou le rétablit lorsqu'il a disparu ; elle combat la constipation d'une façon marquée. Employée contre la chloro-anémie, dans la convalescence des maladies graves ayant altéré les fonctions digestives ; contre l'état d'anorexie sans lésions organiques du tube digestif. Elle est surtout indiquée lorsque, avec l'anorexie, il existe une constipation plus ou moins opiniâtre.

Stimulante et antidiarrhéique.

Mode d'emploi. — En globules contenant chacun 5 centigrammes de principe actif.

Dose. — 10 centigrammes, dix minutes avant le repas, deux fois par jour.

Acétopyrine. — Syn. — Acéto-salicylate d'antipyrine.

Prop. thér. — Analgésique et antipyrétique.

S'emploie avec succès contre la migraine et les névralgies, ainsi que contre l'ischias. De nombreux essais cliniques ont démontré que ce nouveau produit est de beaucoup supérieur aux autres combinaisons de l'acide salicylique et aux divers produits employés dans le rhumatisme articulaire. Il n'occasionne ni troubles gastriques, ni cardiaux et n'attaque pas les reins. Son efficacité est très grande.

Dose. — 6 cachets de 0gr,50 par jour. Dans des cas exceptionnellement graves, l'on peut donner jusqu'à 1 gramme par dose.

Actol. — Syn. — Lactate d'argent.

Desc. — Poudre blanche très soluble dans l'eau 1 : 15.

Prop. bact. — L'actol, d'après les expériences du Dr Credé, a une action bactéricide très intense sur les staphylococcus, les streptococcus et la bactérie charbonneuse; d'après les recherches de M. Bayer, une solution à 1/1000 tue ces microbes en 5 minutes, et dans le sérum sanguin il neutralise ces microbes à la dose de cent-millième.

Prop. thér. — L'actol en injection sous-cutanée provoque une sensation légère de cuisson, que l'on peut prévenir en injectant préalablement une solution de cocaïne. A part cet inconvénient, l'actol ne produit aucun effet secondaire fâcheux. Ce qu'il importe surtout de remarquer, c'est que, contrairement aux effets du sublimé, l'actol ne donne pas de composés insolubles avec les sécrétions de la plaie, ni le suc des tissus. Mais ce qui rend plus difficile l'emploi de l'actol, c'est qu'il se prend en masse, ce qui empêche de le prescrire pour insufflations; de plus, il est photophobe et irrite un peu les muqueuses nasales et laryngées, d'où éternuement et toux.

Mode d'emploi. Doses. — On pourrait essayer l'actol en injections sous-cutanées pour le traitement des affections locales ou générales. La dose du début ne sera pas inférieure à 0,01 d'actol par dose et par jour. L'actol peut aussi être employé en gargarismes et pour les lavages. On prescrira 1 gramme d'actol pour 50 grammes d'eau, à conserver dans un flacon de verre brun. Les gargarismes et les solutions pour lavages seront préparés en versant une cuillerée à soupe de cette solution dans un verre d'eau.

Agathine. — Syn. — Salicylalphaméthylphénylhydrazine. M. Roos, chimiste de Francfort, a désigné sous le nom d'Agathine un produit qu'il a découvert en condensant l'aldéhyde salicylique avec le méthylphénylhydrazolone.

Desc. — L'agathine se présente sous forme de paillettes blanches donnant sur le vert pâle, inodores et insipides, insolubles dans l'eau, facilement solubles dans l'alcool et l'éther et fondant à 74° C.

Prop. phys. — Le Dr Rosenbaum s'est assuré, par des expériences sur des animaux, que cette substance est non toxique à des doses qui rendraient dangereux les corps dont elle dérive.

Prop. thér. — Le Dr Rosenbaum l'a essayée d'abord dans le traitement des névralgies. Les doses de $0^{gr},12$ et de $0^{gr},25$ ayant donné des résultats négatifs, il eut recours à l'agathine à la dose de $0^{gr},5$ répétée trois fois par jour, et réussit à guérir en quatre jours une sciatique déjà soumise à d'autres traitements.

Un cas de sciatique très opiniâtre, rebelle à tout traitement, céda à l'agathine; pas de récidive trois mois après la suspension du médicament.

Un autre cas de sciatique, traité dès le début par l'agathine, fut guéri après l'administration de 20 cachets à 0gr,50.

Dans les affections rhumatismales (rhumatisme articulaire aigu), la guérison est survenue après 3-4 jours de traitement et après l'administration de 4-6 grammes d'agathine.

Le Dr Laqueur a obtenu la guérison d'une névralgie sus-orbitaire très intense après l'administration de 12 cachets d'agathine à 0gr,5, dont 3 par jour. Même succès dans un cas de névralgie de la branche supérieure droite du trijumeau, suite de l'influenza.

Le Dr Lœwenthal s'est trouvé bien de l'emploi de l'agathine dans plusieurs cas de névralgie et de rhumatisme rebelles au salicylate de soude.

Agurine. — Prép. — Sel double de théobromine sodée et d'acétate de sodium.

Desc. — Poudre blanche hygroscopique soluble dans l'eau et à laquelle elle communique une réaction fortement alcaline.

Prop. thér. — Il résulterait des expériences de M. Destrée (de Bruxelles): que l'agurine est un bon diurétique ; il est bien supporté, grâce à sa faible causticité ; il agit à des doses relativement faibles, ses effets pouvant déjà se manifester à la dose de 0gr,25 à 0gr,50 par jour ; ses effets ne se portent pas seulement sur la quantité d'eau éliminée, mais aussi sur les éléments solides excrétés par le rein ; les effets persistent plusieurs jours (souvent une semaine) après la cessation de son administration ; l'élimination de phosphates de l'urine est surtout accrue sous son influence, et à ce titre le médicament doit être rejeté quand il y a phosphaturie.

MODE D'EMPLOI. — DOSE. — Solution aqueuse. Cachets à la dose de 0gr,25 à 0gr,50 par jour.

Airol $C^6H^6BiIoO^6$. — SYN. — Oxyiodogallate de bismuth.

PRÉP. — M. Ludy a préparé ce produit avec le gallate basique de bismuth en substituant de l'iode au groupe OH.

DESC. — C'est une poudre vert grisâtre, légère, inodore, insipide, inaltérable à la lumière; sous l'action de l'air humide, elle se transforme peu à peu en une poudre rouge moins riche en iode ; c'est une combinaison pluribasique d'oxyiodo gallate de bismuth.

L'airol est insoluble dans les dissolvants ordinaires; sous l'action de l'eau bouillante, il se décompose rapidement en donnant le produit rouge signalé plus haut. Avec l'eau et la glycérine, il forme une émulsion qui conserve sa couleur pendant un certain temps. Mélangé à de la vaseline et à de la lanoline anhydre, il donne des pommades assez stables.

PROP. THÉR. — C'est un antiseptique employé comme succédané de l'iodoforme. Il a été essayé avec succès par le Dr Howald à l'Hôpital cantonal de Berthoud en Suisse, dans des cas d'ulcères de la jambe.

MODE D'EMPLOI. — On l'emploie en badigeonnages en le mélangeant à la glycérine, ou en poudre servant à saupoudrer les plaies.

Allamanda cathartica L. — DESC. — Plante de la famille des Apocynacées, qui croît à la Guyane et au Brésil.

COMP. — Renferme un suc laiteux.

PART. EMPL. — L'écorce de la tige et le suc.

PROP. THÉR. — Suc cathartique à petites doses

et vénéneux. Desportes conseille l'extrait d'écorce comme hydragogue. Le suc était employé par Allamand pour combattre la constipation due à l'intoxication saturnine. L'infusion des feuilles est un très bon cathartique.

MODE D'EMPLOI. DOSES. — Extrait aqueux, à la dose de 6 à 12 centigrammes. — Suc, à la dose de 8 à 10 gouttes. — Infusion de feuilles (10 grammes pour 1000 grammes d'eau).

Amygdalate d'antipyrine $C^{19}H^{20}Az^2O^4$. — SYN. — Phénylglycolate d'antipyrine. Tussol. Cyanhydrate d'antipyrine.

DESC. — Poudre blanche, facilement soluble dans l'eau.

PROP. THÉR. — Le Dr Rehn l'a employé et préconisé contre la coqueluche.

MODE D'EMPLOI. DOSES. — On ne peut l'administrer ni dans le lait ni dans les alcalins.

Il se donne à la dose de 0gr,05 à 0gr,10, trois fois par jour, pour les enfants au-dessous d'un an; de 0gr,10, trois fois par jour, de 1 à 2 ans; de 0gr,25 à 0gr,40, trois à quatre fois par jour, de 2 à 4 ans, et ensuite 0gr,50, quatre ou plusieurs fois par jour.

La formule suivante donne de bons résultats :

Amygdalate d'antipyrine	2,50
Eau distillée	80,00
Sirop d'écorces d'oranges	20,00

Une à deux cuillerées par jour.

Amygdophénine. — SYN. — Éthylamygdophénine.

PRÉP. — L'amygdophénine est un dérivé du paramidophénol, dans lequel un atome d'hydrogène est remplacé par le radical de l'acide amygdalique, et un autre atome du même gaz par du carbonate d'éthyle ou de méthyle.

Desc. — Corps cristallin, grisâtre, difficilement soluble dans l'eau.

Prop. thér. — D'après M. le docteur R. Stüve, l'amygdophénine, à la dose de 1 gramme répétée plusieurs fois par jour, serait un médicament doué de propriétés antipyrétiques, analgésiques et antirhumatismales incontestables. L'amygdophénine a toujours été bien supportée jusqu'à la dose de 5 grammes par vingt-quatre heures ; seule la dose journalière de 6 grammes a provoqué parfois un peu de vertige ainsi que des bruissements d'oreilles. Il a donné de bons résultats dans le rhumatisme articulaire aigu.

Mode d'emploi. Doses. — On l'administre sous forme de cachets ou de pastilles comprimées de 0,50 à la dose de 1 à 10 par jour.

Amyle (Salicylate d'). — Syn. — Éther amyl-salicylique.

Prép. — L'éther amyl-salicylique est obtenu par l'action du chlore sur une solution saturée d'acide salicylique dans l'alcool amylique.

Desc. — Liquide incolore à odeur rappelant un peu celle du salol et de la mandarine. Il a une densité de 1065 à 15°. Il est très réfringent. Il bout à 115° sous une pression de 2 millim. A la pression ordinaire il bout à 250° en se décomposant :

Il a pour formule :

$$C^6H^4 \begin{cases} OH \\ CO^2C^5H^{11} \end{cases}$$

En le comparant à la formule du salicylate de méthyle, il y a simplement une substitution du radical amyle : C^5H^{11}, au radical méthyle : CH^3.

Ce corps est à peu près insoluble dans l'eau. Il se dissout bien dans l'éther, le chloroforme, l'alcool.

La solution alcoolique donne avec le perchlorure de fer la coloration violette caractéristique des salicylates.

PROP. PHYS. — Ce corps est peu toxique.

20 cc. ont pu être injectés dans l'estomac d'un chien sans produire d'accidents mortels.

Dans le foie, il se fait un dédoublement de ce corps en alcool amylique et acide salicylique que l'on trouve dans l'urine à l'état d'acide salicylurique.

PROP. THÉR. — Le Dr Lyonnet préconise ce produit, car l'éther amyl-salicylique peut être employé sans aucun inconvénient, soit en badigeonnages cutanés, soit administré par les voies digestives ; la pénétration à travers la peau se fait très aisément, ainsi que le montre l'analyse des urines ; sur différents malades atteints de rhumatisme aigu ou subaigu, il y a eu d'excellents résultats ; l'odeur du salicylate d'amyle est bien moins manifeste que celle du salicylate de méthyle, et dans bon nombre de cas il y a avantage à préférer le premier au second ; il est à remarquer en outre qu'aux propriétés antirhumatismales des salicylates s'ajoutent les propriétés sédatives des dérivés amyliques.

Amyle (Valérianate d'). — PRÉP. — On le prépare en distillant du valérianate de sodium avec un mélange d'acide sulfurique et d'alcool amylique.

DESC. — Liquide huileux à odeur agréable de fruit, de densité à $+16^\circ = 0{,}865$, bouillant à 187°.

PROP. THÉR. — On a trouvé que ce corps possédait un pouvoir dissolvant marqué sur les calculs hépatiques.

MODE D'EMPLOI. — DOSE. — On l'administre en potion émulsionnée :

Valérianate d'amyle	0gr,50	
Mucilage de Caragheen	14	grammes.
Huile d'amandes douces	12	—
Sirop de framboises	30	—
Eau distillée	30	—

On prend toute la potion dans un verre de lait.

On l'emploie aussi en capsules de gélatine contenant 0,10 ou 0gr,20 de cet éther.

Amylène-chloral. — Syn. — Diméthyléthylcarbinolchloral. Dormiol.

Prép. — Le dormiol est une combinaison d'hydrate de chloral et d'hydrate d'amylène.

Desc. — Liquide huileux, incolore, à odeur camphrée, à saveur brûlante, insoluble dans l'eau froide et décomposé par l'eau bouillante. Il est très soluble dans l'alcool, l'éther, les huiles grasses, l'acétone; sa densité est 1,24.

Prop. thér. — D'après Tuchs et Kock, ce composé serait doué de propriétés hypnotiques.

Le dormiol a été administré comme hypnotique à la dose de 0gr,50, mais cette dose peut être portée à 1 gramme et même à 2 grammes.

Mode d'emploi. Doses. — On administre ce médicament dans l'huile et en capsules. On emploie la formule suivante :

Dormiol	ãã 10 grammes.
Mucilage de gomme arabique	
Sirop simple	
Eau distillée	120 —

Agiter avant de s'en servir.

Andrographis paniculata Wall. — Syn. — *Justicia paniculata* Burm. Kariyat.

Desc. — Plante herbacée annuelle, de la famille des Acanthacées. Elle croît dans l'Inde, à Ceylan, en Cochinchine et dans l'Archipel Indien.

Comp. — Elle contient un principe amer.

Part. empl. — La tige et les racines adhérentes.

Prop. thér. — Tonique, amer et stomachique, analogue au quassia : elle est préconisée dans la débilité générale, la convalescence qui suit les fièvres, et dans la période avancée de la dysenterie ; employée comme stimulant, dans la dyspepsie.

MODE D'EMPLOI. DOSES. — Infusion composée :

Kariyat concassé	15	grammes.
Écorces d'oranges et coriandre	ãã 4	—
Eau bouillante	300	—

De 45 à 60 grammes, 2 à 3 fois par jour.

Teinture composée :

Racine de kariyat	180	grammes.
Myrrhe	30	—
Alcool à 80°	1	litre.

De 4 à 16 grammes.

Anésine. — SYN. — Aneson.

PRÉP. — L'aneson est la solution aqueuse de l'alcool trichlorpseudobutylique ou de l'acétonchloroforme qui n'a pu pendant longtemps entrer dans la pratique à cause de son insolubilité dans l'eau. Le Dr Vamossy est arrivé à préparer une solution aqueuse à 1/2 p. 100 correspondant par sa puissance anesthésique à une solution de cocaïne de 2 à 2 1/2 p. 100. C'est cette solution qu'il appelle aneson et à laquelle Mosbacher reconnaît des avantages.

PROP. THÉR. — La préparation, qui peut être employée sans dilution, procure l'anesthésie, même dans les tissus enflammés. L'aneson est supérieure à tous les anesthésiques locaux par son absence de toxicité, d'après les observations faites sur l'emploi de cet agent en chirurgie, en oculistique et en art dentaire. L'injection ne s'accompagne pas de cette douleur consécutive très souvent désagréable avec les autres solutions. L'aneson convient enfin très bien pour l'anesthésie des régions et son emploi est très utile pour les opérations pratiquées sur les doigts ou les orteils, par exemple dans l'ongle incarné.

Aniodol. — Prép. — Ce produit, dénommé *aniodol* par son inventeur, le Dr Sedan, de Marseille, est une solution de triméthanal, combiné avec une substance de la série allylique et le tout mis en solution dans une glycérine spécialement distillée pour cet objet.

Prop. phys. — La puissance antiseptique de ce corps est telle que, de prime abord, elle parut quasi paradoxale à l'inventeur. En solution au 100e, il détruit en cinq minutes presque tous les microbes; au 10000e ou même au 20000e il infertilise n'importe quel milieu. Le titre bactéricide moyen exact fut fixé par M. Mérieux, directeur de l'Institut Pasteur de Lyon; il est de 1/5600e. Il présente l'avantage d'être inodore, incolore, peu toxique et fixe dans sa composition.

Prop. thér. — L'aniodol n'est pas seulement un antiseptique extraordinaire, c'est un désodorisant de premier ordre. Il n'est pas une plaie, si fétide soit-elle, qui résiste à son action et ne perde en peu de temps son odeur, fût-ce une plaie cancéreuse ou gangreneuse.

Doses. — La posologie de ce corps est importante. Des doses trop fortes stérilisent une plaie, mais la dessèchent et l'empêchent de se cicatriser. Une dose modérée à 1/4000e et jusqu'à 1/3000e agit au contraire très bien. Pour les narines ou la bouche, une solution à 1/1500e au moins, et 1/3000e au plus font une désinfection complète. Pour les mains et les instruments, le taux de 1/2000e suffit en général.

Dans le traitement des affections vénériennes, la solution à 1/3000e donne, même dans la blennorragie, d'étonnants résultats, surtout et seulement avec constance chez les femmes.

Employé sous forme de savon en solution au 100e, il a donné au professeur Pinard, après le professeur de Queyrel (de Marseille), des résultats étonnants au point de vue de la désodorisation et de la désinfection des mains, et ce, sans irriter en rien la peau.

Antinosine. — Prép. — Sel sodique de tétra-iodo-phénolphtaléine.

Desc. — Poudre bleue qui se dissout facilement dans l'eau.

Propr. phys. — L'antinosine n'est ni irritante, ni toxique.

Les expériences de Binz et de Zuntz ont prouvé que l'injection de petites quantités était suivie de leur élimination par les urines sans que celles-ci continssent de traces d'iode.

De plus, l'antinosine possède la même propriété que l'iodoforme d'arrêter et de prévenir la diapédèse des leucocytes au niveau des tissus contus ou enflammés, sans cependant pour cela troubler en aucune manière la circulation ; ainsi l'antinosine diminue les sécrétions.

L'antinosine est un antiseptique plus puissant que l'iodoforme et tous les autres composés iodés employés jusqu'à présent.

Des expériences faites avec ce médicament concurremment avec l'iodoforme et autres composés iodés sur des cultures des cocci pyogènes et des bacilles du charbon et de la diphtérie en milieu de sérum coagulé ou liquide et d'agar-agar, il résulte que l'antinosine est l'antiseptique le plus puissant et le seul qui arrête tout développement.

Prop. thér. — L'antinosine donne les mêmes résultats que le nosophène dans les cas où il est préférable d'employer une préparation liquide et dans les plaies caverneuses. L'absence d'odeur et de propriétés toxiques ou irritantes est spécialement appréciée dans les affections du nez, de l'oreille, de la bouche et de la gorge.

Dans la cystite et le catarrhe vésical, les lavages d'antinosine, employés par le professeur Posner et le Dr Frank, ont amené une prompte amélioration, constatable tant par l'éclaircissement des urines que par la disparition des douleurs. Dans le chancre syphilitique et le chancre mou, le Dr Lieven a aussi employé l'antinosine avec succès.

On l'emploie de la façon suivante dans la gonorrhée chez l'homme, dans le commencement de l'état aigu, environ une semaine après le début de la sécrétion, on traite le malade seulement avec un régime approprié, on ne commence les injections qu'après la disparition de l'inflammation. On introduit la canule de la seringue, qui doit être suffisamment longue et faite en caoutchouc sans bord tranchant, jusque dans la prostate, et on injecte 5 centimètres de liquide par une pression très douce en retirant progressivement la seringue. On peut ainsi amener le liquide complètement dans l'urètre. Au commencement, on la laisse seulement une 1/2 à 1 minute, plus tard jusqu'à 5 minutes.

On se sert pendant la première semaine d'une solution de 1 p. 100 d'antinosine dans l'eau distillée, ensuite de 2 1/2 p. 100 pour 1-2 injections par jour. Jusqu'ici il ne faut pas plus de deux semaines pour les injections. Dans un cas où la sécrétion matinale persista après un traitement de quinze jours, elle fut arrêtée par l'introduction par trois fois d'un bâtonnet gélatineux d'antinosine. Il s'agissait d'un cas de gonorrhée chronique, qui arriva seulement plusieurs semaines après l'infection en traitement d'hôpital.

On a également employé l'antinosine dans la

gonorrhée chez la femme. On fait dans ce cas des lavages avec de l'eau stérilisée et on introduit ensuite des tampons imbibés de solution à 2 p. 100 d'antinosine dans de la glycérine. La solution, même celle dans l'eau, doit, autant que possible, être préparée fraîchement.

Antitoxique général. — Le Dr Ed. Crouzel propose d'administrer, comme antidote général, du lait additionné de 5 p. 100 de borate de soude. Les bases minérales (sauf les bases alcalines) sont précipitées à l'état de borates insolubles. Quant aux acides toxiques, ils s'emparent de la soude et mettent en liberté de l'acide borique peu soluble et relativement peu toxique.

Le lait agit, et par sa matière grasse qui protège les muqueuses, et par sa caséine qui peut, soit se combiner aux acides, soit précipiter la plupart des bases minérales sous forme de caséates insolubles.

Les cyanures, ferrocyanures, ferricyanures, chlorates, nitrates, arsénites, arséniates, oxalates, échappent à l'action de cet antidote. Il en est de même des alcaloïdes, glucosides, ptomaïnes, leucomaïnes. Quant aux venins, le meilleur antidote est la solution de permanganate de soude à 1 p. 1000.

Apocodéine (Chlorhydrate d'). — Prép. — Combinaison de l'acide chlorhydrique avec l'apocodéine.

Desc. — Sel blanc cristallisé, soluble dans l'eau.

Prop. thér. — Sédatif et hypnotique qui, à dose moyenne, n'influe jamais sur l'organisme de façon nocive; il possède sur le tube digestif une action toute particulière, qui consiste en l'augmentation de ses mouvements péristaltiques et en de l'hypersécrétion glandulaire. Cette action si caractérisée laissait supposer que le chlorhydrate d'apocodéine agirait efficacement, à doses faibles, contre la constipation, la stagnation des matières fécales étant due à l'atonie de la tunique intestinale musculaire aussi bien qu'à l'insuffisance des sécrétions glandulaires, quand les deux causes réunies n'entrent point en jeu. C'est donc dans ce sens que M. le Dr Combemale a étudié l'action laxative de l'apocodéine, en injections sous-cutanées, chez une trentaine de constipés.

Dans tous les cas, il a employé la solution suivante :

Chlorhydrate d'apocodéine......	50 centigrammes.
Eau stérilisée..................	50 grammes.

La quantité injectée étant, en général, de 2 centimètres cubes, la dose du médicament absorbé était de 2 centigrammes en moyenne. Cette dose, suffisante pour produire l'effet recherché, ne pouvait avoir sur l'organisme aucun retentissement.

M. le Dr Combemale a ainsi constaté que le chlorhydrate d'apocodéine est un médicament que l'on peut employer toujours contre la constipation passagère, parfois contre la constipation habituelle, sans crainte du moindre accident. Dans presque tous les cas, son effet est sûr et assez rapide, à la dose de 2 centigrammes par la voie hypodermique.

Apocynum cannabinum L. — Syn. — Chanvre du Canada.

Desc. — Plante de la famille des Apocynacées, qui croît dans l'Amérique du Nord, depuis la Caroline jusqu'à la baie d'Hudson.

Part. empl. — La racine.

Comp. — MM. Schmiedeberg et Lavater en ont retiré deux substances rentrant dans la catégorie des médicaments cardiaques, et qu'ils désignent sous le nom d'*apocynine* et d'*apocynéine*.

PROP. PHYSIOL. — Des expériences faites sur des animaux avec l'extrait alcoolique et le résidu obtenu après évaporation de l'alcool (ce résidu fut dilué dans l'eau), il résulte que la racine d'*Apocynum cannabinum* est un poison cardiaque énergique qui, administré à petites doses, ralentit les battements cardiaques tout en les rendant plus énergiques.

La racine d'*Apocynum cannabinum* a été recommandée comme cardiaque par G. Murray.

L'apocynine, à petite dose, produit l'arrêt du cœur en systole, chez les grenouilles.

L'apocynéine est comparable à la digitaline, tant au point de vue de ses propriétés chimiques qu'au point de vue de son action physiologique.

PROP. THÉR. — La racine est employée, aux États-Unis, sous forme de décoction, comme diurétique et diaphorétique, contre l'hydropisie. A haute dose, elle agit comme éméto-cathartique. Elle est vermifuge. Employée contre la dyspepsie, la scrofule, le rhumatisme. La plante fraîche contient un suc laiteux qui enflamme les muqueuses. La plante entière sert à empoisonner des cours d'eau.

PROP. THÉR. — Dans des observations faites par Glinsky sur lui-même et sur des sujets malades, G. Murray s'est assuré que la racine d'*Apocynum* est un bon tonique du cœur : les battements se ralentissent, le pouls devient plus plein, la matité cardiaque diminue d'étendue, la diurèse est augmentée. Pas de phénomènes secondaires fâcheux, à part les battements des vaisseaux sanguins de la tête.

MODE D'EMPLOI. DOSES. — M. Murray préconise les préparations suivantes : 1° l'infusion (4 gr. : 240 gr. eau), à la dose de 3-4 cuillerées à bouche par jour; 2° l'infusion alcoolique (1 : 10), à la dose de 0gr,60 :

300 gr., trois à quatre fois par jour; 3° l'extrait, à la dose de 10 gouttes, 1/2 cuillerée à thé, trois par jour.

Modes d'emploi. Doses. — Extrait fluide, de 5 à 40 gouttes. — Poudre, 3 à 6 centigrammes. — Teinture à 1/5, 4 grammes. — Décoction, 10 grammes pour 250 grammes d'eau.

Argemone mexicana L. — Syn. — Pavot épineux. Chardon bénit des Antilles. Chicalote.

Desc. — Plante de la famille des Papavéracées, qui croît aux Antilles et au Sénégal.

Part. empl. — Les graines, la plante entière, et l'huile fixe.

Comp. — La tige et les feuilles contiennent de la morphine en proportion telle qu'on pourrait songer à en extraire la morphine industriellement (Charbonnier, Ortega, Dragendorf). Les graines contiennent une huile fixe de densité 0,924.

Prop. thér. — L'huile est usitée dans beaucoup de pays, comme purgatif, à la place de l'huile de ricin, à la dose de 10 à 20 gouttes. On emploie comme vomitif, au lieu de l'ipéca, et ne provoquant pas comme ce dernier de collapsus et de syncopes, soit l'huile à la dose de 20 à 35 gouttes, soit les graines à la dose de 8 à 10 grammes.

L'huile est encore employée à l'extérieur contre les insolations.

La tige et la racine, ainsi que leurs extraits, sont employés comme sédatifs et hypnotiques, comme l'opium et son extrait.

Mode d'emploi. Doses. — Extrait hydro-alcoolique de plante à la dose de 0gr,01 à 0gr,10. Baume préparé avec les feuilles fraîches et l'huile d'olive par coction, employé à la place du baume tranquille. Huile de graines, à la dose de 10 à 20 gouttes, purgatif; 20 à 35 gouttes comme émétique. Usage interne. L'huile de graines, étant très siccative, peut être employée en usage externe pour remplacer le collodion ou la traumaticine (Dr Altamirano).

Argonine. — Syn. — Caséinate d'argent.

Prép. — L'albumine peut former avec l'argent et les alcalis des composés solubles ; la question était de savoir si l'on peut obtenir des combinaisons d'albumine avec l'argent et les alcalis, mais ne contenant pas d'alcalis libres.

Il était à prévoir qu'une pareille combinaison ne serait pas caustique, mais qu'elle posséderait cependant des propriétés bactéricides.

La caséine est la matière albuminoïde la plus apte à former cette combinaison ; elle a le caractère d'un acide pouvant former des sels avec les différentes bases.

On obtient un sel soluble en traitant le caséinate de soude par le nitrate d'argent et en précipitant le mélange par l'alcool.

Le précipité obtenu se présente, après dessiccation, comme une poudre blanche, fine et qui est l'argonine.

Desc. — Cette substance est facilement soluble dans l'eau chaude, difficilement dans l'eau froide. Il faut opérer la solution avec précaution ; on mélange d'abord dans un verre l'argonine avec une petite quantité d'eau froide, pour bien imprégner d'eau toutes les particules de poudre, puis on place le verre au bain-marie à 90° et l'on obtient un liquide opalescent à peine coloré. L'agitation accélère la dissolution, qui se fait en quelques minutes ; ensuite on fait passer le liquide sur du verre pilé ; de cette façon, on obtient des solutions à 10 p. 100 ou même à un titre plus élevé.

Comme tous les composés argentiques, l'argonine doit être conservée à l'abri de la lumière, dans des flacons noirs.

Elle a une réaction neutre, ce qui indique qu'elle ne contient pas d'alcalis à l'état de liberté ; les acides la décomposent.

L'argonine est soluble dans l'albumine ; on obtient une solution à 10 p. 100 en mélangeant la poudre avec du sérum et en chauffant légèrement le mélange.

Prop. thér. — Les recherches expérimentales ont montré que l'argonine possède des propriétés désinfectantes marquées, moins cependant que l'argentamine et le nitrate d'argent; ces propriétés disparaissent dans les liquides contenant de l'albumine; cependant l'argonine les perd moins que les deux autres composés argentiques. L'argonine ne doit pas son action à un composé albuminoïde insoluble, mais elle agit uniquement par le métal qu'elle contient.

En somme, l'argonine est une combinaison d'argent qui possède les mêmes propriétés bactéricides que le nitrate d'argent, mais s'en distingue en ce qu'elle n'est pas caustique.

Arsenic (Iodure d'), AsI^3. — Desc. — Masse cristalline, d'un jaune rougeâtre, soluble dans l'eau.

Prop. thér. — Ce médicament, connu depuis longtemps et qui n'a été employé jusqu'ici que sous forme de pommade dans le lupus et, à l'intérieur, le plus souvent sous la forme de la solution de Donovan, dans le cancer du sein et dans les maladies chroniques de la peau, a été recommandé par Saint-Philippe chez les enfants lymphatiques et scrofuleux. Tandis que les autres préparations iodées ordinairement en usage se montrent incertaines dans les cas de ce genre ou produisent des effets irritants, on voit avec l'iodure d'arsenic l'action bienfaisante de l'iode se manifester de la manière la plus nette. Le mieux est de se servir d'une solution aqueuse à 1 p. 100 préparée à froid, et l'on en fait prendre, en élevant lentement la dose, suivant l'âge de l'enfant, 1 à 10 gouttes, une ou deux fois par jour, dans du lait, pendant les repas. Il faut éviter d'en prescrire de plus fortes doses, qui auraient l'inconvénient de provoquer de la diarrhée, de l'anorexie, de l'insomnie et de l'excitation. Dès que la dose maxima a été atteinte, on réduit peu à peu les doses, et, si c'est nécessaire, on recommence le traitement.

Asaprol $(C^{10}H^6OHSO^3)^2CaO + 3H^2O$. — Syn. — Abrastol.

Desc. — Corps blanc, neutre, soluble dans l'eau et l'alcool.

Prép. — On combine la chaux avec le dérivé monosulfoné-α du naphtol-β.

Prop. phys. — Non toxique, s'élimine rapidement par les urines, dont le volume est augmenté.

Prop. bact. — Il retarde les cultures du bacille de la fièvre typhoïde, du choléra et du champignon de l'herpès tonsurant, à la dose de 10 centigrammes pour 5 centimètres cubes de bouillon. Il retarde les cultures de bactérie du charbon et du *Streptococcus aureus* à la dose de 65 centigrammes; il retarde les cultures du *Bacillus pyocyaneus* à la dose de 30 centigrammes.

Prop. thér. — Le Dr Bang l'emploie comme antithermique dans la fièvre typhoïde et surtout dans le rhumatisme articulaire aigu.

Dose. — A l'intérieur, à la dose de 1 à 4 grammes.

Aspirine. — Prép. — Nouvelle préparation salicylée constituée par une combinaison d'acide acétique et d'acide salicylique d'après la formule :

$$C^6H^4\begin{cases}COOH\\OCO.CH^3\end{cases}$$

Desc. — Cette préparation, décrite par Witthaüer, forme des aiguilles cristallisées fondant à 135° et se dissolvant à raison de 1 p. 100 dans l'eau à 37°. Elle est soluble dans les autres dissolvants organiques, mais ne donne pas de coloration bleue avec le perchlorure de fer. L'aspirine se dissout facilement dans les alcalis étendus et s'y décompose au bout de quelques minutes, en ses deux composés, de sorte qu'il est probable qu'elle se dédouble dans l'intestin en ses deux constituants.

Prop. thér. — L'aspirine agit exactement comme l'acide salicylique et le salicylate de soude.

Mode d'emploi. Doses. — A la dose de 1 gramme 4 ou 5 fois par jour, en cachets ou en suspension dans de l'eau sucrée.

Astérol. — Prép. — L'astérol paraît être un composé très analogue à l'hydrargyrol de Gautrelet lequel est un paraphénolsulfonate de mercure. Il en différerait par sa solubilité dans l'eau et par sa teneur en mercure. L'astérol renfermerait 17 p. 100 d'oxyde de mercure, tandis que l'hydrargyrol en renferme 53 p. 100.

Desc. — Poudre soluble dans l'eau chaude et dont les solutions restent limpides après refroidissement. Les différents réactifs des sels de mercure ne réagissent pas sur lui : le mercure se trouve donc masqué dans l'astérol, ce qui explique qu'il ne précipite pas les matières albuminoïdes.

Prop. thér. — L'astérol a été employé aux lieu et place du sublimé et de l'acide phénique. On se sert de solution à 2 à 4 p. 100. On peut employer également ces solutions pour le lavage des mains et des instruments.

Azimol. — Prép. — Antiseptique pour la bouche et la peau, préparé par F. Pauli, à Stockholm. D'après le Dr Aufrecht, ce produit consisterait principalement en une teinture de ratanhia, avec un peu de fuchsine, puis de l'essence de menthe poivrée, une solution alcoolique d'acide salicylique, saccharine, vanilline et menthol.

On doit obtenir un produit se rapprochant beaucoup de l'azimol du commerce par la formule suivante :

Menthol	1,0
Essence de menthe poivrée	2,0
Saccharine	1,0
Vanilline	0,5
Fuchsine	traces.
Teinture de ratanhia	45,0
Alcool 96°	92,0

Baptisia tinctoria R. Br. — Syn. — *Sophora tinctoria* L. Indigo sauvage.

Desc. — Plante de la famille des Légumineuses, qui croît aux États-Unis.

Comp. — Contient trois principes : la *baptisine*, glucoside amer ; la *baptine*, glucoside purgatif ; la *baptitoxine*, alcaloïde très toxique, agissant à la façon du curare.

Prop. thér. — A doses élevées, elle est éméto-cathartique ; à doses modérées, elle est laxative. On l'emploie dans la scarlatine, la fièvre typhoïde, la gangrène et l'angine putride. Le Dr Stevens l'a employée avec succès contre la dysenterie.

La baptisine est un remède américain, obtenu en précipitant par l'eau la teinture de *Baptisia tinctoria*. Elle est usitée comme antiseptique, altérant, tonique, laxatif, émétique, suivant la dose, dans les affections du foie, l'érysipèle ; elle peut déterminer l'avortement.

Mode d'emploi. Doses. — Décoction, 30 gr. pour 600 gr. d'eau. — Baptisine, 2 centigrammes comme tonique ; 10 centigrammes comme laxatif ; 20 centigrammes comme émétique. — Extrait fluide, de $1^{gr},50$ à $3^{gr},50$. — Teinture à 1/5, de $3^{gr},60$ à $14^{gr},50$.

Basicine. — Prép. — Elle contient environ deux parties de quinine et une partie de caféine libre.

Desc. — Les solutions dans l'eau simple à 1 : 1 se maintiennent très longtemps à la température de la chambre sans déposer des cristaux ni se décomposer. Elles ont une coloration jaunâtre et ne supportent ni les alcalis, ni les acides, ni l'acide phénique.

Prop. thér. — Kreidmann a cherché une forme soluble de la quinine afin de pouvoir l'injecter sous la peau. Parmi les alcaloïdes actifs, les solutions de basicine supportent toutes les quantités d'atropine, d'hyoscyamine, de pilocarpine, d'ésérine et de strychnine qui sont nécessaires en thérapeutique.

Le caractère particulier de cette préparation réside dans son mélange avec les alcaloïdes. Associée avec ces derniers, elle prend des propriétés qui participent soit des antitoxines animales connues, soit du groupe de la digitale, soit des opiacés. En outre, combinée avec la berbérine, l'ergot de seigle, la salsepareille, le fer, l'arsenic et tous les extraits narcotiques, la basicine prend des propriétés à caractère spécifique dans beaucoup de maladies aiguës ou chroniques.

Mode d'emploi. — Les indications des préparations de basicine, à part la tuberculose pulmonaire et les maladies mentales, sont illimitées, mais elles doivent cependant être précisées. Toutefois, leur usage n'entraînerait, même à la longue, aucune conséquence fâcheuse. Depuis dix-sept ans, Kriedmann prend tous les jours $0^{gr},5$ à 1 gramme de basicine, au point qu'il en a absorbé au moins 6 kilogrammes. Il n'a pu fixer la dose toxique maxima chez l'homme; le maximum d'efficacité se manifeste entre $0^{gr},5$ et $1^{gr},2$ par jour.

Une seule injection pour vingt-quatre heures de $0^{gr},5$ de cette substance, suffit pour faire tomber une température de 40°. La solution d'atropine possède une action narcotique, de telle sorte que cette solution peut être injectée sous la peau dans tous les cas où la morphine était indiquée jusqu'à présent, avec plus d'avantages que la morphine.

Les combinaisons de basicine sont prises par la bouche, en injections sous-cutanées et en frictions sur la peau. Voici quelques formules indiquées par Kriedmann :

Injections sous-cutanées :

N° 1	Sulfate d'atropine	0,01
	Basicine	ãã 10
	Eau distillée	
N° 2	Atropine	0,0025
	Basicine	5
	Eau distillée	10

Pour injections sous-cutanées dans la diphtérie des petits enfants.

Azotate de strychnine	0,06
Basicine	ãã 9
Eau distillée	
Chlorhydrate de pilocarpine	0,1
Basicine	ãã 7,5
Eau distillée	

Pour beaucoup de personnes, ces solutions sont

trop fortes pour la première injection, et Kriedmann prépare une solution de réserve à 1 : 1 avec laquelle on peut graduer, suivant les besoins, les solutions de 1 à 8.

La basicine peut être avantageusement employée en frictions; comme elle ne se dissout pas dans les graisses, on emploie la formule suivante :

Basicine	5
Chloroforme	37,5
Alcool	12,5
Huile d'olive	45

Dans les maladies aiguës, on fait des frictions avec ce mélange trois ou quatre fois par jour; une fois seulement par jour dans les maladies chroniques.

Benzeugénol $C^{18}H^{6},C^{14}HO^{4},C^{2}O^{4}O^{2}$.

SYN. — Éther benzoïque de l'eugénol.

DESC. — Cristaux incolores, inodores, amers, peu solubles dans l'eau, très solubles dans l'alcool chaud, le chloroforme, l'éther et l'acétone ; se colore en rouge pourpre avec l'acide sulfurique. Fond à 70°,5.

PRÉP. — On met en contact pendant 2 heures de l'eugénol et du chlorure de benzoïle à molécules égales, on chauffe légèrement, on reprend la masse par de l'alcool bouillant, on filtre et le benzeugénol pur se dépose par refroidissement.

PROP. THÉR. — L'eugénol, qui constitue la presque totalité de l'essence de girofles, jouit de propriétés antiseptiques analogues à celles des phénols et du gaïacol et on a proposé de le substituer à ce dernier dans le traitement de la tuberculose en injectant une solution de 10 p. 100 d'eugénol dans de l'huile d'olive stérilisée.

Quand on veut prescrire de l'eugénol par voie buccale, on a été obligé, à cause de son goût désagréable, de faire le composé benzeugénol que l'on donne aux mêmes doses que l'eugénol et le gaïacol.

Benzoïl-tropéine. — SYN. — Tropsine. Tropacocaïne.

PRÉP. — M. le Dr Giesel a retiré de la coca à petites feuilles de Java une nouvelle base, et Liebermann a montré que c'est le *benzoïl-φ-tropéine*, qui n'a aucune relation avec le groupe de la cocaïne, mais se rapproche, au point de vue clinique, de l'atropine.

DESC. — Pour les expériences, on a employé le chlorhydrate, l'alcaloïde étant insoluble dans l'eau; on lui donne par abréviation le nom de *tropsine*.

PROP. PHYS. — Les expériences sur les grenouilles ont fait voir les différences suivantes entre la tropsine et la cocaïne : Son pouvoir toxique est moitié moindre que celui de la cocaïne. Elle produit une anesthésie locale beaucoup plus rapide. La susceptibilité individuelle varie dans d'étroites limites. L'animal revient plus promptement à lui qu'avec la cocaïne. Il n'y a pas de symptômes d'irritation.

Les expériences sur les lapins ont donné les résultats suivants : Susceptibilité individuelle légère à l'action toxique. Les centres nerveux sont souvent affectés différemment. Toxicité moitié moindre. L'action cardiaque déprimante est moins marquée, et le cœur peut reprendre ses battements sous l'influence de l'électricité.

Le professeur Schweigger (de Berlin), dans la chirurgie oculaire, a obtenu les résultats suivants :

Une solution à 3 p. 100 produit une anesthésie complète de la cornée plus rapidement que la cocaïne. On peut pratiquer sans douleur l'iridectomie deux minutes après l'instillation de deux gouttes de solution dans l'œil.

Cette anesthésie se prolonge pendant trois à six minutes après chaque instillation, mais une nouvelle instillation ne la prolonge pas davantage. Pas de mydriase, ou légère. Jamais d'ischémie, mais parfois une légère hyperémie passagère, et une légère cuisson, quand on emploie la solution saline normale comme dissolvant. Aucun symptôme inquiétant.

Pour enlever de l'œil les corps étrangers, la tropsine, en raison de son action plus rapide, paraît préférable à la cocaïne.

Le docteur Silex a obtenu des résultats analogues et a pu faire, sans douleur, la ténotomie une demi-minute après l'instillation d'une solution de benzoïl-tropéine à 3 p. 100.

Berbérine (Chlorhydrate de). — PROP. THÉR. — Typaldo Lascarato a fait, sur l'action de cet antipériodique, des recherches thérapeutiques, qui permettent de le considérer comme un médicament précieux dans la tuméfaction splénique consécutive à la malaria. La berbérine a pour effet de provoquer une contraction du tissu de la rate; mais cette contraction doit être surveillée, car il peut se produire, à la suite de l'administration de doses trop élevées de cet alcaloïde, une déchirure de l'organe, presque toujours suivie d'une hémorragie mortelle. Cette contraction de la rate a pour conséquence une évacuation de son contenu, et l'on voit alors fréquemment, immédiatement après l'administration de la berbérine, survenir un fort accès de fièvre, déterminé sans doute par la pénétration des parasites de la malaria dans la circulation. Ce phénomène est d'autant plus favorable au développement ultérieur de la maladie, qu'il permet, par une exacte observation, de combattre activement les parasites, aussitôt qu'ils manifestent leur présence. On fait alors intervenir la quinine, qui agit avec une grande énergie sur les parasites poussés de la sorte dans le torrent circulatoire. S'il s'est déjà produit une dégénérescence de la rate, le médicament reste sans action.

MODE D'EMPLOI. — Lascarato recommande la formule suivante :

Chlorhydrate de berbérine	1,0
Bisulfate de quinine	0,5

Divisez en 4 doses égales; à prendre 1/2 à 1 dose chaque heure, en cachets (Merck).

Bismal $4C^{15}H^{12}O^{10}+3Bi(OH)^3$. — SYN. — Méthylènedigallate de bismuth.

PRÉP. — On le prépare en faisant réagir l'acide méthylènedigallique sur l'oxyde de bismuth récemment précipité (E. Merck).

COMP. — Ce composé se présente sous forme d'une poudre gris bleuâtre, soluble dans les alcalis avec une coloration rouge jaunâtre.

PROP. THÉR. — Le Dr von Œfele considère le bismal comme un astringent puissant. Il en préconise l'emploi surtout dans les diarrhées chroniques, par exemple dans celles qui se produisent chez les tuberculeux.

MODE D'EMPLOI. DOSES. — Cachets, pilules, à la dose de 0,01 à 0,30 répétée de 3 à 5 fois par jour.

Bismutose. — PRÉP. — Combinaison de bismuth et d'albumine, contenant environ 22 p. 100 de substances albuminoïdes.

DESC. — Poudre blanche, fine, sans odeur et sans saveur, qui se colore à la lumière en gris ardoise; elle est insoluble dans l'eau et les autres dissolvants; les acides dilués ne la dissolvent que partiellement et sous l'action de la chaleur; en présence des alcalis, surtout à chaud, on obtient rapidement une solution opalescente.

Prop. thér. — D'après Laquer, la bismutose est très résistante à l'action du suc gastrique, mais elle est rapidement attaquée par le sucre pancréatique. Ce produit est employé spécialement contre les maladies d'estomac, les diarrhées infectieuses, les vomissements des enfants, les affections ulcéreuses du tube digestif, et, en outre, pour le pansement de l'intertrigo, de l'eczéma et des brûlures.

Dose. — On l'administre à la dose de 1/2 à 1 cuillerée à café par jour.

Bleu de méthylène. — Prop. thér. — Préconisé par Erlich et Lippmann, comme analgésique; administré par MM. Combemale et François avec succès dans les névralgies simples; avec des succès moindres dans les névrites et les douleurs de l'ataxie. Il a souvent donné de bons résultats dans les rhumatismes articulaires aigus et dans un cas de douleurs ostéocopes et d'hydarthrose traumatique. Deux heures après l'injection de ce composé, la douleur disparaissait et ne survenait que six à huit heures après. Aucun phénomène gênant ne fut signalé.

C'est un analgésique qui se fixe sur le cylindre-axe, en modifiant l'exagération morbide des fonctions sensitives du nerf.

Le bleu de méthylène étant une matière excellente pour colorer les plasmodies pathogènes de l'impaludisme (hématozoaires de Laveran), aussi bien sur les préparations desséchées que dans le sang frais, MM. Guttmann et Ehrlich ont eu l'idée d'employer cette substance comme médicament contre l'impaludisme même. Ils ont donc donné le bleu de méthylène à quelques malades atteints de fièvre intermittente à la dose de 50 centigrammes, par fraction de 10 centigrammes, toutes les trois heures, répétée pendant huit ou dix jours. Or, dès les premiers jours du traitement, la rate diminuait de volume et la guérison, après cinq ou six jours, pouvait déjà être considérée comme complète. Pendant la campagne de Madagascar, le Dr Durbec, directeur de l'hôpital maritime de Tamatave, a employé avec succès les pilules au bleu de méthylène. Les paludéens ont vu leurs douleurs faciales calmées par 4 à 6 pilules.

Le Dr Netchaiew l'emploie contre la néphrite aiguë et le mal de Bright. Il fait prendre au malade trois cachets par jour, renfermant chacun 3 centigrammes de bleu de méthylène. Sous l'influence de cette médication, on constate dès le jour suivant la coloration bleue de l'urine et une augmentation de la quantité des urines. Pendant les jours suivants, la quantité d'urine, qui était de 850 à 900 centimètres cubes, arriva jusqu'à 3 600 centimètres cubes. Il vit en même temps s'amender d'abord, puis disparaître l'albuminurie, les cylindres hyalins, l'ascite, l'œdème, les phénomènes du côté du cœur et des poumons. La guérison complète fut obtenue dans ces trois cas au bout de neuf, douze et dix-sept jours de traitement.

Les Drs Boinet et Layet ont employé avec succès le bleu de méthylène à la dose de 0gr,50 pendant 8 jours dans la blennorragie; l'écoulement cesse dès le huitième jour.

Le bleu de méthylène agissant d'une façon remarquable dans le traitement des phénomènes douloureux, son emploi était tout indiqué dans le traitement de l'angine de poitrine (G. Lemoine).

Les travaux de M. Combemale sur le traitement de la sciatique par le bleu de méthylène ont fait voir que les névralgies rebelles, même liées à de la névrite, sont presque toujours améliorées et souvent guéries par l'usage prolongé de ce médicament. Dans des cas de névrite sciatique avec atrophie du membre malade et perte des réflexes, les douleurs disparurent peu à peu et les mouvements reprirent leur intégrité. Le bleu de méthylène n'est pas seulement un calmant, mais encore un excitant des fonctions du système nerveux.

Si l'innocuité de cet agent nervin est absolue lorsqu'il est pur, on ne saurait en dire autant de beaucoup d'échantillons de bleu de méthylène que l'on trouve dans le commerce. Il arrive en effet trop souvent que ce produit contient des substances étrangères, entre autres de l'arsenic, du zinc et des produits organiques dérivés de la houille, encore mal connus, qui, non seulement, en altèrent les propriétés thérapeutiques, mais peuvent même le rendre dangereux. M. Doumer a découvert un procédé de purification qui lui permet d'éliminer toutes ces substances étrangères et de préparer un bleu de méthylène chimiquement pur.

MODE D'EMPLOI. DOSES. — La dose qu'il convient d'employer pour obtenir les effets de sédation et de guérison de la douleur est de 20 à 40 centigrammes, de 4 à 6 pilules préparées par M. Doumer, par jour, en une ou plusieurs prises, avant les repas ou dans leur intervalle.

Bonduc. — SYN. — *Cæsalpinia Bonduccella* Flem. *Guilandina Bonduccella* L.

DESC. — Plante de la famille des Légumineuses-Cæsalpiniées, qui croît aux Antilles, Réunion, Sénégal, Inde.

PART. EMPL. — Les semences.

COMP. — Contient une résine, que l'on appelle *bonducine* et qui est le principe actif.

PROP. THÉR. — Ce médicament, mélangé à l'huile de ricin, est employé en applications contre l'hydrocèle. Il serait tonique et antipériodique; il agirait souvent aussi vite que la quinine.

MODE D'EMPLOI. DOSES. — On administre les semences, à la dose de 50 à 75 centigrammes, 2 fois par jour. — Teinture 1/5, 30 gouttes. — Poudre composée de bonduc et poivre noir, de 1 à 2 grammes, 3 fois par jour. — Bonducine, de 10 à 20 centigrammes.

Boricine. - DESC. — Poudre blanche donnant à froid des solutions neutres, parfaites et stables, soluble à parties égales dans la glycérine, ne précipite pas les alcaloïdes et n'a aucune action sur les métaux.

PRÉP. — On l'obtient par la combinaison du biborate de soude et de l'acide borique par parties égales.

PROP. THÉRAP. — Antiseptique des muqueuses, ni caustique, ni toxique, ni irritante, rend des services dans tous les cas où il y a inflammation des muqueuses et formation de pus qu'elle modifie et dont elle empêche le développement dès la première application, soit en poudre, soit en solution. Peut dans certains cas remplacer l'iodoforme. C'est aussi un hémostatique.

Employée en chirurgie générale et pour les voies urinaires à l'hôpital Tenon ; pour les maladies syphilitiques, dans les hôpitaux Saint-Louis et Ricord, etc.

MODE D'EMPLOI. DOSES. — Injections, irrigations, lavages et gargarismes. D'une à cinq cuillerées à soupe par litre d'eau.

Boussingaultia baselloides. H. B. K. — DESC. — Plante de la famille des Chénopodées-Baselliacées, qui croît aux Antilles.

PART. EMPL. — Les racines.

PROP. THÉR. — Styptique énergique, dans les cas d'hémorragie utérine après l'accouchement.

MODE D'EMPLOI. DOSES. — Décoction, 90 grammes de racines pour 500 grammes d'eau ; une petite tasse, trois fois par jour, dans les cas graves ; une fois seulement, le soir, dans les cas ordinaires.

Brométhylformine. $C^8H^{17}Az^2Br$. — SYN. — Bromaline. Hexaéthylènetétramine-brométhylate.

PRÉP. — M. Trillat a obtenu ce corps en faisant réagir le bromure d'éthyle sur une solution alcoolique étendue de formine. La formine a été obtenue par M. Trillat en traitant le formol par l'ammoniaque.

DESC. — Paillettes cristallines incolores, très solubles dans l'eau. La solution traitée par le carbonate de soude régénère le formol et donne du bromure de sodium. Elle n'a aucun goût désagréable.

PROP. THÉR. — Le Dr Bardet a essayé ce produit, il l'a administré à la dose de 2 à 4 grammes à des enfants ou à des femmes comme sédatif nerveux ; il a été très bien supporté, il a amené l'effet des bromures métalliques, sans provoquer aucun effet secondaire, et a été accepté sans difficulté par les malades qui éprouvent une certaine répugnance pour les bromures métalliques.

M. le Dr Féré, médecin à Bicêtre, a expérimenté ce produit pendant plus de trois mois, chez les épileptiques de son service.

Des observations de M. Féré, il résulte que, chez les épileptiques avérés, influencés par le bromure de potassium, on a pu remplacer le sel métallique par le sel organique, sans que les accès devinssent aussi fréquents que lorsqu'on cesse l'action du bromure ; il a une action sédative beaucoup plus faible, il est vrai, mais il faut tenir compte de la faiblesse de la dose. Les malades qui prenaient des doses de 8 et 10 grammes de bromure ont reçu des doses identiques de brométhylformine ; or la dose aurait dû être de 12 et 15 grammes pour être équivalente; c'est donc comme si l'on avait ramené les doses de bromure potassique à 5 et 6 grammes.

D'après le Dr Bardet, chez des épileptiques, sujets particulièrement sensibles à cette médication, la brométhylformine a agi comme un succédané du bromure, mais avec une activité moindre; malgré les doses assez élevées, il n'y a pas eu d'éruption bromique, et l'éruption a disparu là où elle existait.

Mode d'emploi. Doses. — Solution aqueuse. Cachets à la dose de 8 à 10 grammes.

Bromipine. — Prép. — La bromipine est une combinaison organique de brome et d'huile de sésame.

Prop. thér. — A peu près inconnue en France, la bromipine a déjà fourni des résultats encourageants à l'étranger, notamment en Allemagne, comme sédatif du système nerveux.

D'après M. Dornblüth (de Rostock), ce produit serait très recommandable pour combattre certains phénomènes d'excitation (palpitation, insomnie, anxiété précordiale), que l'on observe au cours de la neurasthénie grave et contre lesquels les moyens ordinaires (opium, bromure, isolement, etc.) restent encore assez souvent sans effet.

Ce même auteur en a obtenu des résultats tout à fait remarquables dans l'épilepsie : à son avis, l'action de la bromipine serait égale, sinon supérieure, à celle du bromure de potassium.

Doses. — La bromipine s'administre à la dose de une cuillerée à café, prise au repas du soir, soit pure, soit mélangée à du lait ou à de la bière ; on peut aussi l'aromatiser avec une essence quelconque.

Bromocolle. — Prép. — Combinaison de brome, de tannin et de gélatine renfermant environ 20 p. 100 de brome sous forme de combinaison organique.

Desc. — Ce corps se présente sous forme d'une poudre jaunâtre, inodore et insipide.

Prop. thér. — Très peu soluble dans les liquides acides, tels que le suc gastrique, tandis qu'il se dissout lentement dans les liquides alcalins comme le suc intestinal. Il possède des propriétés calmantes et soporifiques et s'emploie au lieu des bromures alcalins.

Bromoforme. C^2HBr^3.

Desc. — Liquide, incolore. Il se dissout difficilement dans l'eau froide, facilement dans l'eau chaude, l'alcool et l'éther.

Prép. — On l'obtient en traitant l'alcool par le bromure de chaux, en faisant agir le brome sur les citrates ou malates alcalins.

Prop. phys. — Il produit la narcose, mais à un degré moindre que le chloroforme, sans provoquer de vomissements. La période d'excitation est moins accusée et l'anesthésie est plus durable.

Le bromoforme est un agent anesthésique et hypnotique. En prolongeant l'inhalation, on peut maintenir, aussi longtemps qu'on le veut, les animaux endormis, sans crainte de voir survenir des troubles de la respiration ou de la circulation (Dr Hénocque).

Trois opérations furent faites sur des malades anesthésiés par le bromoforme : il ne survint aucun accident fâcheux, ni pendant, ni après la narcose.

Les enfants bromoformés mangent en se réveillant, et s'endorment peu après, sans éprouver de malaise.

PROP. BACT. — Il est très antiseptique. Une solution à 1 p. 100 tue les bactéries.

PROP. THÉR. — Ce médicament exerce une action irritante sur les muqueuses conjonctives et laryngo-pharyngiennes. M. Stepp l'a employé dans soixante-dix cas de coqueluche, et, au point de vue prophylactique, aurait obtenu de bons résultats.

MODE D'EMPLOI. DOSES. — De 10 à 30 centigrammes, chez les enfants; de 1 gramme à 1gr,50, chez les adultes.

M. Stepp recommande la dose quotidienne, suivant l'âge, de 5 à 20 gouttes, sous la forme suivante :

Bromoforme	10 gouttes.
Alcool	3 à 5 grammes.
Eau	100 —
Sirop	10 —

Une à deux cuillerées par heure.

La solution bromoformée est prise avec plaisir par les enfants, malgré sa forte odeur de brome.

Pour arriver à des résultats durables, il faut l'administrer régulièrement à des doses en rapport avec l'âge du malade et la gravité du cas.

Bromol. — SYN. — Tribromophénol.

DESC. — Poudre de couleur jaune citron, de saveur astringente, d'odeur spéciale et non désagréable.

Insoluble dans l'eau. Soluble dans l'alcool, l'éther, le chloroforme, la glycérine, les huiles fixes et essentielles.

PRÉP. — On l'obtient en saturant de brome l'acide phénique.

PROP. PHYS. — Peu toxique; donné sans inconvénient à la dose de 0,80 à un chien; antiseptique assez énergique.

PROP. THÉR. — Préconisé par le Dr Rademaker, de Louisville, à cause de ses propriétés antiseptiques, dans le traitement de la diphtérie et le pansement des plaies et ulcères.

Administré en usage interne dans le choléra infantile, la fièvre typhoïde et les abcès du poumon, à la dose de 5 à 15 milligrammes.

Mode d'emploi. Doses. — Pommade :

Bromol	4	grammes.
Vaseline	30	—

Mixture :

Bromol	5	grammes.
Huile d'olive	150	—

Cachets médicamenteux de 0gr,01 à la dose de 1 à 2 fois par jour.

Bromure d'hémol. — Prép. — Le Dr Kobert a obtenu une combinaison du brome et de l'hémol qui contient 2,7 p. 100 de brome.

Prop. phys. — Il est rapidement éliminé.

Prop. thér. — Le Dr Holst a constaté la supériorité du bromure d'hémol sur les bromures métalliques dans les cas d'insomnie et contre l'hystérie et la neurasthénie et il n'a jamais obtenu d'effets secondaires fâcheux. Mais il a observé que le bromure d'hémol était inefficace dans l'épilepsie et les névralgies.

Le Dr Kobert a remarqué que le bromure d'hémol était employé chaque fois qu'il fallait obtenir un effet rapide, tandis qu'au contraire il était inefficace chaque fois que le brome doit agir lentement et graduellement.

Mode d'emploi. Doses. — Pilules et cachets de 0,10 à la dose de 1 à 30 par jour.

Brucea Sumatrana Roxb. — Syn. — Ko-Sam. —

Plante de la famille des Simaroubées, qui croît en Indo-Chine.

Part. empl. — Graines.

Composition. — Ces graines contiennent une huile essentielle, de l'huile fixe jaune, de la gomme, du sucre, un alcaloïde, la *Brucamarine*, d'après M. Eykmann, et un glucoside, la *Kosamine*, d'après MM. Phisalis et Bertrand. Quelques auteurs y ont trouvé de la quassine et de la saponine.

Prop. thér. — L'efficacité thérapeutique des graines de Ko-Sam en a fait le véritable spécifique de la dysenterie chez les Européens. Les Chinois l'emploient depuis un temps immémorial pour combattre la dysenterie des pays chauds.

Mode d'emploi. — Le Dr Mougeot, de Saïgon, a préconisé le mode d'emploi suivant : il consiste à écraser les amandes de dix à quatorze fruits et à les épuiser dans un peu de mie de pain. L'huile essentielle s'incorporerait ainsi à la mie de pain que l'on administrerait chaque jour en deux pilules.

Butyl-Chloral. — Syn. — Croton-Chloral. — Formule $C^4H^5Cl^3O$. Corps découvert par Kramer et Pinner.

Prép. — On l'obtient en faisant passer un courant de chlore dans l'aldéhyde, maintenu au début dans un mélange réfrigérant. L'action, d'abord très vive, devient ensuite moins intense et, vers la fin de l'opération, il faut élever la température à 100°. Il se dégage incessamment d'abondantes vapeurs d'acide chlorhydrique. L'opération terminée, le liquide est soumis à la distillation fractionnée; on recueille le produit qui distille entre 163° et 165°, qui n'est autre que le butyl-chloral.

La condition indispensable pour arriver à un bon résultat, c'est de faire agir le chlore en excès, jusqu'à ce que son action soit épuisée.

Prop. phys. — Administré à l'intérieur, le butyl-chloral produit rapidement le sommeil, comme son congénère, mais il a ce grand avantage, d'après M. O. Liebreich, de ne jamais produire le ralentissement du pouls et de la respiration.

Le même auteur lui accorde encore une innocuité parfaite pour l'estomac et les autres organes.

Prop. thér. — M. O. Liebreich le considère comme un des médicaments les plus efficaces pour combattre les névralgies faciales, la douleur cessant bien souvent avant l'invasion du sommeil. Les douleurs névralgiques dépendant de la cinquième paire sont supprimées par ce médicament.

En France, il a été étudié et expérimenté par MM. Worms, Weill et Bouchut. Les deux premiers ont constaté l'exactitude des faits avancés par M. O. Liebreich en ce qui concerne son action, et le Dr Bouchut conclut ainsi : « Pour les personnes qui ne voudront que dormir, le butyl-chloral pourra être administré ; mais si l'on veut anesthésier, il devra être mis de côté. »

D'après Hare, il est supérieur au chloral dans les insomnies suivies de névralgies des nerfs crâniens ; il soulage les névralgies dues à des causes dentaires : il réussit assez bien dans la migraine simple et ophtalmique.

A doses égales, le butyl-chloral est inférieur au chloral et moins actif que lui.

Mode d'emploi. Doses. — Potions. — Pilules. — Lavements. — En injections sous-cutanées, il produit des escarres. — Solution :

Butyl-chloral hydraté	10	grammes.
Alcool	10	—
Glycérine	20	—
Eau distillée	120	—

Une cuillerée de cette solution contient environ un gramme de butyl-chloral. On en administre une ou deux cuillerées par jour, contre les névralgies faciales.

Cacodylate de fer $[As(CH^3)^2O]^6Fe^2$. — Desc. — Poudre jaune verdâtre qui contient 19,095 p. 100 de sesquioxyde de fer et 80,905 p. 100 d'acide cacodylique. Le cacodylate de fer contient sept fois plus de fer que l'arséniate.

Prop. thér. — Le Dr Martinet, puis les Drs A. Gilbert et P. Lereboullet ont présenté une étude de ce produit dans le courant de 1900. Ils ont présenté les conclusions thérapeutiques suivantes.

A l'arséniate de fer dans lequel il y a trop peu de fer et trop d'arsenic, ce qui oblige à donner séparément les deux médicaments, on devra substituer le cacodylate de fer; et les raisons, on les devine sans peine pour peu qu'on soit au courant de la médication cacodylique.

Comme arsenic d'abord, il n'y a en effet aucune comparaison à établir entre le cacodyle et l'arsenic. N'étant point toxique, pouvant s'administrer à des doses cent fois plus fortes, on voit quelle marge existe en faveur du cacodyle.

Et il n'est pas nécessaire de pousser les choses à l'extrême : il suffit d'une dose dix fois plus forte, c'est-à-dire remplacer le milligramme d'arsenic par le centigramme de cacodyle.

On a donné jusqu'à 18 milligrammes d'arséniate de fer représentant 9 milligrammes d'acide arsénieux et 6 milligrammes de protoxyde de fer, après avoir débuté par 6 milligrammes. — On pourra donc administrer, et avec des effets bien supérieurs en tant qu'arsenic, 5 à 15 et 20 centigrammes de cacodylate de fer, et même davantage au besoin.

Ces doses nous semblent très suffisantes.

Mais ce ne sera pas seulement supérieur au point

de vue arsenic : la dose de fer en sera également six à sept fois plus forte (38 milligrammes au lieu de 6 milligrammes); et ce ne sera encore qu'une dose thérapeutique normale.

Mode d'emploi. Doses. — Injections hypodermiques à la dose de 3 à 5 centigrammes par centimètre cube.

Granules de Glasser. — Solution contenant 1 centigramme d'acide cacodylique à la dose de 2 à 5 centigrammes par jour.

Cacodylate de gaïacol.—$AS(CH^3)^2O^2-(C^6H^4-OCH^3)$. — Syn. — Cacodyliacol.

Prép. — M. Rebec et le Dr Barbary ont opéré la combinaison de l'acide cacodylique et du gaïacol, et ils ont obtenu un composé défini.

Desc. — Sel blanc très hygrométrique, assez soluble dans l'eau, soluble dans l'alcool, dans la glycérine, et dans un mélange d'alcool et d'éther, insoluble dans l'éther. Odeur alliacée; saveur légèrement caustique.

Prop. thér. — D'après le Dr Barbary, le cacodylate de gaïacol paraît être le médicament par excellence de la tuberculose. Il calme la toux, il excite l'appétit, son emploi sans douleur en injections hypodermiques, son action combinée de cacodyle et de gaïacol, doivent le faire préférer dans tous les cas où le gaïacol et la créosote sont indiqués.

Mode d'emploi. Doses.—Injection huileuse de cacodylate de gaïacol : 10 centimètres cubes contiennent 0gr,035 d'acide cacodylique et 0gr,05 de gaïacol cristallisé.

Cacodylate de soude. — $As(CH^3)^2O(HO)$.

Syn. — Acide diméthyl-arsénique.

Desc. — Se présente sous forme de prismes rhombiques, inodores, facilement solubles dans l'eau et l'alcool, fusibles à 200° centigr.

Le cacodylate de soude est une poudre blanche amorphe facilement soluble dans l'eau.

PROP. THÉR. — L'usage de l'acide cacodylique a été préconisé par le Dr Jockleim, comme succédané des préparations arsenicales couramment employées.

Le Dr Danlos a attiré de nouveau l'attention sur ce fait que l'acide cacodylique est très riche en acide arsénieux, 54 p. 100, qu'il est très soluble et que sa toxicité était relativement peu grande; il administra le cacodylate de soude dans le psoriasis aux doses de 0gr,25 par jour à l'intérieur et de 0gr,10 par jour en injections sous-cutanées. Dans ces conditions, le médicament fut bien toléré et exerça une action favorable sur la maladie. Dans un cas de pseudoleucémie, le Dr Danlos administra, dans l'espace de trois semaines, dix injections de cacodylate de soude de 0gr,15 chacune. Ces injections ne furent pas douloureuses, le malade augmenta rapidement de poids.

Le cacodylate de soude devra être administré préférablement en dissolution dans l'eau distillée.

L'emploi du cacodylate de soude a l'avantage de faire absorber une dose considérable d'arsenic sans danger.

Il a employé avec succès ce sel dans le psoriasis, dans le lichen plan généralisé, dans le lupus érythémateux et dans la maladie de Duhring. Au contraire, les résultats sont restés nuls dans l'acné pustuleuse, le lupus ordinaire et le mycosis fongoïde.

M. Danlos a le premier utilisé l'acide cacodylique en thérapeutique; il l'emploie dans les affections cutanées.

Par ingestion, il conseille la formule suivante :

Cacodylate de soude		2 grammes.
Rhum	ãã	20 —
Sirop de sucre		
Eau distillée		60 —
Baume de menthol		II gouttes.

Il administre encore ce médicament en pilules de 0,10 centigr.

Par voie hypodermique, il s'est servi de solutions renfermant de 3 à 5 p. 100 d'acide neutralisé :

Chlorhydrate de morphine	0,025
Chlorhydrate de cocaïne	0,10
Chlorure de sodium	0,20
Cacodylate de soude	5
Eau phéniquée à 5 p. 100	II gouttes.
Eau distillée q. s. p. 100 c. c.	

Chaque centimètre cube contient 0gr,05 d'acide cacodylique.

M. Armand Gautier conseille :

Acide cacodylique	5 grammes.

Saturer complètement l'acide par le carbonate de soude et ajouter :

Chlorhydrate de cocaïne	8 centigr.
Créosote dissoute en 8 grammes d'alcool.	VI gouttes.
Eau distillée stérilisée	Q. S. p. 100cc.

Chaque centimètre cube contient 0gr,05 d'acide cacodylique.

Ne pas dépasser 0gr,10 par jour pour les injections hypodermiques. La dose moyenne étant de 0gr,02 à 0gr,05 par vingt-quatre heures.

Par voie rectale. — M. Renaut formule :

1° *Solution faible.*

Eau distillée	200 grammes.
Cacodylate de soude	25 —

2° *Solution forte.*

Eau distillée	200 grammes.
Cacodylate de soude	40 —

Injecter le contenu d'une seringue de 5cc deux fois

par jour pendant six jours, trois fois par jour pendant dix jours, puis faire reposer le malade pendant trois à cinq jours et reprendre une nouvelle série.

Il a pu donner des doses assez considérables de ce médicament; chez l'homme, il a administré pendant plusieurs semaines jusqu'à 0gr,60 de cacodylate et 0,30 centigr. chez la femme, par jour, par la voie buccale, et 0,40 centigr. par jour par la voie hypodermique, et cela pendant deux mois consécutifs.

Cactus grandiflorus L. — Syn. — *Cereus grandiflorus* D. C.

Desc. — Plante de la famille des Cactacées, qui croît aux Antilles et au Mexique.

Comp. — W. Sultan a isolé le principe actif, la *cactine*.

Employé par les Drs Huchard et O'Méara dans les affections organiques du cœur, le cactus paraît rendre des services, quand la digitale, le strophantus et les autres médicaments cardiaques n'ont pas réussi. Cette plante est surtout utile dans les palpitations du cœur hypertrophié par suite d'un exercice musculaire prolongé et excessif, ou quand l'hypertrophie n'est plus compensatrice, surtout dans la régurgitation aortique. Dans les régurgitations aortiques non compliquées, on n'emploie pas généralement la digitale, parce qu'elle prolonge la période diastolique ou tend à augmenter la dilatation du ventricule gauche, et par suite gêne le cœur, en augmentant la tension artérielle. Le cactus, en renforçant la systole, tend à diminuer la diastole et vient ainsi en aide au cœur par deux voies, sans avoir d'action, comme la digitale, sur les centres vaso-moteurs.

Le cactus n'est pas aussi utile dans la régurgitation mitrale et dans la dilatation des parois du cœur; ici la digitale l'emporte de beaucoup, mais si parfois la digitale ne réussit pas, on peut tirer quelque bénéfice de l'emploi du cactus. Le grand avantage du cactus, c'est qu'on n'a jamais observé d'effets d'accumulation ni d'action nuisible à l'estomac.

D'après Pilzer, le cactus réussit fort bien contre l'épuisement sexuel, en relevant l'action du plexus cardiaque des sympathiques et en améliorant la nutrition cardiaque.

Le Dr Williams dit que le cactus agit surtout sur les nerfs accélérateurs du cœur, sur les ganglions sympathiques en abrégeant la diastole et en stimulant les centres nerveux spino-moteurs. Il est indiqué dans l'abus du thé, du tabac, de l'alcool et de la morphine.

Les Drs Harvey et Bird le recommandent dans le rhumatisme chronique et subaigu, surtout lorsque les articulations sont prises, dans le but de prévenir les complications cardiaques ou d'améliorer l'état du cœur.

Pour le Dr Engestd, c'est presque un spécifique de l'angine de poitrine, ou tout au moins de certains cas qui sont dus à une défaillance partielle du cœur, car il diminue les douleurs en donnant au cœur les moyens de maintenir la tension artérielle, sans se fatiguer, et en tonifiant les centres vaso-moteurs.

La cactine a été employée contre les palpitations de cœur par O'Méara et Huchard.

D'après M. Myers, la cactine augmenterait l'énergie des contractions musculaires du cœur, ainsi que la tension artérielle ; elle agirait aussi sur le système nerveux et particulièrement sur la substance grise de la moelle, dont elle exagérerait l'excitabilité réflexe. Sous ce rapport, son action se rapprocherait de celle de la strychnine.

D'après ces données physiologiques, la cactine conviendrait pour combattre l'atonie cardiaque d'origine nerveuse, non compliquée de lésions valvulaires. Elle rendrait également de grands services dans les accidents cardiaques liés à l'intoxication nicotinique.

A l'inverse de la digitale, la cactine pourrait être administrée d'une manière continue, sans danger d'accumulation et sans qu'il se produise de troubles gastriques.

Mode d'emploi. Doses. — Teinture 1/5 de cactus, de 10 à 40 gouttes, 3 fois par jour. — Extrait fluide, de 5 à 20 gouttes. — Dose maxima de cactine : 5 milligrammes.

Caju. — Syn. — *Anacardium occidentale* L. Cajuero. Écorce antidiabétique. Acajou à pomme.

Desc. — Plante de la famille des Térébinthacées, qui croît au Brésil, aux Antilles, Sénégal, Guyane, la Réunion, Inde.

Comp. — Le péricarpe des noix contient une huile; c'est le *cardol*, $C^{21}H^{31}O^2$.

Prop. thér. — On emploie l'écorce dans le diabète insipide, en macération; autant que possible, le malade s'abstiendra de boire.

On emploie la noix en application contre les dermatoses rebelles (eczéma, psoriasis).

Le Dr Cazenave de la Roche la préconise à l'intérieur contre l'impuissance et surtout contre la débilité consécutive aux grandes maladies. Il a remonté beaucoup de malades atteints de l'influenza, en employant la teinture.

Le *cardol*, ou huile de péricarpe, est caustique et vésicant. On le recommande en application externe contre la lèpre et les ulcères graves. On doit le manier avec prudence; mais il n'a pas d'action vésicante sur le tube digestif.

Mode d'emploi. Doses. — On fait macérer pendant vingt-quatre heures 30 grammes d'écorce dans 250 grammes d'eau. Doses : un petit verre à vin, 3 à 4 fois par jour. Si au bout de trois à quatre jours, il n'y a pas d'amélioration, on ajoute 10 grammes d'écorce à la macération. — Teinture de noix 1/5, à la dose de 2 grammes dans une potion. — Teinture de cardol à 1/10, de 2 à 10 gouttes, comme vermifuge.

Calaya. — Syn. — *Anneslea febrifuga.*

Desc. — Plante de la famille des Mimosées, genre *Parkia*, qui croît dans l'Afrique équatoriale.

Part. emp. — Le rhizome.

Comp. — Contient une forte proportion de tannin, une huile résineuse âcre et un glucoside ; l'alcaloïde n'a pas été isolé.

Prop. thér. — Les indigènes de l'Afrique l'emploient en décoction contre les fièvres. Il est surtout connu en Europe, depuis le congrès médical de Moscou, où le Docteur Challan de Belval exposa sa valeur thérapeutique. Le Dr Tsamboulas (1), en 1900, a relaté de nombreux cas de guérison de paludisme, de fièvre typhoïde et d'influenza. Les Drs militaires Challan de Belval et Gaser, le professeur Boinet ont montré qu'une petite dose de Calaya introduite directement dans la circulation abaisse constamment la température ; qu'il est sans action sensible sur la circulation et la respiration ; qu'il provoque et augmente l'émission de l'urine en diminuant l'excrétion de l'urée ; enfin qu'il ne s'accumule pas dans l'organisme.

Toxic. — Le Prof. agrégé Chassevant a démontré que 300 grammes de Calaya pouvaient être administrés à un adulte sans produire d'intoxication.

(1) Tsamboulas, Thèse, 1900.

Mode d'emploi. — Le sirop et les cachets se prennent à jeun au moment des accès ; quant au vin de Calaya, c'est un tonique des convalescences des fièvres paludéennes et typhoïde.

Observat. — Il résulterait des renseignements fournis par les Pères Blancs de l'Afrique, par les Compagnies de Suez et de Panama et par nombre de médecins des colonies, que le retour des accès de fièvre ne se produirait pas en moyenne avant un an.

Calcinol. — Prép. — M. Mockie désigne sous ce nom l'iodate de calcium, qu'il recommande comme antiseptique.

Prop. thér. — L'action de ce produit est basée sur ce fait que, mis en contact avec des substances organiques putrescibles, il se dégage lentement de l'iode et de l'oxygène ; on peut aussi l'utiliser pour réaliser l'antisepsie gastro-intestinale. C'est un produit sans odeur ni saveur ; au bout de quelque temps, il prend un très léger goût d'iode ; il est soluble dans 380 parties d'eau à 11 degrés 5 ; pour sa préparation, M. Mockie ajoute du chlorure de chaux à une solution d'iodure de potassium et abandonne la masse en l'agitant de temps en temps ; au bout de quelque temps, il se forme un précipité blanc, cristallin, qui, après addition d'un peu d'acide chlorhydrique, est rassemblé sur un filtre, lavé une ou deux fois à l'eau froide et séché à une température qui ne doit pas dépasser 100 degrés.

Camphorate de créosote. — Syn. — Créosocamphre.

Prép. — Combinaison moléculaire du camphre et de la créosote obtenue par M. A. Lorot.

Desc. — Liquide huileux, densité à $+ 16^{\circ} = 1086$; sa saveur d'abord chaude devient fraîche, odeur très faible de créosote. Insoluble dans l'eau, soluble dans l'alcool, l'éther, la benzine, le chloroforme, la glycérine.

PROP. THÉR. — Le Dr Galpin avait observé que le camphre injecté en dissolution éthérée atténuait les effets caustique de la créosote.

Le Dr Lorot a observé que le camphorate de créosote faisait disparaître les hémoptisies dans les tuberculoses; c'est un sédatif énergique du système nerveux et circulatoire et il calme les névralgies intestinales des phtisiques et par son action sur le pneumogastrique, il fait cesser la toux. Son action sur l'ensemble de la nutrition est telle que l'on voit chez les malades l'appétit être vigoureusement stimulé et le poids augmenter notablement.

MODE D'EMPLOI. — DOSE. — Le camphorate de créosote peut être administré en solution huileuse, en capsules, en injection hypodermiques. En solution huileuse à 1/5 on peut donner une cuillerée à café, soit 1 gramme par jour du médicament dans du lait, après les repas. Capsules gélatineuses contenant 0gr,20 de produit de 3 à 6 capsules par jour.

Camphorate de gaïacol. — SYN. — Gacamphol.

PRÉP. — On forme l'éther camphorique du gaïacol.

DESC. — Poudre blanche, inodore et insipide, insoluble dans l'eau et dans les dissolvants ordinaires. Le suc gastrique non plus ne l'attaque pas, mais les sécrétions alcalines de l'intestin le décomposent en acide camphorique et gaïacol.

PROP. THÉR. — L'acide camphorique a une action anhydrotique énergique ; d'après Lasker, cette action se manifeste aussi très nettement dans le gacamphol. Jusqu'ici cet observateur a prescrit avec succès le gacamphol contre les sueurs nocturnes des phtisiques, et, dans la plupart des cas, il a suffi de doses de $0^{gr},2$ pour faire disparaître entièrement ou pour réduire au moins notablement la sécrétion sudorale. Quand cette dose de $0^{gr},2$ n'était pas suffisante pour obtenir le résultat désiré, on avait recours à des doses plus élevées ($0^{gr},4$ à $0^{gr},6$ à 1 gramme), sans qu'il en résultât le moindre inconvénient. Le médicament a été administré, en général, huit à dix soirs de suite, alors même que la sécrétion sudorale avait déjà été supprimée.

Camphorate de pyramidon. — L'acide camphorique ($C^{10} H^{16} O^4$) peut se combiner avec une molécule de pyramidon et former un camphorate acide, ou bien avec deux molécules et former un camphorate neutre.

Ce sel, obtenu en faisant réagir l'acide camphorique et le pyramidon d'après le poids moléculaire de ces deux corps, cristallise et est soluble dans l'eau.

MM. Lyonnet et Lançon ont employé sur différents malades le camphorate de pyramidon.

En effet, si le pyramidon est trois fois plus actif que l'antipyrine, si c'est un excellent analgésique et antithermique dont l'effet dure, en général, plus longtemps que celui de l'antipyrine, il a l'inconvénient de provoquer, plus facilement même que l'antipyrine, des sueurs abondantes. D'où l'idée de le combiner à l'acide camphorique qui, comme on le sait, est un actif antihydrotique.

Différentes expériences sur les animaux ont montré que les camphorates de pyramidon semblent peu toxiques, et en particulier le camphorate acide. Avec ce sel, il faut environ $0^{gr},20$ par kilogramme pour tuer le lapin.

Chez les animaux tuberculeux, on observe, après leur administration, un abaissement souvent assez marqué de température.

M. Bertherand a également constaté, comme pour le pyramidon, une augmentation du coefficient d'oxydation.

Ces expériences démontraient donc que le camphorate de pyramidon n'a qu'une toxicité faible et que, d'autre part, il abaisse beaucoup la température.

Les auteurs, s'appuyant sur ces données expérimentales, ont administré le camphorate de pyramidon à quinze tuberculeux fébricitants et ayant des sueurs abondantes. La dose administrée fut de 1 gramme par jour, divisée en deux cachets de 0gr,50. D'ailleurs c'est une dose minima qui pourrait être augmentée sans inconvénients.

On peut aussi, au lieu de cachets, diluer ce produit dans une potion quelconque, il est en effet très soluble.

L'administration du camphorate de pyramidon a été suivie chez presque tous les malades d'un sentiment de bien être souvent très net.

Dans la plupart des cas, il y a eu un abaissement de température marqué. Aucun malade ne s'est plaint d'avoir de sueurs, et plusieurs ont même vu diminuer une sudation profuse dont ils étaient affligés.

A part de rares exceptions, le camphorate de pyramidon est donc en général très bien supporté.

Du reste, si l'on voulait avoir une action antisudorale plus intense, il suffirait d'ajouter à chaque cachet de camphorate de pyramidon une certaine quantité d'acide camphorique.

Cantharidate de cocaïne. — Prép. — Mélange imaginé par A. Hennig de cantharidate de soude avec 1 p. 100 de chlorhydrate de cocaïne.

Desc. — Poudre blanche, amorphe, inodore, de

saveur âcre et piquante, peu soluble dans l'eau froide, facilement soluble dans l'eau chaude et insoluble dans l'alcool, l'éther et la benzine.

PROP. THÉR. — Cette préparation est employée en injections hypodermiques contre la tuberculose laryngée et les affections catarrhales chroniques des voies respiratoires supérieures. Elle présente, sur les injections aux cantharidates ordinaires, l'avantage d'être absolument indolore. Hennig emploie deux solutions à $0^{gr},075$ et $0^{gr},15$ pour 50 grammes d'eau chloroformée. On opère deux injections avec la première solution et une avec la seconde (soit $0^{gr},0001$ cantharidine). On peut atteindre la dose de $0^{gr},0004$, parce que des doses plus fortes (jusqu'à $0^{gr},001$) ont été supportées par les reins et l'intestin.

Captol. — PRÉP. — Produit de condensation du tanin et du chloral.

DESC. — Poudre fine, hygroscopique, difficilement soluble dans l'eau froide, plus facilement soluble dans l'eau bouillante. Sa solution se colore fortement avec les sels de fer, mais cette coloration disparaît par l'addition d'acides, par exemple acide chlorhydrique ou acide oxalique. Il est donc facile d'enlever, à l'aide d'un acide étendu, les taches produites sur les linges par le captol en présence du fer.

PROP. THÉR. — Le captol est employé avec succès contre la séborrhée de la tête, maladie qui se constate par la formation de pellicules avec chute de cheveux. On le recommande aussi comme prophylactique.

MODE D'EMPLOI. — On l'emploie, en solution alcoolique, à 1 et 2 p. 100, en frictions le matin et le soir. On n'a pas constaté d'action néfaste.

Caryophyllus aromaticus L. — Plante de la famille

des Myrtacées qui croît à la Réunion, dans l'Inde et l'Indo-Chine.

Prép. — On prépare un extrait aqueux fluide avec les boutons séchés du *Caryophyllus aromaticus.*

Prop. thér. — L'introduction de cet extrait dans la pratique ophtalmologique est due à Kravtchenko, qui l'a employé avec succès dans le traitement des taches de la cornée. Cette préparation, instillée dans l'œil ou directement appliquée à l'aide d'un pinceau sur les taches de la cornée, provoque une irritation assez intense et ne peut, par conséquent, être employée que dans les cas où les phénomènes inflammatoires aigus ont déjà disparu. La douleur résultant de cette application est cependant de si courte durée, qu'il est inutile de pratiquer une anesthésie préalable au moyen de la cocaïne. Par l'emploi de cet extrait, le médecin russe a réussi, dans 58 cas sur 62, à accroître plus ou moins la netteté de la vision, et ce fait s'est produit même chez des malades, chez lesquels tous les autres médicaments avaient échoué. L'éclaircissement des taches de la cornée est dû sans doute, dans les lésions récentes, à une résorption des infiltrats ainsi qu'à une amélioration dans la nutrition du tissu cicatriciel atrophique de la cornée. Dans les cas de taches superficielles et étendues, l'auteur conseille de faire les instillations deux fois par jour, dans une même séance à plusieurs reprises et à intervalles de 5 à 10 minutes; dans les cas de taches épaisses, nettement limitées, il est bon d'aider à l'instillation par une application au pinceau.

Cascara amarga. — Syn. — *Picramnia antidesma.* Écorce de Honduras.

Desc. — Plante de la famille des Rutacées.

Comp. — La plante renferme un alcaloïde, la *pi-*

cramnine, soluble dans le chloroforme et peu soluble dans l'éther et la benzine, insoluble dans les acides et les alcalis. Les sels sont amorphes et seulement solubles dans l'eau.

Prop. thér. — Le Dr Frohling, de Mexico, emploie le cascara amarga comme altérant contre la tuberculose syphilitique.

L'extrait liquide est donné dans la syphilis secondaire chez l'adulte. Les symptômes disparaissent assez vite, et l'action tonique du médicament est remarquable.

Frohling aurait vu, dans un cas d'iritis spécifique, une amélioration manifeste survenir au bout de trois jours. L'atropine avait été cessée.

Mode d'emploi. Doses. — Extrait fluide, de 40 à 50 gouttes.

Casimiroa edulis Llav. — Syn. — Sapote blanco. —

Desc. — Plante de la famille des Xanthoxylées, qui croît au Mexique.

Part. emp. — La graine.

Comp. — M. J. Sanchez, de Mexico, a trouvé un glucoside de la *Casimirosine*, essence, cire, huile fixe, résine.

Prop. thér. — Le Dr Lopez Hermosa a employé avec succès le Sapote blanco, comme hypnotique, à l'hôpital des femmes aliénées de Mexico. Il a obtenu cent vingt-cinq cas de sommeil bienfaisant contre un échec.

Le professeur F. Altamirano cite des observations curieuses de sommeil obtenu dans la méningite tuberculeuse et le rhumatisme articulaire aigu; tandis que tous les hypnotiques et analgésiques connus avaient échoué, le Sapote blanco a fait disparaître les douleurs comme par enchantement.

Les Drs Armandariz et Torres, Bulman, Martinez de

Campo, Cortès, Bandera ont obtenu des effets heureux dans plus de quatre cent dix cas d'insomnie.

M. le Dr Orvananos a posé les conclusions thérapeutiques suivantes :

Le Sapote blanco produit un sommeil tranquille et réparateur, semblable au sommeil normal ; il favorise celui-ci plutôt qu'il ne le provoque ; on n'observe pas de cauchemars, d'état nauséeux, ni de céphalée ; son action est efficace contre tous les cas d'insomnie, il ne possède aucune action toxique et ne provoque même aucun phénomène physiologique.

Mode d'emploi. Doses. — Extrait alcoolique, teinture, extrait fluide américain. On l'emploie à la dose de 0gr,50, 0gr,60 et même 0gr,75 d'extrait alcoolique. Quant à la teinture, et extrait fluide, on les emploie en dose double.

Cassaripe. — Desc. — On désigne sous ce nom, aux Antilles, le suc épaissi de la racine du *Manihot utilissima*, la cassave amère. Cette racine renferme, à l'état frais, à côté de l'arrow-root et du tapioca-sago, très estimés comme aliments, un suc extrêmement toxique, dont le principe actif, la manihotoxine, d'après Peckold, perd ses propriétés toxiques par la cuisson ou la fermentation.

Prop. thér. — Le cassaripe n'est pas toxique ; mais il possède une action antiputride, qui l'a fait employer, dans les ménages des naturels du Brésil et des Antilles, comme agent de conservation de la viande. D'après S.-D. Risley, le cassaripe doit aussi être considéré comme un médicament précieux dans les affections oculaires. Cet observateur est parvenu, par l'emploi de pommade de cassaripe, à 10 p. 100, à guérir les ulcérations de la cornée et les affections conjonctivales purulentes, telles que l'ophtalmie des nouveau-nés.

Ce médicament n'occasionne aucune espèce d'irritation ; au contraire, peu de minutes après l'application, il se produit une sensation de soulagement, et la guérison se fait, en général, plus vite qu'avec les autres méthodes de traitement.

Mode d'emploi. — On porte la pommade, deux ou trois fois par jour, entre les paupières, et, au moyen d'un doux massage, on la fait pénétrer dans tous les replis du sac conjonctival ; dans les cas d'ulcérations de la cornée on applique aussi un pansement protecteur (E. Merck).

Céarine. — Prép. — La base de la céarine est la cire de Carnauba blanchie avec un mélange de cire d'abeilles ou de cérésine. La céarine se prépare avec mélange de

Cire de Carnauba et cérésine	1 partie.
Paraffine liquide	4 parties.

On fait fondre au bain-marie et on agite jusqu'à complet refroidissement.

Desc. — Pommade de blancheur de neige, de consistance de cérat, elle présente un certain éclat que l'on retrouve dans toutes les préparations faites avec elle. Elle est très stable, enfin elle peut absorber de 15 à 18 p. 100 d'eau.

Prop. thér. — La céarine sert d'excipient à des pommades formées avec des sels chimiques, qui se décomposent en présence de l'axonge. On prépare ainsi de la pommade à l'iodure de potassium, qui se conserve huit mois sans altération ; on prépare aussi la pommade à l'acétate de plomb qui se conserve très bien.

Cerbera Thevetia L. — Syn. — Noix de serpent. Bagage à collier. Ahoui des Antilles.

DESC. — Plante de la famille des Apocynacées, qui croît dans l'Inde et aux Antilles.

PART. EMPL. — La graine.

COMP. — Huile fixe. Glucoside, la *thévétine* $C^{54}H^{84}O^{24}$ (Dr de Vrij).

PROP. THÉR. — Les graines et l'écorce sont éméto-cathartiques ; la thévétine est un poison cardiaque, agissant sur les nerfs pour amener la paralysie. On emploie l'écorce comme antipériodique dans les fièvres intermittentes, sous forme d'extrait aqueux à la dose de 1 centigramme. A forte dose, c'est un toxique stupéfiant énergique.

MODE D'EMPLOI. DOSES. — On peut employer la poudre, la décoction et l'extrait aqueux, en ayant soin de ne pas dépasser pour l'emploi thérapeutique la dose correspondant à 25 centigrammes d'extrait.

Chaulmoogra. — SYN. — *Gynocardia odorata* R. Br.

DESC. — Arbre de la famille des Bixacées, qui croît dans l'Inde et à la Réunion.

PRÉP. — L'huile de Chaulmoogra est extraite des semences.

PROP. THÉR. — Dans les pays chauds, à la Réunion et dans l'Inde, les médecins en font un usage journalier contre la lèpre, surtout dans les formes tuberculeuse et anesthésique. Dans les phases phagédéniques, ce médicament donne une guérison rapide.

Le Dr Marsh l'a employé contre l'eczéma pustuleux et a obtenu des guérisons au bout de cinq semaines, en opérant des badigeonnages abondants deux fois par jour, avec un traitement tonique interne.

Le Dr Vidal s'en sert contre un certain nombre de maladies de peau, lupus, psoriasis, acné, pityriasis, dartres, avec succès, en employant l'huile de Chaulmoogra à l'extérieur et à l'intérieur.

Le Dr A. Hardy la prescrit avec succès dans les cas de psoriasis invétéré, et le Dr Hilles dans la lèpre véritable.

Le Dr Murrel en préconise l'emploi dans la phtisie, la bronchite chronique, quand les malades ne peuvent plus supporter l'huile de foie de morue.

Mode d'emploi. Doses. — Le Dr G. Desprez, dans sa thèse inaugurale (1900), a présenté une étude complète de la posologie de ce médicament que nous résumerons.

Usage interne. — Globules de 0gr,20 à 0gr,25 à prendre aux repas, en augmentant chaque jour la dose d'un globule, jusqu'à vingt et même trente.

Injections sous-cutanées de 5 centimètres cubes, et même 10 centimètres cubes en une seule injection d'huile de Chaulmoogra.

Usage externe. — Pommade.

Huile de Chaulmoogra.........	2 à 4 parties.
Vaseline........................	5 —
Paraffine......................	1 partie.

(Dr Vidal.)

Emplâtre.

Emplâtre simple.................	2 parties.
Cire jaune........................	1 partie.
Huile de Chaulmoogra............	1 —

(Dr Vidal.)

Liniment.

1° Huile de Chaulmoogra........	30 parties.
Alcool à 90°....................	1 partie.

(Dr David Young.)

2° Salicylate de méthyle...........	10 parties.
Huile de Chaulmoogra........	20 —

(Dr Desprez.)

Chinaphtol. — Prép. — On combine le naphtol-β avec la quinine à molécules égales. C'est le β-naphtol et mono-sulfate d'euchinine (E. Merck).

DESC. — C'est une poudre cristalline jaune, amère, insoluble dans l'eau froide, difficilement soluble dans l'eau chaude et l'alcool.

PROP. THÉR. — Il agit à la fois comme antiseptique de l'intestin et comme un antipyrétique.

M. Riegler l'a expérimenté chez les syphilitiques, où il a produit de bons effets. Il le recommande aussi dans la dysenterie, la tuberculose intestinale et surtout dans le rhumatisme articulaire aigu. Le chinaphtol traverse l'estomac sans être attaqué par le suc gastrique et n'est décomposé en acide β-naphtolique et quinine que dans l'intestin.

MODE D'EMPLOI. DOSES. — De 2-3 grammes par jour, en cachets de 50 centigrammes.

Chirol. — PRÉP. — Ce produit est un liquide clair, jaunâtre sous un grand volume, constitué par une solution de certaines résines dures et d'huiles grasses dans un mélange d'éther à bas point d'ébullition et d'alcool.

PROP. THÉR. — Le chirol sert toujours pour protéger les mains des chirurgiens contre toute infection dans les opérations qu'ils pratiquent et dans les accouchements. Dans ce but, M. Kossmann recommande d'opérer ainsi : les mains sont purifiées et désinfectées le plus possible par l'une des méthodes usuelles, soigneusement séchées, puis trempées pendant quelques secondes dans le chirol, en écartant et remuant bien les doigts dans le liquide, et aussi en les recourbant et les allongeant; lorsque la main a été séchée à l'air, le chirol forme une couche mince et élastique, suffisamment résistante.

Pour la faire disparaître, il suffit d'un court lavage à l'alcool; puis on graisse la main avec du cold cream ou un produit analogue.

M. Kossmann a décrit (1) un procédé ingénieux de désinfection destiné à remplacer les gants de caoutchouc passibles de plusieurs reproches.

En effet, les mains ainsi gantées s'échauffent, transpirent d'une façon exagérée. L'adresse et la finesse du tact sont considérablement diminuées. Si l'on cherche à réduire ces inconvénients en usant de gants minces, on risque de les déchirer et à travers les fissures produites s'écoule une sueur chargée de bactéries qui infectent le champ opératoire. Mais, même le gant intact, s'il est trop mince, devient poreux et ne peut retenir les germes.

On en est venu ainsi à garnir la main désinfectée et séchée d'un enduit qui offrît les mêmes avantages que les gants de caoutchouc sans en avoir les inconvénients.

Chloralbacide. — Prép. — Le chloralbacide est une combinaison albuminoïde chlorée renfermant 1 à 2 p. 100 de chlore qui prend naissance quand on fait réagir le chlore sur l'albumine.

Desc. — Il se présente sous forme d'une masse brune résineuse, insoluble dans l'eau, soluble dans les eaux minérales alcalines ; il forme avec la soude une combinaison soluble.

Prop. thér. — Ce composé est recommandé dans différentes affections de l'estomac accompagnées d'anorexie et de diminution de l'acide chlorhydrique du suc gastrique. Il se dédouble en effet dans les milieux acides ou alcalins en ses composants. Il présente le double avantage d'être un aliment à base de lait de vache et un médicament chloruré. Le Dr Fleines l'a employé avec succès dans des cas d'anachlorhydrie du suc gastrique et dans les cas de

(1) *Centrabl. f. Chir.*, 22, 1900.

cancer, de chlorose avec troubles digestifs, d'entéroptose, de catarrhe de l'estomac.

Mode d'emploi. Doses. — Le chloralbacide s'administre à la dose de 1 à 3 grammes par jour en cachets.

Chloral-orthoforme. — Prop. thér. — L'orthoforme employé avec succès comme anesthésique local et antiseptique puissant, a été mis en combinaison avec le choral et ils forment ainsi des composés présentant une action hypnotique très forte et qui ont l'avantage d'être insipides.

Prép. — On obtient en mélangeant les deux substances la formule C^6H^3 ($COOCH^3$) OHN : $CHCCl^3$. Ces deux composés nouveaux se présentent sous l'aspect de petites écailles jaunes qui se laissent facilement pulvériser, qui sont difficilement solubles dans l'eau, facilement solubles à chaud dans l'alcool et dans l'éther. En chauffant ces substances avec des acides minéraux étendus, le chloral se sépare.

Chloralose. — Syn. — Anhydroglycchloral.

Prép. — M. Hanriot a obtenu le chloralose en faisant agir le chloral anhydre sur le glucose.

Desc. — Cristaux blancs solubles dans l'eau bouillante, insolubles dans l'eau froide, à saveur amère et nauséeuse.

Prop. phys. — M. Ch. Richet a étudié l'action physiologique du chloralose : A la dose de $0^{gr},3$ à $0^{gr},5$ par kilog. d'animal, le sommeil se produit au bout d'une demi-heure, et profond au bout d'une heure et demie; l'animal non seulement a conservé l'action de ses réflexes, mais ceux-ci sont exagérés. L'anesthésie est complète, tandis que le moindre choc extérieur détermine un soubresaut général, une sorte de convulsion tétanique. Au delà de $0^{gr},50$ par kilog. d'animal, la mort survient par arrêt de la respiration.

Prop. thér. — MM. Ch. Richet, Moutard-Martin, Landouzy, P. Marie et Ch. Segard ont employé le chloralose comme somnifère, à la dose de 0gr,30 à 0gr,60. Ce remède a bien réussi dans tous les cas où l'administration du chloral comme hypnotique est indiquée, et comme anesthésique à des doses plus fortes, le maximum étant 1gr,50.

D'après les Drs Héricourt et Ch. Féré, le chloralose est surtout indiqué comme hypnotique dans les affections cardiaques; il a encore le grand avantage d'être très bien toléré par l'estomac.

Mais on ne doit l'administrer qu'avec beaucoup de prudence aux hystériques, car chez ces malades il provoque parfois l'apparition de troubles variés en apparence très inquiétants : tremblements généralisés, sommeil léthargique, paralysies diverses, dont la durée n'excède d'ailleurs pas vingt-quatre heures, et qui disparaissent sans laisser de traces.

Comme la tare hystérie est souvent méconnue, il est indiqué de ne jamais commencer par des doses supérieures à 1 décigramme. En tout cas, la dose de 0gr,40 par jour doit être considérée comme une forte dose qu'il ne faut dépasser que dans des circonstances spéciales; ce n'est guère que chez les grands épileptiques et chez les aliénés qu'on a pu sans inconvénient (Ch. Féré) arriver aux doses de 1gr,50.

Mode d'emploi. Doses. — Se donne sous forme de cachets de 0gr,10, à la dose de 1 à 3 par jour.

Chlorate de soude. — Prép. — On précipite une solution de chlorate de baryte par une solution de sulfate de soude. On filtre, on évapore, et on fait cristalliser.

Desc. — Gros cristaux incolores, très solubles dans l'eau.

Prop. thér. — M. le Dr Brissaud a signalé les heureux

résultats obtenus de l'emploi du chlorate de soude dans le traitement du cancer de l'estomac. Ce qui lui a donné l'idée d'essayer ce médicament, c'est qu'on a traité avec succès certains épithéliomas par le chlorate de potasse. D'autre part, il a substitué au chlorate de potasse le chlorate de soude parce que ce dernier est moins toxique.

Dans certains cas, l'amélioration a été telle qu'on aurait été tenté de croire à une erreur de diagnostic.

Le chlorate de soude ne réussit pas dans le traitement de toutes les tumeurs de l'estomac; il est surtout efficace dans les formes épithéliomateuses non généralisées ; les formes interstitielles et sarcomateuses résistent à ce mode de traitement.

Le Dr Huchard a confirmé ensuite les bons effets obtenus par ce médicament. La dose de 8 à 10 grammes suffit pour calmer les vomissements et les douleurs et vaincre l'anorexie.

Quelques auteurs prétendent même avoir obtenu une diminution et une disparition de la tumeur stomacale.

Contre-indication. — L'albuminurie.

Mode d'emploi. Doses. — Les Drs Brissaud et Huchard préconisent la formule :

Eau distillée..................	300 grammes.
Chlorate de soude............	8 à 12 —

à prendre dans la journée à doses espacées. Dose maximum, 16 grammes.

Les doses de chlorate de soude que le Dr Brissaud a administrées à ses malades ont été de 8 à 12, 14 et même 16 grammes par jour.

Chlorure de calcium. — Prép. — On sature l'acide chlorhydrique pur par du carbonate de chaux pur, on évapore et on fait cristalliser.

Desc. — Cristaux incolores, déliquescents, très solubles dans l'eau.

Prop. thér. — Les propriétés coagulantes du chlorure de calcium n'ont été jusqu'ici utilisées que d'une manière exceptionnelle en gynécologie. Or, d'après l'expérience de M. le Dr A. Lafond-Grellety (de Villefranche-de-Longchapt), il existe toute une catégorie de faits dans lesquels l'emploi systématique de ce médicament est susceptible de rendre d'excellents services. Ce sont les cas où la menstruation, tout en restant à peu près indolore, est cependant d'une abondance telle qu'elle donne lieu à un état de faiblesse extrême, avec inappétence, vertige et lassitude générale. En pareille occurrence, l'auteur fait prendre, une huitaine de jours avant l'époque présumée des règles, du chlorure de calcium sous forme d'une potion qu'il prescrit de la manière suivante :

Chlorure de calcium	9	grammes.
Sirop de sucre	60	—
Eau	180	—

A prendre : deux cuillerées à soupe par jour.

Le plus souvent, ce traitement se montre peu efficace d'emblée, mais, en le renouvelant d'une façon systématique pendant plusieurs mois, on parvient à faire complètement disparaître l'exagération pathologique du flux cataménial. A cet effet, il est bon de continuer la médication pendant six à huit périodes menstruelles, alors même que la malade semble guérie au bout de deux ou trois mois.

Employé à la dose que nous venons d'indiquer, le chlorure de calcium est en général très bien toléré. Toutefois, cette substance s'éliminant surtout par les reins, on comprend que, chez les chlorobrightiques atteintes de dysménorrhée avec menstruation trop abondante, son usage puisse provoquer des accidents plus ou moins graves (céphalée, vomissements, etc.). M. Lafond-Grellety a eu l'occasion d'observer trois cas de ce genre, et, depuis lors, toutes les fois qu'il soupçonne l'existence d'une néphrite, il remplace le chlorure de calcium par des injections hypodermiques d'une solution de gélatine.

Lorsque l'abondance de l'écoulement menstruel s'accompagne de phénomènes de dysménorrhée, il est prudent de ne pas faire un usage trop prolongé du chlorure de calcium à haute dose, les douleurs s'exacerbant parfois quand les pertes sanguines diminuent d'une façon notable. Cependant, même en pareil cas, l'auteur a obtenu des améliorations durables en associant au chlorure de calcium, pris à la dose journalière de 0gr,20, 40 gouttes d'extrait fluide de séneçon.

M. Mathieu, médecin des hôpitaux de Paris, a cherché à associer à l'hémostase par resserrement des petits vaisseaux, obtenue au moyen de lavements chauds, l'action directement coagulante du chorure de calcium, hémostatique dont l'usage n'est pas encore entré dans la thérapeutique courante. Dans ce but, M. Mathieu fait prendre tous les jours un ou deux lavements composés d'un litre d'eau bouillie, maintenue à la température de 48°, et de 4 grammes de chlorure de calcium. Ces lavements sont administrés à faible pression, à l'aide d'un bock à injections placé, tout au plus, à 40 centimètres au-dessus du lit. On donne, en outre, du chlorure de calcium par la bouche, à la dose quotidienne de 2 grammes en solution aqueuse.

Chlorure de palladium. — Prép. — On l'obtient en traitant le palladium par l'eau régale et évaporant la liqueur à siccité.

Desc. — Corps de couleur brun chocolat, déliquescent, soluble dans l'eau et l'alcool.

PROP. THÉR. — Ce remède a été préconisé par Cohen (de Philadelphie) dans les cas de tuberculose. A la dose de 5 à 10 gouttes d'une solution à 3 p. 100 prises avant le repas, il produirait au bout de peu de temps une amélioration sensible, un relèvement des forces et de l'appétit, une diminution de la fièvre et de la toux.

Cimicifuga racemosa Ell. — DESC. — Plante de la famille des Renonculacées, tribu des Actées.

PART. EMPL. — Le rhizome.

COMP. — Il contient de la résine et un alcaloïde, la *cimicifugine*.

En Amérique, on appelle *cimicifugin* le précipité de la teinture par l'eau.

PROP. THÉR. — Altérant, diaphorétique et nervin dans le rhumatisme, les spasmes, les maux de tête et l'hypocondrie.

On l'emploie comme succédané de la digitale. Il est alexitère.

D'après le Dr Knox, il diminue d'au moins moitié la durée de la première et de la seconde période de l'accouchement.

Il a un effet sédatif sur la femme en travail, calme l'irritabilité réflexe, la nausée, le prurit et l'insomnie, troubles si fréquents durant les six dernières semaines de la grossesse, et même les fait disparaître tout à fait. Il exerce une action antispasmodique sur la femme en couches. Il diminue ou fait cesser complètement les crampes névralgiques et les douleurs irrégulières de la première période. Il relâche la fibre musculaire de l'utérus et les parties molles du canal par où doit passer le fœtus. Il facilite ainsi le travail et diminue les chances de lacération. Il augmente l'énergie et le rythme des douleurs à la seconde période du travail, et, de même que l'ergot, il assure la contraction utérine, après la délivrance.

Le Dr A. Robin l'a employé sous forme de teinture avec succès contre les bourdonnements d'oreilles.

M. le Dr Hewelke, de Varsovie, a obtenu dans 7 cas de polyarthrite rhumatismale aiguë des résultats fort encourageants par l'emploi de la teinture de *Cimicifuga racemosa*, qui est d'un usage fréquent en Amérique dans le rhumatisme, l'épilepsie, la chorée de Sydenham et la dysménorrhée.

M. Hewelke faisait prendre à ses malades, toutes les deux heures, 4 gouttes de cette teinture, soit 40 à 50 gouttes dans les vingt-quatre heures.

MODE D'EMPLOI. DOSES. — Teinture à 1/4, de 15 à 60 gouttes. — Extrait fluide, de 10 à 30 gouttes. — Sirop, 0,75 centigr. d'extrait fluide dans du sirop de salsepareille, pendant 4 semaines avant l'accouchement. — Cimicifugin, de 5 à 20 centigrammes, en pilules.

Cinnamate de soude. — Voy. *Soude (cinnamate de)*.

Cinnamique (Acide). — PROP. THÉR. — Les Drs Heusser et Landerer (1) ont étudié ce médicament sur un grand nombre de tuberculeux.

Ils l'emploient par la voie hypodermique et font l'injection intramusculaire.

Ils commencent par injecter, tous les deux jours, 0gr,1 d'une solution à 5 p. 100 et relèvent à chaque injection la dose de 0gr,1, à moins que la susceptibilité du sujet n'exige une élévation moins rapide. La quantité maxima est de 1 gramme par injection; cette dose sera conservée jusqu'à la fin du traitement, qui sera, si c'est possible, continué encore pen-

(1) Landerer, *Le traitement de la tuberculose et la cicatrisation des processus*. Paris 1899.

dant un mois après la cessation de tous les phénomènes morbides.

S'il ne s'agit pas d'un cas très grave, on peut prévoir que la durée du traitement sera, en règle générale, de cinq à six mois.

Les malades resteront encore soumis à l'observation du médecin pendant un temps prolongé après l'achèvement du traitement : en cas de récidive, il sera de nouveau pratiqué pendant un laps de temps plus ou moins long.

L'injection, dans la plupart des cas, n'est pas suivie d'effets immédiats. Les malades se sentent, du reste, fatigués, des congestions à la tête ont été notées dans des cas rares et une fois on a même observé un accès de vertige. Presque tous les malades traités de la sorte deviennent irritables.

L'état général se relève en peu de temps ; en quatre semaines, le malade se sent plus solide, l'appétit s'améliore et le poids du corps augmente.

S'appuyant sur ces observations, l'auteur, d'accord avec Landerer, arrive aux conclusions que voici :

1° L'acide cinnamique présente un remède qui influence considérablement la marche de la tuberculose ;

2° Les injections d'acide cinnamique dans la profondeur des fessiers sont absolument innocives, pourvu que l'on prenne les précautions nécessaires ;

3° Les injections intra-fessières d'acide cinnamique peuvent améliorer et même guérir quelques cas de tuberculose pulmonaire.

Hétol. — Sous ce nom, on emploie le cinnamate de soude dans les mêmes conditions que l'acide cinnamique. Voy. *Soude (cinnamate de)*.

Hétocrésol. — Éther métacrésolique de l'acide cinnamique, employé aussi dans le traitement de la tuberculose.

Cinnamyleugénol. — Syn. — Éther cinnamique de l'eugénol.

Desc. — Aiguilles brillantes, très peu solubles dans l'eau, solubles dans l'alcool chaud, le chloroforme, l'éther, l'acétone, donnant une coloration rouge pourpre avec l'acide sulfurique, fusibles à 90°.

Prép. — On met en contact pendant deux heures de l'eugénol et du chlorure de cinnamyle à molécules égales, on chauffe légèrement, on reprend la masse par de l'alcool bouillant, on filtre. Le cinnamyleugénol pur dépose par refroidissement.

Prop. thér. — M. Nannoti a obtenu de bons résultats en traitant certaines affections tuberculeuses et en particulier les abcès froids par l'essence de girofles. Le traitement consistait à injecter une solution à 10 p. 100 de cette essence dans l'huile d'olive après ponction de l'abcès.

L'essence de girofles est composée en majeure partie d'eugénol. Or l'eugénol, par sa constitution, se rapproche du gaïacol, et ce dernier composé est aujourd'hui considéré comme un excellent médicament antituberculeux; on pouvait donc supposer que l'essence de girofles devait ses propriétés à l'eugénol qu'elle renferme.

Mais, en raison de certains inconvénients inhérents à l'emploi du gaïacol, on avait cherché à remplacer ce médicament par des dérivés qui, tout en possédant les mêmes propriétés médicamenteuses, ne présentaient pas les mêmes inconvénients. C'est ainsi qu'on a essayé et préconisé le cinnamyleugénol.

Citrophène $C^{12}H^{14}O^{3}$. — Substance découverte par M. J. Roos, de Francfort.

Prép. — C'est une combinaison de l'acide citrique avec la phénétidine (1 molécule d'acide citrique pour 2 molécules de phénétidine).

Desc. — Poudre blanche, ressemblant par la forme de ses cristaux et son goût à l'acide citrique. Son point de fusion est à 181°. Elle se dissout en 40 parties d'eau froide et 50 parties d'eau bouillante.

On peut donc la prescrire en solution à l'intérieur ou en injections sous-cutanées, ce qui présente un grand avantage sur la phénacétine qui ne se dissout que dans 1 400 parties d'eau, et la lactophénine qui n'est soluble que dans 340 parties d'eau. Les acides et les alcalis décomposent la citrophène en ses parties constituantes.

Prop. thér. — D'après M. Benario, son action est antithermique et analgésique; en même temps, elle est très rafraîchissante par l'acide citrique qu'elle contient.

Il administra la citrophène à doses de 50 centigrammes à 1 gramme à 7 typhiques. L'abaissement de la température de 2 ou 3 degrés s'observait après deux heures, et à une période de l'affection où la température a une tendance à s'élever, aucun phénomène secondaire n'a été observé. La citrophène administrée le soir, les malades dormaient d'un sommeil tranquille, de sorte que cette substance a aussi une action sédative.

La fièvre des tuberculeux est aussi très bien influencée par la citrophène, de même que les gastrites où elle calme la douleur et abaisse la température. Elle rend aussi de bons services dans la migraine et les névralgies, même à doses de 50 centigrammes et plus petites. On peut administrer jusqu'à 6 grammes par jour de citrophène, sans inconvénient aucun.

Mode d'emploi. Doses. — Cachets de 50 centigrammes à la dose de 1 à 2 par jour. Solution 2 p. 100, à la dose de 2 à 4 cuillerées à soupe par jour.

Condurango. — Syn. — *Gonolobus Condurango* Triana, *Condur Angu* (liane du Condor).

Desc. — Plante de la famille des Asclépiadées, originaire de l'Équateur.

Comp. — Contient du tannin, une résine et trois glucosides, *condurangines* (Vulpius, Kobert, Tanret, Bocquillon).

Part. empl. — L'écorce, qui est seule active.

Prop. thér. — Amer, aromatique, tonique, employé avec succès dans le traitement des maladies de l'estomac.

Préconisé comme spécifique du cancer et n'ayant pas donné tous les résultats qu'on en attendait, il était tombé en désuétude.

M. le Dr Buisson, à Paris, et le Dr Hoffmann, de Bâle, ont repris l'étude thérapeutique de ce corps. Le Dr Buisson préconise ses propriétés toniques, antiseptiques et hémostatiques dans les ulcères de mauvaise nature. S'il n'amène pas la guérison du cancer, il procure au moins au malade un grand soulagement, en réveillant l'appétit et en faisant cesser les hémorragies. Il fait disparaître en deux ou trois jours les hématémèses de l'ulcère rond de l'estomac et donne de bons résultats dans l'anorexie des phtisiques.

Mode d'emploi. Doses. — Décoction, 15 grammes dans 180 grammes d'eau. — Extrait fluide. — Poudre d'écorce, en topique sur les ulcères. — A l'intérieur, de 1 à 4 grammes. — Vin, 3 cuillerées à bouche par jour. — Teinture 1/5, 2 cuillerées à bouche par jour.

Contrayerva. — Syn. — *Dorstenia brasiliensis* Lamk.

Desc. — Plante de la famille des Morées, qui croît au Brésil et aux Antilles.

Part. empl. — Les racines.

Prop. thér. — Ce médicament stimule les organes digestifs dans l'atonie; de plus, il est diaphorétique et excitant. Alexitère.

Mode d'emploi. Doses. — Infusion, 4 grammes de racine pour 500 grammes d'eau. — Poudre de racine, 2 grammes par jour; de 4 à 8 grammes, comme diaphorétique.

Cosaprine $C^6H^4 < \begin{matrix} SO^3Na \text{ (en position para)} \\ AzH - CO - CH^3. \end{matrix}$

Prép. — Sulfodérivé de l'antifébrine.

Desc. — Poudre blanc grisâtre, légère et amorphe, inodore, d'une saveur légèrement salée, très facilement soluble dans l'eau; sa solution est incolore et jaune clair en solution très concentrée; sa réaction est faiblement acide.

Prop. thér. — Elle possède une action antipyrétique énergique et présente les avantages suivants sur l'antifébrine. Elle est plus soluble dans l'eau, ce qui permet de l'administrer en solution et en injections sous-cutanées. Son action se produit rapidement Elle est plus inoffensive que l'antifébrine. L'inconvénient est le peu de durée de son action, mais on peut y remédier en l'administrant à petites doses souvent répétées.

Ce médicament a été employé dans 60 cas de maladies respiratoires, articulaires et intestinales.

Il résulte des observations faites avec ce remède que, sauf de très légers inconvénients, il offre de grands avantages comme antipyrétique et antirhumatismal. Son emploi chez les enfants est très facile. On peut l'employer en injections sous-cutanées, bien qu'il détermine une légère réaction locale, pour avoir une action rapide. On sait que l'injection de salicylate ne peut être pratiquée en raison de son action toxique sur le sang. La cosaprine ne provoque pas de phénomènes accessoires fâcheux. Ni la respiration ni le cœur n'en sont péniblement influencés. Il ne se produit ni bourdonnement, ni exanthème, etc., comme cela arrive avec les antipyrétiques ordinaires. Enfin on est obligé de dépasser les doses habituelles. L'action est rapide et se manifeste entièrement deux heures après l'ingestion ; il est vrai qu'elle ne persiste que deux heures, mais on a la ressource de recourir à une nouvelle dose. L'action analgésiante est plus persistante que l'action antithermique.

Mode d'emploi. Dose. — La formule a été la suivante :

Cosaprine	2 à 3	grammes.
Eau distillée	100	—
Sirop simple	20	—

Une cuillerée à thé toutes les heures.

Coto. — Syn. — *Coto verum, Palicourea densiflora.*

Desc. — Plante de la famille des Rubiacées, qui croît en Bolivie.

Morceaux plats, de 2 à 3 décimètres de longueur et de 8 à 14 millimètres de largeur, d'un brun-rouge et d'odeur aromatique et camphrée, de saveur amère.

Comp. — Renferme de la *cotoïne*, de la *paracotoïne* et un alcaloïde volatil.

Prop. thér. — L'écorce est employée contre le rhumatisme, la goutte, les sueurs nocturnes des phtisiques, et surtout les diarrhées rebelles.

La *paracotoïne* jouit des mêmes propriétés, mais est moins énergique (Dr Huchard).

Mode d'emploi. Doses. — Poudre de racine, 25 centigrammes. — Teinture 1/10, de 10 à 60 gouttes. — Cotoïne, de 30 à 40 centigrammes, dans 120 grammes de véhicule additionné de 1 gramme de bicarbonate de soude et de 20 grammes de glycérine. — Paracotoïne, de 10 à 30 centigrammes.

Créosoforme. — PRÉP. — Le créosoforme est un produit de condensation de la créosote et de la formaldéhyde.

Pour le préparer, on mélange 100 parties de créosote, 80 parties de formaldéhyde (à 40 p. 100) et 150 parties de HCl. Le mélange s'échauffe. Au bout de quelque temps, il se forme un liquide vert qu'on lave et qui se solidifie par refroidissement.

DESC. — Le créosoforme est insoluble dans l'eau et les autres dissolvants.

PROP. THÉR. — Il est employé comme désinfectant.

Créosotal. — SYN. — Créosote carbonatée. Carbonate de créosote.

PRÉP. — Dans une solution de créosote sodée on fait passer un courant d'acide carbonique tant que la solution est alcaline. La créosote carbonatée se sépare de la solution, on la lave avec une solution alcaline, puis on chauffe modérément pour chasser l'humidité.

DESC. — Liquide visqueux à froid, fluide à chaud, neutre, de couleur ambrée, sans odeur, de saveur douce et huileuse. Densité à $+ 15° = 1,165$. Insoluble dans l'eau, la glycérine et l'alcool faible; soluble dans l'éther, le chloroforme, la benzine et l'alcool à 95°. Cent parties de créosotal contiennent 90 parties de créosote.

PROP. PHYS. — Le créosotal ne trouble pas les fonctions digestives; on peut en absorber de hautes doses sans malaise, 10, 15 et 20 grammes par jour. Il se dédouble dans l'intestin en ses composants, créosote et acide carbonique. Il en résulte une action lente et continue de ce médicament.

La créosote se retrouve dans l'urine une demiheure après l'ingestion de son carbonate.

PROP. THÉR. — La créosote, considérée comme le

médicament le plus actif contre la tuberculose, ne peut être ingérée qu'à petites doses, tellement elle est caustique. Dans le créosotal, la créosote est dissimulée dans une combinaison neutre, ce qui permet d'en donner des doses qu'on ne saurait atteindre avec la créosote. Il en résultera donc un progrès dans le traitement de la tuberculose.

Doses. — Doses de 2 à 10 grammes par jour, dans du vin, eau-de-vie ou huile de foie de morue. Donne de brillants succès dans la tuberculose pulmonaire et en général dans toutes les affections des voies respiratoires.

Crésamine. — Prép. — Mélange de tricrésol et d'éthylènediamine.

Desc. — Liquide alcalin, limpide, avec une légère odeur d'acide phénique ; exposé à l'air, il prend une légère coloration jaune sans changement de composition. L'adjonction de bases organiques augmente notablement son pouvoir dissolvant.

Prop. thér. — L'avantage que présente la crésamine sur le tricrésol, c'est que si on la mélange à des liquides ou à des substances qui contiennent de l'albumine, elle donne un précipité beaucoup plus faible que donne, dans les mêmes conditions, le tricrésol, et qu'elle n'attaque pas les instruments métalliques, même après vingt-quatre heures de contact.

Comme cela résulte des recherches d'Eckstein, la crésamine pourrait, par ses propriétés bactéricides, être mise à côté du sublimé ; elle serait supérieure à tous les autres antiseptiques, parce qu'elle exerce une action antiphlogistique manifeste et qu'on pourrait l'utiliser dans le traitement des eczémas et des inflammations de la peau.

Elle pourrait servir dans les ulcérations de la jambe

et peut-être aussi dans la plupart des cas restés rebelles à l'action des préparations salicylées.

Mode d'emploi. Doses. — Elle se prescrit en solution à 1/4000 à appliquer sur la partie lésée au moyen de compresses humides ou sous forme de pommade.

Crésamine à 10 p. 100.........	10 à 15 grammes.
Lanoline......................	100 —

L'onguent est indiqué dans les cas où l'on veut exercer une action désinfectante dans la profondeur du tissu.

Crurine. — Syn. — Rhodanate de quinoléine et de bismuth.

Prép. — L'acide rhodanique ou acide dehydracétylthiosulfocarbonique est obtenu en faisant agir l'acide monochloracétique en solution aqueuse sur un excès de sulfocyanate d'ammoniaque. Cet acide combiné à la quinoléine et à l'oxyde de bismuth forme la crurine.

Prop. thér. — Les Drs Karl Steiner et Max Joseph ont employé ce produit avec succès dans le traitement des ulcères des jambes. Si l'ulcère sécrète abondamment, on appliquera d'abord pendant quelques jours des cataplasmes avec de l'acétate d'alumine, puis on saupoudrera avec de la crurine; si l'ulcère est sec, on emploiera de suite la crurine. On fait les applications de crurine tous les deux ou trois jours.

Cuivre (Phosphate de). — Prop. thér. — Luton considère que la guérison de la tuberculose peut être obtenue au moyen de phosphate de cuivre à l'état naissant et solubilisable dans un milieu alcalin. Dans cette combinaison, le cuivre jouerait un rôle spécifique et le phosphore celui d'un agent dynamisant, et il ajoute que l'indication d'un tonique spécial s'impose à la suite de la médication spécifique pour confirmer la guérison et prévenir les rechutes.

MODE D'EMPLOI. DOSES. — Pilules d'acéto-phosphate de cuivre :

Acétate neutre de cuivre...............	1 centigramme.
Phosphate de soude cristallisé.........	5 centigrammes.
Poudre de réglisse et de glycérine.....	q. s. pour 1 pilule.

M. Liégeois les recommande dans la chlorose.

Potion à l'acéto-phosphate de cuivre :

Acétate neutre de cuivre............	5 centigrammes.
Phosphate de soude cristallisé......	59 —
Potion gommeuse....................	125 grammes.

par cuillerée à bouche ; nombre à déterminer.

Mixture de phosphate de cuivre, pour injections hypodermiques :

Phosphate de cuivre récemment précipité.	1 centigramme.
Glycérine pure et eau distillée...........	5 grammes.

Mêler au moment de l'emploi. Luton recommande une dose initiale de 1 décigramme de sel cuprique.

Curare. — SYN. — *Strychnos toxifera* Schomb., *Strychnos triplinervia*, *Strychnos Castelneana*.

DESC. — Arbre de la famille des Solanacées-Loganiées, qui croît dans l'Amérique du Sud.

PRÉP. — Le curare est l'extrait préparé avec les feuilles. Le principe actif est la *curarine* $C^{10}H^{15}Az$, alcaloïde sans oxygène, dont l'action est 20 fois plus forte que celle du curare.

PROP. THÉR. — Employé dans le traitement du tétanos, de l'épilepsie, de la chorée et de la rage.

DOSE. — 5 centigrammes pour 1 gramme d'eau, en injections hypodermiques.

Damiana. — SYN. — *Turnera aphrodisiaca*, *Turnera ulmifolia* L., *Turnera opifera*.

Desc. — Plante de la famille des Turnéracées, qui croît au Brésil, à la Jamaïque, au Mexique et en Californie.

Prop. thér. — Employée comme aphrodisiaque et diurétique; à la Jamaïque, elle passe pour tonique et expectorante, et au Brésil, pour astringente.

La *Damiana* est un tonique général et non un aphrodisiaque proprement dit et son action est durable.

L'infusion est employée contre la dyspepsie, l'indigestion, les paralysies, les affections de la moelle épinière, des reins et de la vessie, l'albuminurie néphrétique, le diabète.

C'est un tonique nerveux dans l'amaurose, et un tonique du système génito-urinaire.

Stimulant, anticatarrhal, indiqué dans les convalescences lentes.

Mode d'emploi. Doses. — Comme tonique, en décoction, à la dose de 30 grammes par litre. — En infusion (10 p. 1000), à la dose de 60 à 125 grammes chaque fois. — Teinture à 1/5, de 3 à 10 grammes. — Extrait fluide, de 2 à 4 grammes, 3 fois par jour. — Extrait mou, de 15 à 40 centigrammes.

Diiodoforme. — Syn. — Éthylène périodé. C^2I^4.

Prép. — Le diiodoforme se prépare en traitant l'acétylène périodé C^2I^2 par l'iode en excès; il prend naissance également dans l'action de la potasse aqueuse et de l'iode sur le carbure de baryum, en suspension dans la benzine ou le chloroforme (Maquenne et Taine).

Desc. — Complètement insoluble dans l'eau et fort peu soluble dans l'alcool ou l'éther; ses meilleurs dissolvants sont : le chloroforme, le sulfure de carbone, la benzine, et surtout le toluène chaud, d'où il cristallise en belles aiguilles prismatiques jaunes, absolument différentes des lamelles hexagonales que fournit l'iodoforme.

A l'état pur, il fond nettement à 192 degrés et émet alors des vapeurs assez abondantes; par une chauffe brusque, il se dédouble en ses éléments : carbone qui se dépose et iode qui se sublime.

PROP. ANTIS. — Le diiodoforme est un nouvel antiseptique à base d'iode, qui paraît destiné à servir de succédané à l'iodoforme dans un grand nombre de ses applications médicales, et dont l'intérêt réside surtout dans l'absence à peu près complète d'odeur.

Il résulte de là que, parmi tous les antiseptiques connus, le diiodoforme est celui qui renferme la plus grande quantité d'iode, après l'iodoforme ordinaire; c'est évidemment à cette richesse tout exceptionnelle qu'il doit son efficacité en thérapeutique.

PROP. THÉRAP. — Le diiodoforme peut être employé au même titre que l'iodoforme dans le traitement des chancres simples (Hallopeau et Bodier); comme l'iodoforme, il en amène généralement la guérison au bout de dix-huit à vingt jours. Il est généralement bien supporté et ne détermine ni douleur ni irritation locale. Il a sur l'iodoforme le grand avantage de ne dégager aucune odeur, à la condition d'être conservé dans des flacons bien bouchés, à l'abri de la lumière. Son action peut échouer, comme celle de l'iodoforme, quand il s'agit d'un chancre phagédénique. Les applications doivent être renouvelées plusieurs fois par jour; il est utile de maintenir sur les parties ulcérées du coton hydrophile imprégné du produit. Il a donné de bons résultats dans un cas d'abcès lymphangitique de la verge; on est donc en droit de l'essayer dans des suppurations et, d'une manière générale, dans le traitement des plaies justiciables du traitement iodoformé.

M. le Dr E. Regnauld l'a employé avec succès en

saupoudrant les plaies avec le diiodoforme. D'après ses observations, ce corps est très antiseptique, il ne provoque aucune douleur, n'irrite pas les tissus et ne donne pas lieu à la formation de croûtes pouvant retarder la réunion par première intention.

M. Mayet recommande une pommade à base de diiodoforme, pour le traitement des plaies, furoncles, anthrax et brûlures; cette pommade exerce une excellente action antiseptique et anesthésique.

Elle est indiquée comme remède anesthésique local dans les hystéralgies, surtout d'ordre purement nerveux, ou bien dans celles qui sont produites par l'antéversion et la rétroversion utérine, de plus dans la métrite du col.

Diiodoforme	2,5
Chlorhydrate de cocaïne	0,5
Huile d'olive	2,0
Vaseline stérilisée	50,0

M. p. une pommade. — Usage externe.

Dionine. — Syn. — Éthylmorphine.

Prép. — La dionine est un dérivé de la morphine; d'après sa formule, $C^{19}H^{23}AzO^{3}HCl,H^{2}O$, elle serait un chlorhydrate d'éthylmorphine.

Desc. — Poudre blanche cristalline, à saveur légèrement amère, facilement soluble dans l'eau et l'alcool, fondant à 123-125°.

Prop. thér. — Le Dr Korte (de Dantzig) a employé ce nouveau médicament pour calmer la toux des phtisiques : il a observé qu'il détermine des effets calmants plus énergiques et plus durables que ceux de la codéine, qui est de la méthylmorphine.

La dionine est un sédatif et un analgésique dans la phtisie, les maladies des bronches, l'asthme, la pneumonie. Elle procure un sommeil tranquille, exempt de sueurs; les douleurs thoraciques cessent, la respiration est plus facile, l'excitation pénible de la toux s'arrête. Dans beaucoup de cas de bronchite chronique, dans la dilatation bronchique, l'emphysème, l'asthme, la dionine est supérieure à la codéine et à la morphine, car elle ne détermine pas de phénomènes secondaires désagréables, comme des nausées, des vomissements, de la constipation ou de l'anurie.

Elle pourra être employée avantageusement dans le traitement des morphinomanes, car, substituée à la morphine, elle fait rapidement disparaître les symptômes pénibles de l'abstention, elle fortifie le système nerveux et exerce une heureuse influence sur le moral.

Mode d'emploi. Doses. — La dionine s'administre à la dose journalière de 15 milligr. à 3 centigr. sous forme de sirop, de solution ou de pilules.

Pilules de dionine.

Dionine	30 centigr.
Suc de réglisse	Q. S.
Poudre de réglisse	Q. S.

Pour 30 pilules, à prendre 2 à 3 pilules le soir en se couchant.

Sirop, $0^{gr},50$ centigr. dans 1000 grammes de sirop simple.

Solution, $0^{gr},40$ centigr. pour 20 grammes d'eau distillée.

Injection sous-cutanée de $0^{gr},05$ à $0^{gr},08$ centigr. de dionine pour 1 centimètre cube d'eau distillée.

Diurétine. — Syn. — Salicylate de théobromine et de soude.

Desc. — Poudre blanche, soluble dans l'eau.

Prop. thér. — Il a, de même que la caféine, une action diurétique, mais il a sur la caféine de nombreux avantages, que vantent von Schrœder (de Strasbourg) et Gram (de Copenhague) : 1° la théobromine produit des effets diurétiques par son action directe sur les reins, comme le Dr von Schrœder l'a constaté par rapport à la caféine et la théobromine; 2° la théobromine se distingue de la caféine parce qu'elle n'exerce pas une action stimulante centrale, c'est-à-dire qu'à l'encontre de la caféine elle ne cause pas d'insomnie, d'agitation, etc., qui sont nuisibles à l'action sur les reins et qui sont la cause de l'action incertaine de la caféine; 3° la théobromine est, pour ainsi dire, une espèce de caféine, à laquelle manque l'action stimulante centrale, alors qu'elle produit en plein l'action sur les reins; la théobromine a provoqué de bonnes diurèses, même dans les cas où la digitale et le strophantus étaient sans effet; 4° il ne convient pas d'employer la théobromine non combinée. Comme elle ne se dissout que dans environ 1600 parties d'eau, à une température moyenne, son absorption est trop difficile et provoque facilement des vomissements.

Doses. — Environ 6 grammes par jour, à prendre par fractions de 1 gramme.

Doundaké. — Syn. — *Sarcocephalus esculentus* Afz.

Desc. — Plante de la famille des Rubiacées, qui croît au Sénégal.

Comp. — Contient une résine et un alcaloïde, la *doundakine* $C^{28}H^{19}AzO^{18}$ (Schlagdenhaufen).

Prop. phys. — MM. Bochefontaine, Féris et Marcus ont fait connaître l'action physiologique de cette écorce et de son alcaloïde.

Prop. thér. — Astringent, tonique et fébrifuge, capable de remplacer le quinquina et son alcaloïde, le sulfate de quinine. Recommandé dans l'anorexie, les troubles gastro-intestinaux, l'anémie, les cachexies, la scrofule, la paralysie et les maladies nerveuses.

Modes d'emploi. Doses. — Vin (30 grammes d'écorce pulv. pour 1 litre de vin). — Extrait hydro-alcoolique, de 15 à 20 centigrammes. — Poudre d'écorce, de 2 à 4 grammes. — Extrait aqueux, de 20 à 50 centigrammes. — Doundakine, de 20 à 25 centigrammes.

Dymal. — Syn. — Salicylate de didyme.

Prép. — C'est le salicylate de didyme, qu'on obtient à un prix de revient très faible, étant donné qu'on utilise, pour le préparer, les résidus de la fabrication des becs Auer.

Desc. — Poudre fine, blanche, inodore.

Prop. thér. — D'après Kopp, le dymal constitue un excellent topique siccatif et antiseptique; on l'emploie en nature ou sous forme de pommade à 10 p. 100, en cas de brûlures, d'ulcères des jambes, d'hyperhydrose et d'intertrigo, gangrène, ichtyose.

Le docteur Overlach l'a employé avec succès dans la forme palpulo-vésiculeuse de l'eczéma aigu, dans le psoriasis, dans l'impétigo contagieux, tandis qu'il ne produisait aucun effet dans l'érysipèle.

Mode d'emploi. — Dose. — Pommade lanolinée à 10 p. 100 de dymal; ou encore le dymal est incorporé à du sparadrap caoutchouté et appliqué en emplâtre sur la peau.

Echinacea angustifolia. D. C. — Desc. — Plante de la famille des Composées, qui croît dans l'Amérique du Nord.

Part. empl. — La racine.

Prop. thér. — La racine fraîche de cette plante jouit d'une haute faveur auprès des Indiens comme alexitère contre la morsure des serpents.

Le Dr Stenson trouve dans cette plante une action sialagogue, un antiseptique doux et inoffensif et surtout un aphrodisiaque. On l'emploie contre la malaria, le typhus, les maladies d'estomac à l'intérieur. Le Dr Stenson l'emploie comme aphrodisiaque.

Mode d'emploi. Doses. — On fait des badigeonnages à la muqueuse du pénis avec une solution aqueuse d'extrait fluide à un tiers à la dose de 20 à 60 gouttes de cette solution. En outre on prend à l'intérieur de l'extrait fluide ou de la teinture à la dose de 0gr,30 à 3gr par jour. (Voir *Echtol.*)

Echtol. — Prép. — Médicament américain fait avec un mélange d'extrait fluide de *Thuya* et de l'*Echinacea angustifolia* ; ce mélange porte le nom d'echtol.

Prop. thér. — L'echtol sera le plus puissant des antipurulents et des antisuppuratifs. D'après le Dr Meyer, ce corps a une action puissante dans les toxémies. Les Drs Parker, Webster, Snydser et Russe ont montré qu'il rend les plus grands services dans les maladies infectieuses, dans les plaies septiques, dans les morsures des serpents, dans les catarrhes muqueux chroniques. Le Dr Leaning l'a employé avec succès dans les maladies cancéreuses ; il tarit la suppuration et accélère la guérison.

Mode d'emploi. Doses. — Ce médicament a été employé dans les hôpitaux américains et on ne connait pas encore le mode d'emploi ni la dose.

Éosolate de quinine. — Desc. — Sel de quinine neutre de la trisulfoacétylcréosote ou acide acétylcréosototrisulfonique.

Prop. thér. — Ce sel s'est montré entre les mains de A. G. Cipriani un agent efficace à opposer à la malaria. La formule suivante a donné des résultats satisfaisants, particulièrement dans la malaria chronique ou récente, ainsi que dans la cachexie et l'anémie dépendant de la malaria :

Rp. : Éosolate de quinine.......... Fer réduit..................	ãã 0,5
Sulfate de strychnine.......... Acide arsénieux..............	ãã 0,1

Extrait de gentiane, q. s. pour faire pilules n° 50.

Mode d'emploi. — Doses. — Doses pour adultes : trois fois par jour, 2 pilules ; pour personnes jeunes, trois fois par jour, 1 pilule pendant les repas. Aux enfants, on administrera par jour, 1 ou 2 pilules, en tenant compte de l'âge et des circonstances particulières.

Éosote. — Syn. — Valérianate de créosote.

Desc. — Substance liquide et inodore. Cette absence d'odeur permet d'employer le médicament chez les malades auxquels répugne la créosote ordinaire.

Prop. thér. — M. le Dr E. Grawitz l'a expérimentée dans le service de M. le Dr Gerhard (de Berlin), chez des phtisiques et des sujets atteints de diverses affections gastro-intestinales.

Mode d'emploi. Doses. — En capsules de $0^{gr},20$, à la dose de 3 à 9 capsules par jour. Cette médication a été bien supportée.

Ephedra nevadensis, King. — Syn. — Cay note. Canutillo. Whorehouse tea. Tapopote.

Desc. — Plante de la famille des Gnétacées, qui croît aux États-Unis, surtout dans les États de Californie et de Nevada.

Prop. thér. — L'ephedra nevadensis jouit auprès des colons du Texas d'une grande réputation comme dépuratif du sang et comme tonique général.

Le Dr Cecil Legare l'emploie avec succès contre la blennorragie.

MODE D'EMPLOI. — DOSES. — Infusion de 30 grammes de plante concassée dans un litre d'eau, à prendre trois ou quatre fois dans la journée.

Extrait fluide américain à la dose de 3 grammes par jour, deux à trois fois par jour.

Épicarine. — PRÉP. — Produit de condensation du β-naphtol et de l'acide créosotique.

DESC. — C'est un acide facilement soluble et qui forme des sels neutres. Il se présente sous forme d'une poudre jaune rougeâtre soluble dans l'alcool, l'éther et la vaseline.

PROP. THÉR. — D'après le Dr Kaposi, l'épicarine exerce sur les tissus épidermiques une légère mortification, mais ne possède qu'un faible pouvoir irritant. On peut l'employer dans certaines affections cutanées, eczéma, gale, dermato-mycoses, etc... On en prépare des pâtes, des liniments, des savons contenant 10 p. 100 de matière active. Le remède a, paraît-il, donné à plusieurs reprises des résultats. Son action moins violente que celle du β-naphtol permet de la prescrire chez les enfants.

MODE D'EMPLOI.

Pâte....	Épicarine..............	ãã	15,0
	Talc de Venise.........		
	Amidon.................		
	Vaseline...............		45,0
Savon...	Épicarine..............		10,0
	Onguent simple.........		100,0
	Épicarine..............		15,0
	Savon vert.............		200,0
	Oxyde de zinc..........		10,0

pour frictions dans l'herpès tonsurans.

Erodium cicutarium Pohl. — Desc. — Plante de la famille des Géraniacées, qui croît en Russie.

Prop. thér. — M. le Dr L.-V. Komorovitch a trouvé que l'*Erodium cicutarium*, plante à laquelle, en Russie, on attribue la propriété d'arrêter les hémorragies utérines, est en effet un excellent moyen pour combattre les métrorragies et les ménorragies, surtout celles qui sont dues à de l'endométrite.

Mode d'emploi. Doses. — M. Komorovitch prescrit une infusion préparée avec 15 grammes de la plante pour 180 grammes d'eau, et qu'on additionne de quelques gouttes d'essence de menthe. Les malades prennent une cuillerée à bouche de cette préparation toutes les heures.

Erythrina Corallodendron L. — Syn. — Colorin.

Desc. — Plante de la famille des Légumineuses, qui croît au Mexique, aux Antilles et au Brésil.

Comp. — M. Francisco Rio de la Loza a extrait un alcaloïde, l'*érythrocoralloïdine*.

Prop. phys. — Les injections hypodermiques d'extrait (2 grammes), dissous dans l'eau, produisent chez l'animal des phénomènes d'engourdissement, de faiblesse, qui se terminent par la mort au bout de sept à huit heures, si l'animal est jeune et peu robuste.

Prop. thér. — Au Mexique, cette plante est d'un usage usuel comme hypnotique et sédatif du système nerveux.

En France, le Dr Rey, avec 50 centigrammes d'extrait, obtient, dans la folie avec agitation et insomnie, quelques heures de sommeil; en donnant cette dose 2 ou 3 fois la nuit, de 2 en 2 heures, on obtient un sommeil calme.

De nouvelles observations établies au Mexique, il résulte que cette plante réussit très bien contre l'épilepsie et la chorée, qu'elle est un antidote précieux du tétanos et de l'empoisonnement par la strychnine.

Elle a été étudiée expérimentalement par M. Bochefontaine, et cliniquement par M. le Dr Rey, médecin de l'asile de Ville-Évrard, et par M. Rio de la Loza.

C'est aussi un purgatif énergique et en même temps un diurétique.

Mode d'emploi. Doses.

Extrait alcoolique de colorin.........	1 gramme.
Eau distillée chaude................	10 grammes.

Mêler et faire des injections de 1 c.c. On peut faire jusqu'à 6 injections en 24 heures.

Érythrol. — Prép. — Iodure double de bismuth et de cinchonidine.

Desc. — Poudre jaune rougeâtre, insoluble dans les dissolvants ordinaires.

Prop. thér. — M. le Dr Albert Robin préconise l'érythrol dans le traitement de certaines formes de dyspepsies acides assez rares dans lesquelles se produit une fermentation butyrique.

Mode d'emploi. Doses. — Le Dr A. Robin prescrit à la fin de chaque repas un cachet contenant de 1 à 5 centigrammes d'érythrol et de 10 à 20 centigrammes de magnésie hydratée.

Erythrophlœum guineense Don. — Syn. — Sassy, Casca, Mancone, Teli.

Desc. — Arbre de la famille des Légumineuses Cæsalpiniées, qui croît en Guinée et au Congo.

Part. empl. — L'écorce.

Comp. — Contient de l'*érythrophléine*, alcaloïde qui a été isolé par MM. Hardy et N. Gallois.

Prop. phys. — L'écorce a une action spéciale sur le cœur, qui s'arrête en systole, et sur les muqueuses de l'estomac et de l'intestin, qui sont profondément altérées.

Prop. thér. — Le Dr Dujardin-Beaumetz reconnaît qu'elle a les mêmes propriétés que la digitale, tonique du cœur et diurétique.

Le Dr Lewin l'emploie avec succès en collyre, et comme anesthésique pour les yeux.

L'alcaloïde est un fortifiant et un calmant du cœur; ses propriétés sont identiques à celles de la digitaline et de la picrotoxine.

Doses. — Teinture à 1/10, de 5 à 10 gouttes, trois fois par jour. — Granules à 1/10 de milligramme, de 1 à 2 par jour.

Eucaïne $C^{19}H^{27}AzO^4,HCl,H^2O$. — Syn. — Éther méthylique de l'acide méthylbenzotétraméthyl-γ-oxypipéridine-carbonique.

Prép. — Alcaloïde artificiel préparé avec l'ecgonine et l'acide oxypipéridine carbonique. L'eucaïne possède la propriété de ne pas être décomposée à l'ébullition comme la cocaïne.

Desc. — Substance blanche cristalline très soluble dans l'eau, l'alcool, l'éther, le chloroforme et la benzine. Fond à 104-105°.

Prop. phys. — Le Dr Vinci a expérimenté l'eucaïne et a trouvé que son action anesthésique était plus durable que celle de la cocaïne et possède l'immense avantage de ne pas être toxique.

L'eucaïne ralentit le pouls, tandis que la cocaïne l'augmente.

Enfin la cocaïne donne de la mydriase et des troubles d'accommodation qu'on n'éprouve pas avec l'eucaïne.

Prop. thér. — Le Dr Vinci, le professeur Schwergger, le Dr L. Wolff, le Dr Silex en Allemagne, les Drs Oliver, Belt, le Dr Craig, le Dr Giroux, le Dr Hal.

Forster, le Dr L. Fuller en Amérique, le Dr von Deneffe en Belgique et les Drs E. Berger et Legueu en France ont conclu que l'eucaïne est un anesthésique de grande valeur.

L'association avec la cocaïne semble devoir constituer une formule type qui permet de profiter des avantages particuliers que possède chacune de ces substances en en supprimant les inconvénients.

L'eucaïne offre encore cet avantage que ses solutions ne sont pas altérées par la stérilisation.

MODE D'EMPLOI. DOSES. — Solution de chlorhydrate à 2 p. 100 en injections hypodermiques de 1 cent. cube. — Formule de solution :

Chlorhydrate de cocaïne........	āā	20 centigrammes.
Chlorhydrate d'eucaïne.........		
Eau distillée bouillie................		20 grammes.

Eudermol. — SYN. — Salicylate de nicotine.

DESC. — Substance cristallisée incolore, facilement soluble dans l'eau et dans la plupart des liquides organiques.

PROP. THÉR. — Employé en pommade à 1 p. 1000, ce médicament guérirait rapidement la gale, comme M. le professeur M. Wolters, privat-docent de dermatologie et de syphiligraphie à la Faculté de médecine de Bonn, a pu le constater chez 67 sujets traités pour cette affection parasitaire à la clinique dermatologique de ladite Faculté. Presque tous ces patients furent guéris après avoir subi de deux à quatre frictions, la première étant toujours précédée d'un grand bain savonneux. Dans 3 cas seulement, il a fallu pratiquer six frictions avec le salicylate de nicotine.

La pommade à l'eudermol à 1 p. 1000 a toujours été bien supportée, même par des enfants âgés de cinq ans, ce qui la distingue avantageusement du savon à la nicotine préconisé par M. le Dr Tänzer pour le traitement de la gale et qui, à cause de sa teneur considérable en nicotine, est susceptible de donner lieu à des phénomènes d'intoxication.

M. Wolters a trouvé que le salicylate de nicotine présente sur les autres substances employées dans le traitement de la gale, telles que la naphtaline, le naphtol, le baume du Pérou, etc., l'avantage de ne pas irriter la peau, de ne jamais provoquer d'albuminurie et, enfin, d'être inodore et nullement salissant.

Eupyrine $C^{19}H^{21}AzO^{5}$. — Syn. — Vanilline-éthylcarbonate de phénétidine.

Desc. — Cristaux en aiguilles à légère odeur de vanille. Peu soluble dans l'eau, facilement soluble dans l'alcool, l'éther et le chloroforme. Il n'a aucune saveur.

Prop. thér. — Les propriétés thérapeutiques sont voisines de la phénacétine; c'est, comme cette dernière, un antipyrétique ayant l'avantage de posséder une action stimulante sur le cœur, tandis que les autres antipyrétiques ont tendance à amener l'affaiblissement du cœur et le collapsus.

Le Dr Overlach de Greiz l'a employé avec succès depuis quelque temps, et il a obtenu des chutes thermiques sans frissons, sans collapsus et la température était redevenue normale au bout de trois heures. Le Dr Overlach l'a même employé à la dose de 15 et 20 grammes sans danger.

D'après les Drs A. Celli et Gualdi, dans les essais qu'ils firent en Italie dans les pays infestés de malaria, l'eupyrine non seulement aurait un effet efficace après atteinte de malaria, mais ce produit serait un préventif qui immuniserait sans malaise ceux qui en feraient usage.

Mode d'emploi. — Doses. — On l'administre en cachets de 0gr,25 à la dose de 1 à 4 par jour.

Euquinine. $CO < \begin{matrix} OC^2H^5 \\ OC^{20}H^{26}Az^2O. \end{matrix}$

Syn. — Éthylcarbonate de quinine.

Prép. — On l'obtient en faisant agir sur la quinine du chlorocarbonate d'éthyle.

Desc. — Cristaux blancs insipides, peu solubles dans l'eau, mais facilement solubles dans l'alcool, l'éther et le chloroforme. Elle est de réaction basique et forme avec les acides des sels cristallisables.

Prop. thér. — D'après M. le professeur C. von Noorden, ce produit se distinguerait de la quinine sous deux rapports importants : d'une part, il serait presque complètement insipide, ce qui le rend précieux pour la pratique infantile; d'autre part, il n'occasionnerait pas les troubles dyspeptiques si souvent dus à la quinine et produirait moins de tintements d'oreille que les composés quiniques.

M. von Noorden a trouvé que dans le traitement de la coqueluche, de la fièvre hectique des tuberculeux, de la fièvre d'origine septique, de la pneumonie, de la dothiénentérie à la période des grandes oscillations thermiques et enfin des névralgies, 1 gramme de quinine pouvait être considéré comme l'équivalent de $1^{gr},50$ à 2 grammes d'euquinine. Il s'emploie aux mêmes usages et aux mêmes doses que le sulfate de quinine.

On peut se servir aussi de tannate d'euquinine, sel également insipide. Par contre, le chlorhydrate d'euquinine a mauvais goût et ne présente par conséquent aucun avantage sur les divers sels de quinine.

Mode d'emploi. Doses. — On administre l'euquinine aux adultes en cachets de 0,10 à 1 gramme et aux enfants dans du lait, de la soupe ou du cacao.

Europhène. — Syn. — Iodure d'isobutylorthocrésil. Crésoliodide.

Desc. — Poudre jaune à odeur safranée légère. Formule : $C^{44}H^{29}IoO^{4}$.

Prép. — On l'obtient en faisant agir l'iode sur l'isobutylorthocrésol, en solution alcaline. L'isobutylorthocrésol est obtenu en faisant agir l'alcool isobutylique sur l'orthocrésylol à une température élevée en présence du chlorure de zinc.

Prop. phys. — Insoluble dans l'eau et la glycérine; assez soluble dans l'alcool; très soluble dans l'éther, le chloroforme, le collodion et les huiles fixes. Très stable à l'air sec, l'europhène, au contact de l'humidité à la température ordinaire, libère, comme l'iodoforme, de petites quantités d'iode à l'état continu. Ce dégagement d'iode est beaucoup plus intense en présence d'un alcali. Il n'est pas toxique, on a pu en donner 3 grammes à des chiens sans inconvénient ; il passe dans l'urine.

Prop. thér. — Remplace l'iodoforme. Employé avec succès pour le pansement des chancres mous ou indurés, des plaies scrofuleuses, ulcères variqueux, dermatoses humides, en poudre ou sous forme de pommade à 5 p. 100. Siebel et Lichoff l'ont administré aussi en injections hypodermiques à des syphilitiques atteints d'accidents secondaires; à cet effet, ils font usage d'une solution huileuse contenant :

Europhène	1 gr.
Huile d'olive	100 gr.

et ils injectent chaque jour un demi ou 1 centimètre cube de solution.

Eichoff a encore appliqué l'europhène au traitement de l'ulcère variqueux, du lupus ulcéré ; ce médicament s'est montré sans efficacité contre l'eczéma, le psoriasis, le favus, etc.

En général, comme l'iodoforme et l'aristol, l'europhène ne paraît avoir d'action manifestement curative que dans les cas où il est appliqué sur des surfaces humides et sécrétantes.

Mode d'emploi. Doses. — 1° Poudre d'europhène pur (pour saupoudrer).

2° Europhène	10 gr.
Acide borique porphyrisé	10 à 20 gr.
Pour saupoudrer.	

3° Huiles. Pommades :

Europhène	2 à 5 gr.
Huile d'olive	10 gr.
Vaseline	ãa 45 gr.
Lanoline	

(Siebel, Nolda.)

Europhène	5 à 15 gr.
Faire dissoudre dans huile d'olive au bain-marie à 60° C.	20 gr.
Vaseline ou lanoline, q. s. p. f	100 gr.

(De Molènes.)

Europhène	5 gr.
Huile d'olive	95 gr.
(Au bain-marie à 60° C.)	

(Goldschmidt [Madère].)

4° Collodion. Traumaticine :

Europhène	10 gr.
Huile de ricin	10 gr.
Collodion, q. s. p. f	100 gr.

(De Molènes.)

Exalgine $C^9H^{11}AzO$. — Syn. — Méthylacétaniline.

Desc. — Aiguilles ou larges tablettes blanches, suivant qu'elle a été obtenue par cristallisation ou qu'elle s'est prise en masse après distillation; peu soluble dans l'eau froide, plus soluble dans l'eau chaude, très soluble dans l'eau légèrement alcoolisée. Elle fond à 101° (Beilstein).

Prop. phys. — Les effets physiologiques et toxiques de l'exalgine ressemblent à ceux de l'antipyrine, mais cependant l'exalgine paraît agir plus nettement sur la sensibilité et d'une façon moins active sur les centres thermogènes (Drs Dujardin-Beaumetz et Bardet).

Prop. thér. — On obtient des effets analgésiques, à la dose de 10 à 25 centigrammes qu'on peut renouveler de façon à ne pas dépasser 75 à 80 centigrammes dans les vingt-quatre heures. Cette action analgésique est très marquée et paraît supérieure à celle de l'antipyrine, et cela dans toutes les formes de névralgies, y compris les névralgies viscérales. Jusqu'à présent, on n'a pas eu à constater, dans son emploi, l'irritation gastro-intestinale, le rash et la cyanose notés dans l'usage de l'antipyrine ou de l'acétanilide, mais une seule fois un léger érythème.

L'exalgine s'élimine par les urines, modifie la sécrétion urinaire et agit comme les antithermiques du même groupe, dans la polyurie diabétique, en diminuant la quantité de sucre et la quantité journalière des urines.

En résumé, l'exalgine est un puissant analgésique, qui paraît supérieur, à ce point de vue particulier, à l'antipyrine ; elle est en outre beaucoup plus active puisqu'elle agit à doses moitié moindres. Si l'on compare ce produit aux autres antithermiques analgésiques tirés de la série aromatique, on constate que, comme ces derniers, l'exalgine est à la fois antiseptique, analgésique, mais que cette dernière propriété paraît dominer dans ses effets thérapeutiques. (Dr Bardet.)

Mode d'emploi. Doses. — Potion d'après le Dr Bardet :

Exalgine..........................	2gr,50
Acoolat de menthe.....................	15 grammes.

Dissoudre et ajouter :

Sirop	30 grammes.
Eau	105 —

Chaque cuillerée renferme 25 centigrammes de médicament; on donne de 1 à 3 cuillerées dans les vingt-quatre heures.

Sous forme alcoolisée :

Exalgine	4 grammes.
Rhum	40 —
Eau distillée	110 —

Cachets médicamenteux à la dose de 25 centigrammes répétée deux ou trois fois dans les vingt-quatre heures.

Extraits fluides américains. — Syn. — Fluid-extract.

Mode de prép. — Plusieurs confrères nous ayant demandé le mode de préparation des extraits fluides des plantes récemment introduits dans la thérapeutique, nous croyons utile de le consigner ici :

Plante médicamenteuse	100 grammes.
Glycérine pure à 30°	20 —
Alcool à 60°	Q. S.

Concasser finement la plante et l'humecter avec la glycérine étendue de son poids d'alcool à 60°.

La tasser ensuite aussi fortement que possible dans une allonge à déplacement et abandonner le produit à lui-même pendant 12 heures. Verser alors lentement à la surface 40 grammes d'alcool à 60° et prolonger le contact pendant 12 nouvelles heures.

Au bout de ce temps, laisser l'écoulement se faire lentement et continuer à lixivier avec l'alcool à 60° jusqu'à ce qu'on ait obtenu 80 grammes de colature qui sera mise en réserve.

A ce moment, changer de récipient et continuer la lixiviation avec de nouvel alcool à 60° jusqu'à épuisement.

Cette dernière colature est distillée ou évaporée au bain-marie jusqu'à consistance d'extrait mou. Redissoudre ce dernier dans Q. S. d'alcool à 60° pour avoir un poids total de 20 grammes et mélanger cette solution avec les 80 grammes de la première colature mise en réserve.

Laisser reposer pendant quelques jours, puis filtrer au papier.

Les extraits fluides ainsi obtenus représentent exactement poids pour poids la plante employée.

Extraits d'organes. — On désigne souvent sous ce nom diverses lymphes : ils sont connus sous les noms spéciaux de *Cancroïne*, *Cardine*, *Liquide capsulaire*, *Liquide cérébral*, *Liquide pancréatique*, *Liquide testiculaire*, *Liquide thyroïdien*, *Nucléine*, *Sérothérapie*, *Sérum artificiel*, *Suc pulmonaire* (1).

Fabiana imbricata Rz. et P. — Syn. — Pichi ou Pitché du Chili.

Desc. — Arbuste de la famille des Solanacées, tribu des Nicotianées, qui pousse abondamment sur les frontières du Chili et de l'Araucanie.

Comp. — M. Limousin a étudié le bois et l'écorce; il y a constaté l'existence d'une assez forte proportion d'une substance résineuse, de deux glucosides, pas d'alcaloïde.

Prop. thér. — La décoction du bois prise en boisson est considérée dans l'Amérique du Sud comme très efficace contre les affections déterminant la sécrétion d'urines purulentes. Elle aurait la propriété de désagréger les calculs urinaires et de favoriser leur

(1) Voy. H. Gillet, *Formulaire des médications nouvelles*. Paris, 1896.

expulsion. On l'emploie contre les catarrhes de l'appareil urinaire. M. le Dr Le Menant des Chesnais a mis en évidence ses propriétés antiseptiques et sédatives dans le catarrhe aigu et chronique de la vessie.

On l'emploie encore dans la dyspepsie, l'hydropisie. C'est aussi un stimulant du foie, employé contre la jaunisse et toutes les affections causées par une sécrétion insuffisante de la bile.

Mode d'emploi. Doses. — Extrait fluide, 8 grammes dans un verre d'eau, 3 fois par jour. — Décoction, 30 gr. p. 1000, à prendre par jour en 4 fois.

Ferripyrine $FeCl^6(C^{11}H^{12}Az^2O)^3$. — Syn. — Ferropyrine.

Prép. — M. Wechowsky a préparé ce corps de la façon suivante :

On dissout 5gr,6 d'antipyrine dans 10 centimètres cubes d'alcool en chauffant doucement et en y ajoutant 20 centimètres cubes d'éther. D'autre part, on mélange 7gr,2 de solution de perchlorure de fer avec 40 centimètres cubes d'alcool et verse en jet mince la majeure partie de cette mixture dans la solution d'antipyrine, en agitant sans cesse. La dernière partie de la solution de perchlorure de fer ne sera versée qu'avec précaution et goutte à goutte, tout le temps que chaque goutte versée ainsi produit encore un précipité.

Le précipité jaune rougeâtre ainsi obtenu est jeté sur un filtre; on le laisse égoutter, on lave avec 20 centimètres cubes environ d'éther et on le sèche entre le papier buvard.

Desc. — Les quantités indiquées d'antipyrine et de perchlorure de fer fournissent 9gr,8 d'une poudre sèche, jaune-orange, se dissolvant dans 5 parties d'eau froide et seulement dans 9 parties d'eau bouillante. La solution aqueuse, chauffée, se trouble et laisse déposer des paillettes rouge-rubis fondant à 220-225 degrés centigrades, solubles dans l'alcool et le benzol et presque insolubles dans l'éther. Traitée par l'ammoniaque et les alcalis, la ferropyrine précipite de l'hydroxyde de fer. Ce sont les solutions faiblement acides qui sont les plus stables.

PROP. PHYS. — Ce serait un hémostatique et un astringent très puissant, qui présenterait sur le perchlorure de fer l'avantage de n'être pas caustique, et qui produirait sur le point des muqueuses où on l'applique une action anesthésique.

La solution de ferripyrine possède une saveur légèrement astringente; mais, même en solution très concentrée, elle est dépourvue de toute action caustique. Elle se mélange, sans se décomposer, avec l'acide chlorhydrique, la pepsine, le bromure de potassium et toutes les teintures ne contenant pas de tannin ; le fer est précipité par les alcalis caustiques, les carbonates alcalins, l'iodure de potassium, quelques alcaloïdes et le tannin.

PROP. THÉR. — Les Drs Jurasz et Heddarich ont employé avec succès la ferripyrine pour combattre les hémorragies nasales d'origines diverses, en appliquant au niveau de la source de l'hémorragie de petits tampons d'ouate imbibée d'une solution de 18 à 20 p. 100. On peut aussi employer les insufflations de la poudre.

La solution aqueuse à 1 ou 1,5 p. 100 pourrait être aussi employée en injections urétrales dans la blennorragie, ou pour combattre les hémorragies de l'estomac, et, dans ce cas, on donnerait la ferripyrine à la dose moyenne de 50 centigrammes associée au sucre et à l'essence de menthe.

Le Dr W. Cubasch s'en est servi surtout en cas de chlorose et d'anémie et, plus spécialement, dans les cas accompagnés de céphalée, de migraine, de gastralgies et d'autres névralgies semblables. En effet, grâce à l'union de l'antipyrine avec le perchlorure de fer (qui est, en solution très diluée, la préparation de fer le plus facilement résorbée), on réussit à obtenir un composé qui, en outre de son pouvoir hématopoiétique, est en même temps doué de propriétés antinévralgiques.

Mode d'emploi. Doses.

Ferripyrine	0gr,5
Sirop d'écorce d'oranges	20 grammes.
Eau distillée	120 —

Prendre, trois fois par jour, une cuillerée à soupe.

A-t-on affaire à des sujets qui se plaignent de troubles dyspeptiques, on fera bien d'ajouter à la solution une certaine quantité de pepsine qui s'y dissout très bien (la solution reste limpide) :

Ferripyrine	0gr,6
Acide chlorhydrique dilué	V gouttes.
Pepsine soluble	5 grammes.
Eau distillée	200 —

Prendre, après chaque repas, une cuillerée à soupe.

Ferro-Somatose (Fer 2 p. 100).

Prép. — Préparation de somatose et de fer en combinaison organique assimilable.

Prop. phys. — La dose de 5 à 10 grammes par jour stimule l'appétit, élève la teneur du sang en hémoglobine, augmente le poids du corps, améliore rapidement l'état général. Ne possède pas le goût spécifique du fer, n'a aucun effet sur les dents. Quelque peu laxative au début, mais sans conséquences fâcheuses d'aucune sorte. Toujours parfaitement tolérée.

Mode d'emploi. — La prendre dissoute dans des

liquides variés : lait, bouillon, thé, tisanes, café, etc. (éviter le vin).

PROP. THÉR. — Expérimentée par le Dr Roos, dans le service du professeur Thomas à Fribourg. Convient spécialement aux chlorotiques.

Fluoroforme. — DESC. — Corps gazeux répondant à la formule $CHFl^3$.

MODE D'EMPLOI. DOSES. — On l'emploie en solution aqueuse à 2,8 p. 100 sous le nom de *Eau fluoroformée*, dont on administre quatre ou cinq fois par jour une cuillerée à café ou une cuillerée à bouche. Il est presque inodore et insipide.

PROP. THÉR. — Le Dr Stepp, de Nürnberg, a fait connaître quelques résultats heureux obtenus dans des cas divers de tuberculose par l'emploi du fluoroforme.

Dans la tuberculose pulmonaire, on a obtenu d'excellents résultats dans 9 cas sur 14 où le traitement au fluoroforme a été essayé. Les 5 cas où le traitement échoua après une première amélioration étaient ceux où des cavernes s'étaient déjà formées.

Dans les cas de tuberculose périphérique les résultats furent encore plus satisfaisants.

Une guérison qui mérite aussi d'être signalée est celle d'un lupus existant depuis vingt-huit ans et contre lequel tous les efforts de la médecine étaient restés vains. Après un usage assez long du fluoroforme, de 100 grammes par jour, il se produisit une rubéfaction intense, la joue se gonfla, puis une grande plaie s'ouvrit qui se recouvrit d'une peau normale.

Fluorure d'ammonium AzH^4Fl. — PRÉP. — Saturer de gaz ammoniac une solution d'acide fluorhydrique.

DESC. — Cristaux incolores, solubles dans l'eau.

Prop. thér. — Les antiseptiques dont on se sert couramment pour combattre les fermentations anormales du tube gastro-intestinal produisent souvent de l'irritation des voies digestives, surtout dans les cas d'hypersthénie gastrique ; de plus, ils entravent parfois l'action des ferments chimiques qui interviennent dans le processus de digestion. Or, il semble que le fluorure d'ammonium, substance qui, comme on le sait, est douée de propriétés éminemment antiseptiques, serait exempt de ces inconvénients. En effet, dans la thèse inaugurale de M. le Dr E. Baudouin, nous trouvons la relation de 15 cas de dyspepsie flatulente, dans lesquels le fluorure d'ammonium a été administré avec succès.

Mode d'emploi. Doses. — Solution :

Fluorure d'ammonium............	1 gramme.
Eau distillée......................	300 grammes.

F. S. A. — A prendre : une cuillerée à bouche après chaque repas, ou une cuillerée à café si le malade ne fait que de petits repas.

Pilules :

Fluorure d'ammonium............	3 grammes.
Chlorure de sodium..............	3 —
Gomme arabique..................	4 grammes.
Eau..................................	V gouttes.

F. S. A. — Divisez en 60 pilules, à la dose de 1 pilule après chaque repas.

Fluorure de sodium. — Prép. — On obtient ce corps en saturant l'acide fluorhydrique par le carbonate de soude pur étendu d'eau, on filtre, on évapore à siccité dans un vase de platine.

Desc. — Corps blanc extrêmement soluble dans l'eau, beaucoup moins soluble dans l'alcool.

Prop. thér. — Le Dr Tuffier préconise le fluorure de

sodium, qui jouit d'un pouvoir antiseptique puissant. Cet agent possède aussi la propriété de liquéfier la sécrétion de certaines cystites, sécrétion tellement épaisse et concrète qu'elle ne peut passer à travers la sonde. Aussi, dans le traitement des cystites glaireuses, M. Tuffier emploie avec succès les lavages de la vessie au moyen de solutions de fluorure de sodium dont le titre varie de 0,25 à 1 p. 100. Des solutions plus concentrées ne doivent pas être employées, car elles sont irritantes. Ces lavages sont répétés tous les deux jours seulement et jusqu'à ce que la sécrétion vésicale devienne assez fluide pour pouvoir être facilement extraite au moyen de la sonde. Ce résultat une fois atteint, on cesse l'usage du fluorure de sodium et on s'adresse, pour pratiquer les lavages de la vessie, à l'eau boriquée ou à d'autres solutions antiseptiques.

Formaldéhyde-caséine. — Prép. — M. E. Merck prépare ce produit analogue au glutol par condensation de l'aldéhyde formique et de la caséine.

Desc. — Poudre blanc jaunâtre, ne présentant pas d'odeur ni de saveur appréciable. Soluble dans les acides étendus et précipitable par les alcools.

Prop. thér. — Antiseptique faible recommandé surtout pour les plaies purulentes granuleuses; il entrave la purulence et exerce sur les granulations une action astringente.

Mode d'emploi. — La formaldéhyde-caséine s'emploie sous forme de poudre, en tampons et gaze. Celle-ci est préparée en saupoudrant l'étoffe humide avec ce produit chaque fois avant l'emploi.

Formiate de lithine. — Prép. — On sature de l'acide formique en solution aqueuse par du carbonate de lithine.

Desc. — Poudre blanc jaunâtre, soluble dans l'eau.

Prop. thér. — Le formiate de lithine est préconisé par le Dr Hubner dans le traitement de la goutte et du rhumatisme. L'idée d'associer l'acide formique à la lithine a été suggérée à Hubner en considération de ce chef que l'acide formique est à la fois un antiseptique et un remède efficace contre le rhumatisme. Il y a quelques années déjà, un médecin étranger avait eu l'idée de traiter le rhumatisme articulaire par les piqûres d'abeilles et annonçait des succès. Or, les piqûres d'abeilles équivalent à des inoculations d'acide formique.

Formol $C^8H^2O^8$. — Syn. — Formaldébyde. Aldéhyde formique. Formaline. Méthanal.

Prép. — Produit par l'oxydation des vapeurs alcooliques de l'esprit de bois (alcool méthylique) sous l'influence d'un fil de platine porté à l'incandescence.

M. Trillat a indiqué un procédé industriel de la préparation du formol consistant à faire passer des vapeurs d'alcool méthylique sur du coke ou du charbon de cornue porté au rouge dans un tube de cuivre. On obtient par cette méthode le formol à l'état de solution aqueuse, et mélangé avec de l'alcool méthylique et peut-être avec des traces d'acide formique. On chasse par distillation les produits alcooliques et éthérés; la solution de formol est ensuite concentrée à 40 p. 100.

Prop. thér. — Antiseptique puissant, qui empêche les fermentations et empêche l'urine de se putréfier. Il abaisse la température de 1 à 2 degrés.

D'après le Dr Berlioz, le formol serait plutôt un infectilisant des microbes qu'un microbicide.

M. le professeur von Winckel a pu se convaincre, par

l'observation de 155 malades, que le formol est un bon médicament pour le traitement des vaginites et des endométrites catarrhales ou blennorragiques. Il a eu recours dans ces cas à des injections vaginales avec un liquide contenant une cuillerée à bouche d'une solution de formol à 10 p. 100 par litre d'eau, ainsi qu'aux cautérisations du col et de la muqueuse intra-utérine au moyen de la même solution de formol à 10 p. 100.

Fortoïne. — Prép. — Alcaloïde extrait de l'écorce de *Coto verum*, isomère de la cotoïne. C'est une formaldéhyde cotoïne ou une méthylène-di-cotoïne, obtenue en faisant agir l'aldéhyde formique sur la cotoïne.

Desc. — Cristaux jaunes à saveur nulle, à odeur de cannelle. Point de fusion 211°. Soluble dans le chloroforme, l'acétone, l'acide acétique; peu soluble dans l'alcool, la benzine ; très soluble dans l'eau.

Prop. thér. — Le Dr Overlach a étudié l'action thérapeutique de ce nouveau produit et reconnaît en lui un spécifique de la diarrhée dans ses manifestations les plus diverses dans plus de 162 cas, dans les cas suivants : diarrhées des phtisiques, entérite catarrhale, diarrhées des aliénés, des pellagreux, ulcérations intestinales.

Le Dr Albertoni l'a préconisé contre la diarrhée infantile et a obtenu toujours des cas de guérison, sauf dans les états hyperémiques de l'intestin et la tendance aux entérorragies.

Mode d'emploi. — Doses. — La fortoïne s'emploie en solution :

Fortoïne	50 centigrammes.
Alcool à 90°	5 grammes.
Eau distillée	45 —

A prendre en deux fois.

Cachets de 25 centigrammes de fortoïne à la dose de 3 à 6 par jour.

Gabianol. — Prép. — Produit retiré des schistes naturels de l'Hérault.

Desc. — Liquide de consistance huileuse, de couleur brun foncé avec teinte verdâtre par réflexion.

Prop. thér. — Le Dr Hastings a obtenu des effets remarquables par ce produit dans la phtisie et le catarrhe pulmonaires.

Le Dr Durand-Fardel en a obtenu d'excellents résultats dans le traitement des catarrhes des vieillards.

Le Dr Blache a fait une enquête sur l'action de ce médicament sur les malades des hôpitaux et sur les malades de la ville. Dans les bronchites chroniques, où l'expectoration est abondante, il s'est produit rapidement une manifestation importante : c'est la diminution des sécrétions et des quintes de toux qui en sont la conséquence.

Dans l'asthme, semblable fait a été constaté, avec disparition de la dyspnée, et en particulier chez certain malade qui souffrait depuis des années à chaque changement de température.

Dans les bronchites simples, toutes les fois que l'huile de Gabian a été administrée, une rapide amélioration s'est produite, et, sans passer par la deuxième période, le malade s'est trouvé guéri.

A ces divers témoignages, nous ajouterons qu'il nous a été donné maintes fois de voir chez des malades affectés de manifestations catarrhales diverses, pharyngées, laryngées et bronchiques, et aussi chez des phtisiques confirmés, les forces se relever, l'expectoration diminuer et perdre sa mauvaise odeur, puis progressivement la toux disparaître et la respiration devenir plus facile ; tout cela sans l'emploi d'aucun autre médicament.

On peut donc dire et affirmer que le Gabianol possède une action thérapeutique des plus puissantes dans les affections broncho-pulmonaires et qu'il est un stimulant général, un anticatarrhal et un désodorisant, un antispasmodique, un médicament eupnéique.

MODE D'EMPLOI. DOSES. — Capsules médicamenteuses de Gabianol contenant 0,25 de produit à la dose de 4 à 6 par jour.

Gaïacolate de pipéridine $C^5H^{11}AzC^7H^8O^2$.

PRÉP. — Ce produit prend naissance en faisant agir la pipéridine sur du gaïacol en solution dans du benzol ou de l'essence de pétrole, c'est un nouveau produit synthétique.

DESC. — Il cristallise en aiguilles prismatiques ou en plaques fusibles à 79°-80°. Il est soluble dans l'eau. Les acides minéraux et les alcalis le décomposent en ses constituants. C'est une substance qui présente sur le gaïacol pur et le carbonate de gaïacol cet avantage, important au point de vue pratique, d'être soluble dans l'eau jusqu'à la proportion de 3,5 p. 100.

PROP. THÉR. — M. le Dr A. Chaplin, médecin de l'hôpital de la Cité pour les maladies de la poitrine, à Londres, ayant expérimenté le gaïacolate de pipéridine dans les cas de tuberculose pulmonaire, a constaté que, administré à la dose de 0gr,30 à 1gr,80, répétée trois fois par jour, ce médicament est bien supporté par l'estomac et qu'il exerce un effet favorable sur l'appétit et l'état général. Le gaïacolate de pipéridine ne provoque pas de renvois, fait probablement dû à ce que ce produit traverse la cavité gastrique sans subir de modification et ne se décompose que dans le milieu alcalin du tube intestinal.

MODE D'EMPLOI. DOSES. — Cachets médicamenteux

contenant 0,25 de ce produit à la dose de 3 à 15 par jour.

Gaïacol benzoïque $C^{14}H^{5}O^{3}$. — SYN. — Benzosol. Benzoïlgaïacol. Benzoate de gaïacol.

DESC. — Cristaux incolores, fondant à 50°, sans odeur ni saveur. Il est soluble dans le chloroforme, l'éther et l'alcool bouillant, presque insoluble dans l'eau.

PRÉP. — Le gaïacol brut est transformé en sel de potasse et purifié par cristallisation dans l'alcool; on le chauffe au bain-marie avec la quantité calculée de chlorure de benzoïle : il se forme du benzosol qui est purifié dans l'alcool.

PROP. THÉR. — M. Bongart, qui l'a découvert, l'a préconisé à la place du gaïacol, dont il n'a pas le goût désagréable ni la saveur caustique.

Employé aux mêmes usages que le gaïacol.

Le Dr Piatkowski a obtenu de bons résultats du gaïacol benzoïque dans 8 cas de diabète. Dans tous le sucre persistait, malgré le régime carné intensif. Sous l'influence du gaïacol benzoïque, la quantité d'urine, son poids spécifique et le sucre ont diminué (la disparition complète de sucre n'a pas été obtenue); le poids du corps a augmenté et l'état général s'est amélioré.

DOSES. — Mêmes doses que le gaïacol.

Gaïacol éthyléné $CH^{3}O.C^{6}H^{4}O - C^{2}H^{4} - O.C^{6}H.OCH^{3}$. — SYN. — Éther éthylénique de gaïacol.

DESC. — Aiguilles de couleur blanc jaunâtre, facilement solubles dans l'alcool chaud, difficilement solubles dans l'eau et fondant à 138°-139° C.

PROP. THÉR. — Identique de par ses propriétés thérapeutiques au gaïacol : le gaïacol éthyléné lui est supérieur en ce que, à la température ordinaire, il est cristallin et inodore ; quant aux autres dérivés du gaïacol, il l'emporte sur eux par l'énergie et la rapidité plus grande de son action et parce que, administré par la bouche, il est mieux supporté par l'estomac que le dérivé le plus digestif, à savoir le carbonate de gaïacol.

Mode d'emploi. — Le Dr F. von Oefele le prescrit contre la tuberculose, en pilules ou en cachets, à la dose quotidienne de 1-2 grammes (en deux fois). Voici ses formules :

1° Gaïacol éthyléné 0gr,5

en cas de tuberculose compliquée de troubles digestifs, pour un cachet. En faire dix semblables. — Dose à prendre : 2 à 4 cachets par jour.

2° Gaïacol éthyléné	4 grammes.
Poudre de cannelle..................	2 —
Sirop de cannelle..................	Q. S.

pour faire une masse pilulaire à diviser en 60 pilules. Dose à prendre toutes les deux heures : *une* pilule.

Gaïacyl. — Prép. — Faire dissoudre du gaïacol cristallisé dans son poids d'acide sulfurique pur; on laisse la réaction s'opérer pendant 48 heures à la température ordinaire ; ajouter 7 fois son poids d'eau et porter à 80°, puis saturer avec du carbonate de chaux, ajouté petit à petit; filtrer et évaporer à siccité; on reprend par 4 fois son poids d'alcool à 90°, filtrer et évaporer.

Desc. — Poudre de nuance gris mauve, soluble dans l'alcool, l'eau distillée, insoluble dans les huiles fixes.

La solution aqueuse au 1/20e est rouge-violet pâle et très stable. La solution au 1/10e dépose un peu au bout de quelques heures, mais le précipité se redissout facilement par une simple agitation.

7.

Ces solutions aqueuses, de saveur d'abord astringente, puis légèrement sucrée, ne sont ni toxiques, ni caustiques, ni irritantes.

PROP. THÉR. — M. O'Followel a étudié (1) les propriétés analgésiques de ce corps. Il s'est servi des deux solutions suivantes :

1° Gaïacyl	5 grammes.
Eau distillée	100 —
2° Gaïacyl	10 grammes.
Eau distillée	100 —

De la solution n° 1 au 1/20e, on injecte suivant les cas 0gr,50, 1 gramme, 1gr,50, soit, en réalité, 0gr,025, 0gr,05, 0gr,075 de gaïacyl.

De la solution n° 2 au 1,10e, on injecte 1 gramme, soit, en réalité, 0gr,10 de gaïacyl.

L'injection est faite en deux piqûres dans la région à insensibiliser; l'anesthésie est complète au bout de 5 à 6 minutes.

Les observations de M. O'Followel ne laissent aucun doute au sujet de la valeur de ce nouvel anesthésique local qui est identique à celle du gaïacol.

Gallanol $C^{13}H^{13}AzO^{3}$. — SYN. — Gallol. Gallanilide. Gallinol.

PRÉP. — M. Cazeneuve le prépare en chauffant l'acide gallotannique avec un excès d'aniline, pendant une heure environ vers 150°. La masse traitée par de l'eau acidifiée par l'acide chlorhydrique laisse déposer des cristaux que l'on purifie par des cristallisations successives dans l'alcool aqueux.

DESC. — Cristaux lamellaires d'une grande blancheur, qui perdent à 100° 2 molécules d'eau de cristallisation.

Le gallanol fond vers 205° en se colorant à peine

(1) O'Followel, *Thèse inaugurale.*

et sans dégagement gazeux, ce qui le différencie du gallate d'aniline, lequel se décompose dès 110°; c'est l'anilide de l'acide gallique.

Il est peu soluble dans l'eau froide, très soluble dans l'eau bouillante.

Réactions. — La solution colore en bleu le perchlorure de fer. Il se dissout bien dans l'alcool à 93° et assez bien dans l'éther à 65°. Il est insoluble dans le chloroforme, le benzène, la ligroïne. Il se dissout mieux dans les alcalis en se colorant; mais l'altération n'est que partielle.

Prop. phys. — Le gallanol en excès arrête complètement la vie des microorganismes.

Utilisé en solution relativement faible (1 p. 1000 ou 2 p. 1000), sans arrêter toute la végétabilité des microorganismes, il anéantit néanmoins presque complètement leur pouvoir pathogène.

Ce corps n'est pas toxique. A la dose de 4 grammes chez le chien, de 2 grammes chez l'homme, il ne donne lieu à aucune réaction inflammatoire.

Il est peu soluble dans l'eau (1 gramme dans 1 litre); grâce à cette insolubilité, l'absorption peut être limitée.

Le gallanol est un agent réducteur de la peau; il n'a déterminé ni rougeur, ni inflammation, ni pigmentation de la peau.

Prop. thér. — Le gallanol a été expérimenté par MM. Cazeneuve et Rollet dans le traitement de certaines affections de la peau. C'est un agent précieux pour les affections du cuir chevelu, de la face, du cou, car son action est plus rapide que celle des alcalins.

Ce corps a donné de très bons résultats dans l'eczéma chronique suintant, qu'il sèche en calmant très vite le prurit. Ce composé serait supérieur à l'acide chrysophanique et à l'acide pyrogallique dans le traitement du psoriasis et de l'eczéma de la face et du cuir chevelu ; il a l'avantage de ne pas tacher le linge.

Dans le traitement du psoriasis, l'action du gallanol est surtout sensible dans le cas de moyenne intensité.

Dans les cas de psoriasis anciens et rebelles, le gallanol agit peut-être moins vite que l'acide chrysophanique et surtout que l'iodochlorure de mercure, mais offre sur ces médicaments l'avantage de pouvoir être laissé entre les mains des malades sans avoir à redouter des accidents pour abus d'emploi.

Le gallanol paraît désigné comme un bon remède pour les mycoses vraies de la peau, le favus, les trichophyties, le prurigo, sur lesquelles son action antiparasitaire est manifeste.

L'effet en est surtout très rapide dans les applications au cou, à la tête et au cuir chevelu, les phénomènes réflexes par voie d'absorption cutanée n'étant pas à craindre.

Il ne faudrait pas s'effrayer d'une poussée souvent rapide, dont presque tous les malades, qui l'ont ressentie, ont retiré un grand avantage, comme accélération ultérieure de la guérison.

Mode d'emploi. — Poudre de gallanol pour saupoudrer, soit pure, soit mélangée de talc.

Pommade de gallanol à la vaseline, dans la proportion du trentième, du dixième, d'un quart.

L'application du gallanol peut se faire également par un badigeonnage :

Gallanol	10 grammes.
Alcool à 95°	50 —
Ammoniaque liquide	1 centimètre cube.

et par-dessus une application de traumaticine, qui a pour but d'empêcher l'action oxydante de l'air.

Gallobromol $C^7H^4Br^2O^3$. — Syn. — Acide dibromogallique.

Prép. — On dissout 1 partie d'acide gallique dans 50 parties d'eau, et dans cette solution on verse petit à petit une solution de 5 parties de brome dans 150 parties d'eau. La solution filtrée est purifiée par addition d'un peu de carbonate de potasse et de bromure de potassium, décolorée au noir animal, filtrée, puis évaporée.

Desc. — Le gallobromol se présente sous l'aspect d'aiguilles blanches, très fines, très solubles dans l'alcool, dans l'éther et dans l'eau bouillante, et assez solubles dans l'eau froide pour qu'on puisse l'administrer en solution (100 c.c. d'eau à 10° C. dissolvent 12 grammes environ d'acide dibromogallique). (Cazeneuve.)

Prop. phys. — Le professeur Lépine a fait chez le chien quelques expériences sur la toxicité du gallobromol : à un chien de 11 kilogrammes, il a ingéré dans l'estomac 11 grammes de gallobromol. L'animal a vomi un quart d'heure plus tard une petite partie du gallobromol, ainsi qu'on a pu s'en assurer par la coloration rose qu'ont prise les matières vomies. L'animal est resté couché ; le cœur s'est accéléré ; puis, une demi-heure après, s'est beaucoup ralenti, en même temps que ses battements sont devenus très forts. Déjà la respiration s'était ralentie et était devenue très ample. La température s'est élevée de quelques dixièmes de degré ; puis l'animal a été pris de quelques convulsions des pattes ; les pupilles se sont dilatées ; il est devenu presque inerte et a succombé environ deux heures après l'ingestion du médicament. Comme il en a vomi une petite partie, on ne peut dire exactement quelle dose a amené la mort en deux heures. Elle a été en tous cas inférieure à 1 gramme par kilogramme d'animal.

Prop. thér. — Le professeur Lépine a eu d'excellents résultats dans le traitement de l'épilepsie, il a pu enrayer des attaques épileptiques. De même dans la chorée chronique, ce médicament a bien réussi.

En solution de 1/100, il arrête complètement la vitalité des microorganismes. Sa faible toxicité permet de l'utiliser à la dose de 1/100 sans crainte pour des lavages antiseptiques. C'est ce qui a amené MM. Cazeneuve et Rollet à utiliser le gallobromol pour le traitement de la blennorragie. Son action sur la douleur dans la blennorragie et les érections est remarquable, en raison de son pouvoir antiseptique et sédatif. Il s'administre par injections du canal de l'urètre ou lavages de la vessie.

Les lavages sans sonde de l'urètre total sont la méthode de choix dans le traitement de la blennorragie par ce produit. Le gallobromol est indiqué dans le traitement de l'urétrite blennorragique à toutes périodes. On peut l'employer à 20 et à 40 p. 1000 en lavages. En injections dans l'urètre antérieur, on peut faire usage de la solution au 1/10 à la période abortive.

Contenant la moitié de son poids de brome, il a une action très marquée sur la douleur et les érections. Les lavages avec le gallobromol sont indiqués dans les cas de cystite et d'épididymite. Quoique des injections par la méthode ordinaire soient bonnes à employer, il y a lieu, pour l'application, de donner la préférence aux lavages sans sondes.

Mode d'emploi. Doses. — Le gallobromol s'emploie en cachet de 0,50 à la dose de 1 à 8 par jour.

Garcinia Mangoustana L. — Syn. — Mangoustanier.

Desc. — Plante de la famille des Clusiacées, qui croît en Cochinchine.

Part. empl. — L'écorce de la tige.

Prép. — M. A.-G. Richard indique la préparation suivante : 40 grammes d'écorce de Mangoustan, séchée et concassée, sont placés dans une capsule avec environ 1 litre d'eau. On porte et on maintient à l'ébullition pendant quatre heures en remplaçant le liquide évaporé. La liqueur devient d'un jaune doré, couleur due à la gomme-gutte, qui, en forte quantité dans le péricarpe, s'émulsionne par l'ébullition. On laisse refroidir le liquide et on voit la gomme-gutte se rassembler à la partie supérieure. On enlève cette résine, on filtre et on ramène le liquide à 1 litre.

Comp. — Gomme-résine, tanin, huile brune (Dr Heckel).

Prop. thér. — Cet apozème est employé avec succès contre la diarrhée blanche de Cochinchine due à un diplocoque. M. A.-G. Richard l'a préconisé contre les diarrhées vertes infantiles de France et a obtenu de très bons succès; d'après les recherches bactériologiques du Dr Thiercelin qui a décrit l'entérocoque, cette maladie a pris le nom d'entérocolite. A Saïgon, ce traitement, appliqué à 23 cas, a donné 11 guérisons, 9 améliorations notables, 3 insuccès. En France, sur 17 enfants malades de diarrhée verte, 10 ont été guéris dès le deuxième jour et 7 au quatrième jour.

Mode d'emploi. Doses. — Cet apozème doit être administré froid, à la dose d'un litre par jour en trois ou quatre fois et pendant deux ou quatre jours consécutifs.

Globone. — Prép. — Corps qui, d'après sa constitution chimique, doit être rangé entre l'oxydalbumine et l'albumose. On l'obtient, d'après le procédé découvert par Lilienfeld, en décomposant les paranucléines végétale et animale, phosphorées, exemptes de bases alloxuriques, de manière à dégager le groupe atomique phosphoré (l'acide paranucléique) et à mettre en liberté le groupe albumine. C'est ce dernier groupe qui constitue le *globone*.

Desc. — Poudre ténue, légèrement jaunâtre, inodore et insipide, insoluble dans l'eau, soluble dans l'alcool, surtout si l'on y ajoute une petite quantité d'un acide organique, de sorte qu'à l'aide de cet agent dissolvant on peut obtenir des solutions limpides de globone à 75 p. 100.

Prop. thér.— Le globone se dissout avec une extrême facilité dans le suc gastrique artificiel et peut, par conséquent, être employé comme agent nutritif chez les malades et les convalescents. D'après les expériences faites dans ce sens par Tittel, le globone peut être considéré comme un bon agent alimentaire, dont l'emploi paraît indiqué même dans les affections générales graves, dans le but de seconder le régime rationnellement réglé et imposé par les circonstances. On donne aux enfants, suivant leur âge, une ou deux, rarement trois cuillerées à café de cette préparation, par jour, et on la fait prendre délayée dans divers aliments féculents, tels que le riz, la semoule, etc., ou encore dans des légumes, des soupes, du lait, du café, du vin. (E. Merck.)

Glutol. — Syn. — Formaldéhyde gélatine. Gélatine à la formaldéhyde.

Prép. — Schleich a donné le nom de *Glutol* à une préparation séchée et pulvérisée obtenue par lui en faisant agir l'aldéhyde formique sur la gélatine.

Cette poudre jouit de propriétés antiseptiques et peut, à ce titre, servir au pansement des plaies.

Prop. thér. — Schleich a fait connaître les propriétés antiseptiques de cette préparation dans le traitement des plaies ; au contact des cellules vivantes elle se décompose graduellement avec dégagement de vapeurs de formol qui, se trouvant à l'état naissant, déterminent l'asepsie complète de la plaie.

Cette préparation appliquée directement sur les plaies tarit bientôt la suppuration et détermine une cicatrisation rapide. Dans les plaies de mauvaise nature et dans les ulcères atoniques, Schleich l'humecte de temps en temps avec quelques gouttes du mélange suivant :

Pepsine......................	2 grammes.
Acide chlorhydrique..............	0gr,30
Eau distillée.....................	100 grammes.

Glycérophosphate de chaux. — Syn. — Phosphoglycérate de chaux. Glycérinophosphate de chaux.

Historique. — Découvert par Pelouze, en 1846, en faisant agir l'acide phosphorique anhydre ou vitreux sur la glycérine, l'acide phosphoglycérique a été obtenu à peu près en même temps par Gobley, en partant de la lécithine de l'œuf qu'il décomposait par les acides. Puis, Lehmann observa sa présence dans la matière nerveuse malade ; enfin, Tudichum et Kingzett l'ont préparé en faisant bouillir la képhaline ($C^{42}H^{79}AzPhO^{13}$) avec de l'eau de baryte.

Prép.

Acide phosphorique liquide à 60 p. 100....	3kil,000
Glycérine pure à 28°.....................	3 ,600

Maintenir à une température de 100 à 110° pendant six jours consécutifs, en agitant trois à quatre fois par jour.

La masse commence à se colorer au bout du deuxième jour et à émettre des vapeurs. Le cinquième jour, elle est de couleur brune et cesse de fumer. Le septième jour, le mélange est mis à refroidir; la masse devient alors visqueuse et transparente.

Après refroidissement complet, on sature l'acidité par un lait de carbonate de chaux, préparé en délayant 500 grammes de carbonate de chaux précipité dans 2 kilogrammes d'eau. Le mélange obtenu, on laisse déposer deux ou trois heures, puis on ajoute à nouveau, et peu à peu, du lait de carbonate de chaux de composition identique à la précédente, jusqu'à ce que la plus grande partie de l'acidité soit saturée. (Il faut deux jours environ pour arriver à ce point.)

Au bout de ce temps, on filtre, et la liqueur filtrée est amenée à exacte neutralité avec un lait de chaux éteinte; on filtre au papier, puis on précipite avec de l'alcool à 90°.

Le précipité formé se dépose très rapidement; on décante au bout d'une heure environ; on fait égoutter le précipité et on l'essore complètement.

On le redissout dans l'eau froide, on filtre et on évapore à très basse température.

Le sel ainsi obtenu est une poudre blanche, légèrement cristalline, soluble dans 15 parties d'eau froide, presque insoluble dans l'eau bouillante, insoluble dans l'alcool, et donnant à peine par le molybdate d'ammoniaque la réaction de l'acide phosphorique.

Prop. phys. — Le Dr A. Robin a constaté que le glycérophosphate de chaux, en injection sous-cutanée à la dose de 0,25, augmente le résidu total de l'urine, l'urée (de 23,5 à 31,73), le coefficient d'oxydation azotée (de 80,7 p. 100 à 84 p. 100), les chlorures, les sulfates, le coefficient d'oxydation du soufre (de 7 à 90 p. 100), la chaux, la magnésie et la potasse. Il ne semble pas avoir une influence très marquée sur l'acide urique et ne fait varier que dans des proportions insignifiantes le phosphore incomplètement oxydé, qu'il tend plutôt à abaisser.

Il exerce donc sur la nutrition de tous les organes une puissante accélération, et cette accélération prend sa source dans une stimulation particulière de l'appareil nerveux. Son action sur cet appareil est antagoniste de celle de l'antipyrine. Comme le Dr A. Robin l'a démontré en 1887, l'antipyrine est le médicament de l'excitabilité nerveuse exagérée, tandis que les glycérophosphates sont les médicaments de la dépression nerveuse.

En injections sous-cutanées, ils produisent des effets au moins aussi énergiques que le liquide testiculaire qui n'agit vraisemblablement qu'en vertu du phosphore organique qu'il contient. Il pourrait donc y avoir avantage à les employer à la place de ce liquide, puisque l'on substituerait ainsi un produit défini, dosable, à une préparation incertaine, variable et éminemment altérable.

PROP. THÉR. — Le Dr A. Robin a été conduit à étudier la valeur thérapeutique des glycérophosphates par les constatations qu'il a faites dans la composition des urines des neurasthéniques. Elles renferment, en effet, des quantités relativement considérables de phosphore incomplètement oxydé, qui s'y trouve surtout sous la forme d'acide phosphoglycérique.

En admettant qu'il vaudrait mieux introduire dans l'organisme le phosphore sous forme d'une combinaison organique aussi rapprochée que possible de celle qu'il a dans le système nerveux, le Dr Robin employa les glycérophosphates de chaux, de potasse et de soude, soit seuls, soit associés, par la voie stomacale ou sous-cutanée.

Les résultats ont paru favorables dans plusieurs cas de sciatique, de tic douloureux de la face, de maladie d'Addison. Chez les ataxiques, les résultats obtenus avec l'injection sous-cutanée de glycérophosphate de chaux, à la dose quotidienne de 20 centigrammes, ont été moins bons. Chez un seul, on a constaté la diminution des douleurs et plus d'assurance dans la marche.

Le glycérophosphate de chaux réussit contre les dépressions nerveuses, les convalescences, les asthénies nerveuses, la chlorose, l'albuminurie, la phosphaturie, l'ataxie, l'hypersthénie gastrique, la sciatique aiguë, le tic douloureux de la face.

MODE D'EMPLOI. DOSES. — Sirop ou solution de glycérophosphate de chaux à la dose de 0gr,50 à 1 gramme de substance active. Injection hypodermique. Solution aqueuse, saturée, stérilisée et renfermée dans des tubes scellés à la lampe pour injections hypodermiques (glycérophosphate de chaux, 0gr,06 par centimètre cube ; glycérophosphate de soude, 0gr,20.

Glycérophosphate de lithine $C^3H^7O^3 - PHO < \begin{matrix} OLi \\ OLi \end{matrix}$

DESC. — Poudre cristalline, blanche, soluble dans l'eau.

PROP. THÉR. — Son usage est indiqué dans tous les cas où l'on donne les sels de lithine et où l'on recherche les effets tonifiants de l'acide glycérophosphorique.

MODES D'EMPLOI. DOSES.

Glycérophosphate	0,50

Divisez en 10 cachets ; donnez de un à deux cachets par jour, à prendre dans une eau chargée d'acide carbonique.

Solution à 50 p. 100 à la dose de 1 gramme à 2 grammes par jour.

Glycérophosphates de quinine.

Sel basique $C^3H^7O^6P, [C^{20}H^{24}Az^2O^2]^2 + 7H^2O$.

Sel neutre $C^3H^9PO^6, C^{20}H^{24}Az^2O^2 + 10H^2O^2$.

PRÉP. — Le glycérophosphate de quinine se prépare par plusieurs méthodes différentes : 1° En neutralisant une solution titrée d'acide glycérophosphorique par une quantité équivalente de quinine (Moncour); 2° en pratiquant la double décomposition de deux solutions, l'une de sel de quinine, l'autre de glycérophosphate de chaux, solutions employées toutes deux en proportions équivalentes (Moncour); 3° dans 500 centimètres cubes d'éther, on fait dissoudre 75gr,6 de quinine cristallisée. On ajoute à cette solution 17gr,2 d'acide phosphorique pur dissous dans 60 grammes d'alcool à 96°. Il se forme un abondant précipité blanc, qui est le glycérophosphate de quinine, que l'on recueille sur un filtre et qu'on lave avec 40 grammes d'éther (Falières).

Desc. — Poudre cristalline très blanche, légère, inaltérable à l'air, insoluble dans l'éther, une partie se dissout de 353 parties d'eau à 15°, 26 parties d'alcool et 28 parties de glycérine.

Prop. thér. — Le glycérophosphate de quinine réunit les propriétés de la quinine à celles de l'acide glycérophosphorique, dont les sels sont connus comme toniques nerveux par excellence. Son emploi est indiqué dans tous les cas où il s'agit de combattre des attaques de malaria, en présence d'une nutrition très insuffisante. Son usage se recommande, en outre, principalement contre les névralgies et dans la convalescence des maladies fébriles graves.

Mode d'emploi. Doses. — La forme pilulaire est celle qui convient le mieux à l'administration de ce médicament.

Glycérophosphate de quinine.	3 grammes.
Sucre de lait...............	1gr,5
Sirop de gomme...........	Q. S. pour faire 30 pilules.

Prendre 3 fois par jour 1-3 pilules.

Cachets médicamenteux de 0gr,10 à 0gr,50.

Glycosolvol. — Prép. — Cette substance est

obtenue en faisant agir simultanément l'acide oxy-propionique sur la peptone chimiquement pure et une combinaison de théobromate de soude sur la zymogène de la trypsine.

Prop. thér. — Le glycosolvol possède la propriété de transformer en produits de séparation assimilables les hydrates de carbone. Le produit est, en outre, un bon médicament stomachique, et, en sa présence, tous les aliments contenant des matières albuminoïdes sont utilisés en bien plus grande proportion par les diabétiques ; il en est de même pour une proportion relativement élevée des hydrates de carbone.

Le Dr Dahne qui a employé le glycosolvol a vu le remède réussir chez nombre de diabétiques. L'auteur ne donne pas, malheureusement, des détails sur les observations qu'il lui a été donné de faire, ni sur le dosage de ce nouveau médicament.

Le Dr Steinberg n'est guère plus explicite, il déclare cependant qu'il a vu, chez des malades soumis au glycosolvol, le taux du sucre tomber de 4,6 p. 100 à 2,7 p. 100 pendant que le poids spécifique de l'urine tombait de 1.032 à 1.029.

Stofer arrive sensiblement aux mêmes conclusions.

Gossypium herbaceum L. — Syn. — Cotonnier.

Desc. — Plante de la famille des Malvacées, qui croît aux Antilles, Sénégal, la Réunion, Indo-Chine et Inde.

Part. empl. — La racine.

Prop. thér. — Son action équivaut à celle du seigle ergoté. L'extrait provoque même des contractions utérines plus sûrement que l'ergot. On en fait usage dans l'aménorrhée, la dysménorrhée.

Le Dr Narkevitsch confirme les propriétés hémostatiques de l'extrait fluide de l'écorce de la racine de

Gossypium herbaceum. Il a indiqué ce médicament à Poteïenko, qui l'a employé d'abord contre les métrorragies avec succès. Il administrait à l'intérieur vingt à trente gouttes de l'extrait fluide de *Gossypium herbaceum*, trois ou quatre fois par jour pendant quatre, cinq, dix jours au plus. L'effet se produisait parfois après un ou deux jours de ce traitement, même dans les cas où les autres médicaments ont échoué.

Depuis 1890 jusqu'à 1893, Poteïenko a employé le *Gossypium herbaceum* dans 59 cas, dont 30 cas de métrorragies pour cause d'affection des organes génitaux ou *post partum*, 21 cas d'hémoptysie, 6 cas d'épistaxis, 1 cas d'hémorragie rectale. L'arrêt de l'écoulement sanguin s'est produit dans 52 cas. Poteïenko n'a jamais observé de troubles digestifs; au contraire, souvent l'appétit s'améliorait.

Les conclusions sont que : 1° le *Gossypium* est un médicament non dangereux, et qui a une bonne action hémostatique ; il produit plutôt un effet salutaire que nuisible sur la digestion ; 2° on peut l'employer avec succès dans les métrorragies au cours de la grossesse ; 3° son action est due probablement à la diminution de l'hypérémie des muqueuses ; 4° la dose maximum est de trente gouttes.

Le Dr Narkevitsch lui-même a employé le *Gossypium herbaceum* depuis 1888 sous forme d'infusion fraîche (15 p. 100) qui agit plus sûrement que l'extrait fluide. On en donne une cuillerée à bouche toutes les heures ou toutes les demi-heures. Il l'a employé aussi bien en gynécologie qu'en obstétrique, chaque fois où il y avait l'inertie utérine ou après une intervention obstétricale. Dans un cas où l'administration du médicament *per os* n'a pu se faire, à cause des nausées et des vomissements préexistants, l'auteur a fait deux lavements avec 90 grammes de l'infusion mentionnée. Les métrorragies se sont arrêtées. Les injections intra-utérines chaudes ont échoué dans le cas cité.

Mode d'emploi. Doses. — Extrait fluide :

Écorce de racine de cotonnier	100
Glycérine	35
Alcool à 94°	Q. S.

Pour faire 100 grammes d'extrait fluide; à la dose de 4 à 15 grammes par jour. — Infusion, 10 grammes d'écorce, 2 fois par jour. — Décoction, 120 grammes pour 1200 grammes d'eau, à la dose de 60 grammes toutes les demi-heures.

Grindelia robusta Nut. — Desc. — Plante de la famille des Composées, qui croît dans le sud des États-Unis.

Part. empl. — La plante entière.

Comp. — La résine serait la partie active.

Prop. thér. — Utilisée contre la coqueluche, l'asthme avec spasmes, les affections des bronches. Efficace pour atténuer la fréquence et la violence des accès. Spécifique pour guérir l'irritation causée par le suc du *Rhus Toxicodendron*, et l'irritation des maladies de peau. MM. C. Paul et Huchard l'ont employée avec succès dans l'emphysème.

Les tuberculeux des premières périodes, fatigués par une toux sèche et opiniâtre, voient leurs symptômes se calmer rapidement; en même temps, les forces et l'appétit augmentent. Les malades accusent, avec espoir, un relèvement notable des forces et un sommeil réparateur. Dans les laryngites catarrhales ou autres enrouements et aphonies, les cordes vocales reprennent facilement, sous l'action de la *Grindelia*, leur vigueur accoutumée, et la parole éteinte reparaît aisée et sonore.

Dans l'emphysème, la respiration redevient plus

large et plus facile, l'expectoration se faisant plus régulièrement. C'est une thérapeutique eupnéique rationnelle, la plus capable d'engendrer les réactions modificatrices favorables à la cicatrisation complète des lésions épithéliales de l'arbre aérien. Elle calme l'irritation réflexe névro-bronchique, décongestionne les poumons, excite l'atonie des fibres lisses, augmente l'énergie des leucocytes, pour rendre ces cellules victorieuses des bacilles.

Dans les hypertrophies simples, dérivant de palpitations anciennes, ou liées à une activité exagérée de l'organe circulatoire, et surtout dans l'augmentation de capacité des cavités cardiaques, avec amincissement de leurs parois (dilatation, coïncidant fréquemment avec les bronchites), l'emploi de la *Grindelia robusta*, pour rétablir l'équilibre circulatoire, se trouve indiqué. Elle offre tous les avantages de la digitale sans aucun de ses inconvénients. Elle réprime l'excès de tension sanguine et chasse bien loin toute menace congestive, dans les palpitations liées à l'hypertrophie de croissance, à l'emphysème, à l'asthme et à la tuberculose commençante.

Mode d'emploi. Doses. — Extrait fluide, préparé avec les feuilles et les sommités fleuries :

Grindelia en poudre n° 30	100
Alcool à 94°	Q. S.
Eau distillée	Q. S.

Pour faire extrait fluide 100 grammes.

On mêle 3 parties d'alcool avec 1 partie d'eau distillée, et ce mélange sert à préparer l'extrait fluide, d'après le procédé habituel. L'extrait fluide doit être donné dans de l'eau sucrée ou du lait, en remuant le breuvage pour empêcher la résine d'adhérer au verre, à la dose de 2 à 4 grammes, toutes les trois ou quatre heures. — Teinture 1/5, de 30 à 40 gouttes :

Teinture de *Grindelia robusta*	30	grammes.
— de *Convallaria maialis*	10	—
— de scille	5	—

à la dose de 15 gouttes trois fois par jour, employée par le Dr Huchard contre la néphrite.

Guaco. — Syn. — *Mikania Guaco* H. B. *Eupatorium saturæfolium* Lam.

Desc. — Plante grimpante, de la famille des Composées, qui croît dans l'Amérique du Sud, à la Guyane et à la Martinique.

Comp. — Contient une substance résinoïde amère, la *guacine*.

Part. empl. — La plante entière.

Prop. thér. — Employée contre la morsure des serpents, les fièvres intermittentes, les rhumatismes, la goutte, la rage, la syphilis et le choléra.

Mode d'emploi. Doses. — Suc frais, comme alexitère sur la plaie. — Extrait fluide, de 1 gramme à 3 grammes. — Infusé, 20 grammes pour 1 000. — Teinture de 1/6, de 2 à 4 grammes. — Teinture alcoolique et éthérée, pour l'usage externe.

Guaïamar. — Syn. — Éther glycérique du gaïacol.

Prép. — Il prend naissance quand on fait réagir le gaïacol sur la glycérine anhydre.

$$C^6H^4 <^{OH}_{OCH^3} + C^3H^8O^3 = C^6H^4 <^{C^3.HO^7O^2}_{OCH^3} + H^2O$$

Desc. — Poudre sèche, blanche et cristalline, fondant à 75 degrés centigrades; soluble dans l'alcool, le chloroforme, l'éther, la glycérine et dans 20 parties d'eau à la température ordinaire.

Elle n'est pas hygroscopique et possède un goût amer et aromatique. On peut administrer le médicament en combinaison avec de la quinine, de l'huile de foie de morue, des hypophosphites et de la pepsine.

Prop. thér. — A l'état pur, le guaïamar possède des propriétés antiseptiques ; cependant ses propriétés capitales valent par la mise en liberté du gaïacol, partie dans l'estomac, partie dans l'intestin. Cette décomposition est causée probablement par la présence des matières en putréfaction qui donne lieu à la réaction suivante :

$$\underset{\text{Guaïamar.}}{C^{10}H^{14}O^{4}} + \underset{\text{Eau.}}{H^{2}O} = \underset{\text{Gaïacol.}}{C^{7}H^{8}O^{2}} + \underset{\text{Glycérine.}}{C^{3}H^{8}O^{3}}$$

Mode d'emploi. Doses. — On prescrit le médicament à l'intérieur à la dose de 0gr,20 à 1 gramme.

Ces doses pourraient être répétées trois fois par jour sans inconvénients.

Guaïaquine $C^6H^4O^2CH^8HSO^3.C^{20}H^{24}Az^2O^2$.

Prép. — Obtenue en faisant agir l'une sur l'autre des quantités équivalentes d'acide guaïacolsulfonique et de quinine.

Desc. — Poudre jaunâtre, à saveur acide et amère, facilement soluble dans l'eau, l'alcool et les acides dilués.

Prop. thér. — Elle serait supérieure au gaïacol en ce qu'elle ne posséderait pas son odeur et ses propriétés caustiques.

Mode d'emploi. Doses. — On l'emploie en cachets médicamenteux à la dose de 0gr,25 de 1 à 4 par jour.

Guéthol $C^6\,H^4 < {OC^2H^5 \atop OH}$.

Syn. — Éther monéthylique de la pyrocatéchine.

Prép. — Dérivé du gaïacol, dans lequel le groupe méthyl (OCH^3) est remplacé par un groupe éthy- ($OC^2\,H^3$).

Desc. — Liquide huileux, cristallisable à basse température, soluble dans l'alcool, l'éther et le chloroforme, insoluble dans l'eau et la glycérine.

PROP. THÉR. — Le guéthol possède les mêmes propriétés que le gaïacol. M. von Mering dit que son action analgésique est plus marquée et on peut, pour calmer les douleurs, avoir recours au guéthol en badigeonnages. On l'emploie à l'intérieur contre la tuberculose.

MODE D'EMPLOI. DOSES. — *Usage externe.* — Pommade.

Guéthol	5	grammes
Vaseline	30	—

en applications calmantes.

Usage interne. — Voie hypodermique. On peut injecter sous la peau une émulsion de guéthol au dixième dans la glycérine. Voie buccale. Vin :

Guéthol	10 grammes.
Alcool	160 —
Vin de Malaga	Q. S. pour 1000 c.c.

Prendre 2 à 3 fois par jour 1 cuillerée à bouche de ce vin. Capsules gélatineuses contenant 10 centigrammes de guéthol à la dose de 2 à 3 capsules 3 fois par jour.

Guéthol (Sels de). — PRÉP. — M. Merck prépare plusieurs sels de guéthol.

1° Le benzoate de guéthol :

$$C^6H^4 \left< \begin{matrix} OC^2H^5 \\ OCO.C^6H^5 \end{matrix} \right.$$

se présente en cristaux incolores, facilement solubles dans l'alcool et dans l'éther, et fondant à 31° ;

2° Le butyrate de guéthol :

$$C^6H^4 \left< \begin{matrix} OC^2H^5 \\ OCOC^3H^7 \end{matrix} \right.$$

liquide incolore, soluble dans l'éther et dans l'alcool, et bouillant vers 260° ;

3° Le phosphate de guéthol :

$$\left(C^6H^4 < {OC^2H^5 \atop O}\right)^3 \equiv PO$$

en cristaux incolores, fondant à 131°-132°, insolubles dans l'alcool ;

4° Le salicylate de guéthol ;

$$C^6H^4 < {OC^2H^5 \atop OCOC^6H^4OH}$$

en cristaux incolores, solubles dans l'alcool et dans l'éther, et fondant vers 40°-41° ;

5° Le valérianate de guéthol :

$$C^6H^4 < {OC^2H^5 \atop OCOC^4H^9}$$

liquide incolore, soluble dans l'alcool, dans l'éther, dans le chloroforme, etc., dont le point d'ébullition est de 262°.

Prop. thér. — Le Dr de Buck a obtenu de nombreux résultats cliniques avec le guéthol ; les sels ont une action antituberculeuse et antinévralgique aussi nette que celles des éthers du gaïacol.

Gujasanol. — Prép. — Ce sel est le chlorhydrate du diéthyl-glycocolle-gaïacol.

Desc. — Il se présente sous la forme de prismes blancs, fusibles à 184°, très solubles dans l'eau, d'un goût salé et amer, d'une légère odeur de gaïacol. La solution aqueuse, neutre au tournesol, est décomposée par les carbonates alcalins avec formation d'une substance huileuse, qui est le diéthyl-glycocolle-gaïacol libre.

Prop. thér. — Le gujasanol est facilement absorbé

par l'organisme : il n'est ni toxique, ni caustique, et agit, par séparation du gaïacol, comme anesthésique, antiseptique et désinfectant.

Mode d'emploi. Doses. — 3 grammes en une fois, jusque 12 grammes par jour, en cachets ou en paquets.

Gynocardique (Acide). — Prép. — Acide retiré par MM. John Moss et Roux par saponification de l'huile de Chaulmoogra.

Desc. — Aspect cristallin et pâteux, de couleur jaune, à odeur non désagréable de l'huile dont on l'a extrait, saveur âcre et brûlante, fond à 29°. Soluble dans l'alcool froid, l'éther, l'éther de pétrole, le chloroforme, la benzine, l'alcool méthylique et le sulfure de carbone.

Prop. thér. — Le Dr W. Cottle de Londres a employé l'acide gynocardique dans le traitement de la lèpre, du psoriasis, de l'eczéma et du lapus.

M. A. Bories à l'Ile de la Réunion a employé avec succès à la léproserie de Bourbon l'acide gynocardique en pommade ou en globules.

Le Dr Z. Falcao de Lisbonne a traité des lépreux par l'acide gynocardique et a obtenu de bons résultats.

Mode d'emploi. Doses. — Le Dr G. Desprez (1) a indiqué les formes pharmaceutiques de l'acide gynocardique.

Usage interne. — Globules à 0gr,05 à la dose de 2 par jour en augmentant la dose jusqu'à 20 et 30 par jour.

Pilules :

1° Acide gynocardique	25	milligr.
Extrait de gentiane	075	—
Extrait de houblon	075	—

Pilules par jour en augmentant la dose jusqu'à 12.

(1) Desprez, Thèse inaugurale, 1900.

2° Gynocardate de soude	20 centigr.
Extrait de gentiane	5 —

5 à 20 pilules par jour.

Usage externe. — Pommades :

1° Acide gynocardique	1 gramme.
Vaseline	30 grammes.

2° Acide gynocardique	75 centigr.
Huile de Chaulmoogra	10 grammes.
Vaseline	20 —
Paraffine	5 —

Liniment :

Acide gynocardique	2 grammes.
Huile de Chaulmoogra	30 —
Chloroforme	30 —

Gyrgol. — Syn. — Mercure gélatineux.

Desc. — Poudre presque noire, grenue, insoluble dans l'alcool et l'éther, facilement soluble dans l'eau. Sa solution aqueuse est neutre, de couleur cendre, fluorescente à la lumière réfléchie ; les alcalis, les acides, les sels des métaux lourds et alcalino-terreux précipitent le mercure. Examinée au microscope, la goutte d'une solution aqueuse de gyrgol à 10 p. 100 présente une poudre brunâtre amorphe suspendue dans un liquide jaune transparent ; le gyrgol n'est donc pas soluble dans le sens strict du mot, mais forme une sorte d'émulsion. Il n'est pas volatile à 18°.

Prop. thér. — M. Woitzochovsky a traité par le gyrgol 45 syphilitiques à la période secondaire non encore traitée. Le médicament était appliqué sous forme de frictions (pommade à 10 ou 33 p. 100), de pilules à la dose de 2 à 4 pilules de 5 centigrammes chaque, et enfin en injections intramusculaires ($0^{gr},2$ à $0^{gr},10$ de gyrgol par injection).

Mode d'emploi. — Les frictions sont faciles à faire,

mais il est ensuite très difficile de débarrasser la peau de la pommade. L'action de celle-ci sur les phénomènes douloureux était moins rapide que l'action de la pommade grise.

Les injections étaient assez douloureuses et provoquaient une tuméfaction qui persistait quelques jours.

Introduit par voie digestive, le gyrgol était assez bien supporté, les éruptions disparaissaient du cinquième au trentième jour de ce mode d'administration. Aussi le gyrgol semble-t-il surtout indiqué, sous forme de pilules, dans les manifestations gingivo-buccales.

Hamamelis virginiana Lam. — Syn. — *Witch Hazel*. Noisetier de Sorcière.

Desc. — Arbre de la famille des Saxifragacées-Hamamélidées, qui croît aux États-Unis.

Part. empl. — Les feuilles et l'écorce fraîches.

Comp. — Contient de l'*hamaméline*, produit résineux mélangé à un alcaloïde.

Prop. thér. — Tonique, astringent contre les hémorroïdes et les hémorragies. Action décongestive, sédative, régularisant la circulation en agissant sur le système vaso-moteur, dilatateur et constricteur ; ce qui explique son action hémostatique dans les stases sanguines, dans les dilatations variqueuses profondes ou superficielles.

Prop. tox. — Doit être donné avec prudence. Des troubles de la circulation ont été observés dans plusieurs cas où la dose de 20 gouttes par jour avait été dépassée.

Mode d'emploi. Doses. — Extrait fluide, préparé avec les feuilles ou l'écorce :

Hamamelis en poudre n° 40............	100
Alcool à 94°..........................	āā Q. S.
Eau distillée.........................	

Mêlez une partie d'alcool avec deux parties d'eau distillée, et préparez avec ce mélange 100 grammes d'extrait fluide, dont on donnera de 4 à 8 gouttes, 3 fois par jour. — Décoction, 80 grammes pour 500 grammes, un verre par jour. — Extrait mou, 1 gramme pour 350 grammes d'eau, 10 gouttes toutes les deux heures. — Teinture de feuilles 1/5, pour usage interne, de 5 à 20 gouttes par jour. — Teinture d'écorces 1/20, pure ou coupée d'eau, pour usage externe en compresses.

Hédonal. — Syn. — Méthylpropylcarbinol uréthane.

Prép. — Uréthane dans laquelle le radical éthyle est remplacé par un reste pentylalcool.

Desc. — L'hédonal se dissout en très petite quantité dans l'eau froide, mais, si on le dissout dans l'eau chaude, il forme cependant un résidu insoluble. La solution possède une saveur qui rappelle celle de la menthe poivrée. Fond à 76°, bout à 215°.

Prop. thér. — Son action hypnotique serait deux fois plus énergique que celle de l'hydrate de chloral. Il ne paraît pas exercer d'action particulière sur la respiration et sur la pression sanguine, la température baisse quelque peu pendant le sommeil, la sécrétion urinaire est accrue pendant la durée de son action. Le Dr P. Schuster jusqu'à présent a employé l'hédonal dans 38 cas, en commençant par 1 gramme et allant jusqu'à 2 grammes.

Le Dr Schuster a employé l'hédonal dans les maladies organiques et fonctionnelles du système nerveux, de sclérose disséminée, d'artério-sclérose, de paralysie progressive, de tabes dorsal et de myélite, en outre de morphinisme chronique, des cas de sciatique, 14 cas d'hystérie, 11 cas d'hypocondrie et de neurasthénie. Le médicament ne provoque aucun trouble désagréable, ni nausée, ni céphalalgie, etc. Le sommeil, au dire des malades, a été naturel et n'a pas été troublé par des rêves. Le sommeil arrive très rapidement au bout d'un quart d'heure à une demi-heure après l'ingestion du médicament. La durée moyenne du sommeil est de cinq à sept heures après une dose de 2 grammes.

L'hédonal est facilement pris sous la forme insoluble sans provoquer aucune répulsion. L'indication principale du médicament est l'agypnie des maladies fonctionnelles du système nerveux.

Le Dr Eulenburg a expérimenté de son côté le nouvel hypnotique dans 49 cas : de psychose, d'épilepsie, d'hystérie, de douleurs lancinantes tabétiques, de sciatique, de névralgie du trijumeau. Dans les 20 autres cas, il s'agissait d'insomnie nerveuse chez des neurasthéniques se plaignant de diverses formes de céphalée. Dans les cas légers, un gramme est une dose suffisante pour faire dormir les malades toute une nuit ou au moins cinq à sept heures.

Mode d'emploi. Doses. — Pour obtenir un effet certain, il faut, en général, prescrire 1 gramme et demi à 2 grammes d'hédonal, en cachets, ou en poudre que l'on enlève de la langue avec une gorgée d'eau aromatisée. Si on préférait administrer l'hédonal en solution, on s'adressera de préférence, quand cela est possible, à la forme d'un grog au punch, mais il faut faire en sorte d'absorber le moins de liquide possible.

Hermophényl. — Prép. — L'hermophényl, préparée par M. le Dr Bérard, est un composé organométallique dont le nom chimique est mercure-phénoldisulfonate de sodium.

Desc. — Poudre blanche, amorphe, très soluble dans l'eau (15 à 22 p. 100), qui contient 40 p. 100 de mercure, et dans laquelle les réactions du mercure sont masquées.

Prop. phys. — Le coefficient de toxicité de ce corps est de 1 centigramme par kilogramme d'anima- (chien ou lapin) en injection intra-veineuse ; 12 centigrammes par voie hypodermique. C'est un bactéricide énergique, détruisant en quelques minutes, en solution à 1 p. 100, les principaux microbes pathogènes ; les solutions à 1 p. 1000 agissent moins rapidement.

L'hermophényl est dépourvu de propriétés irritantes et peut être appliquée sur les muqueuses.

Prop. thér. — M. Bérard a expérimenté un savon antiseptique à 1 p. 100 d'hermophényl, qui peut être employé pour la désinfection des mains des chirurgiens; ainsi utilisé, il ne produit pas les érythèmes que causent les solutions de sublimé ou d'acide phénique. D'après M. Bérard, ce corps conserverait sa solubilité dans le savon, contrairement à ce qui se passe pour le sublimé, qui se transforme immédiatement en combinaison insoluble.

Les objets de pansement (ouate ou gaze), imprégnés d'hermophényl, peuvent être stérilisés à 120 degrés ; ces objets peuvent rendre aux chirurgiens les mêmes services que la gaze iodoformée et le coton salicylé.

Les solutions à 1 p. 100, et même à 1 p. 50, peuvent être utilisées pour les pansements humides. M. Bérard s'est servi d'une solution à 1 p. 30 pour le lavage des yeux des enfants nouveau-nés, à la place du nitrate d'argent et du protargol.

Héroïne. — Prép. — Éther diacétique de la morphine.

Desc. — Poudre blanche, cristalline, fusible à 171-172° se dissolvant très lentement dans l'eau, mais facilement dans l'alcool.

PRÉP. THÉR. — L'héroïne a sur la morphine deux avantages principaux : elle ne cause pas de constipation, et s'emploie à des doses beaucoup moindres. La pression sanguine n'est aucunement influencée par l'héroïne ; par conséquent elle peut être employée sans crainte de troubles secondaires, si légers soient-ils, chez les personnes dont le cœur et le système artériel sont affaiblis et qui ne peuvent tolérer la morphine. Le besoin d'oxygène est réduit de beaucoup par l'héroïne, sans qu'il y ait à appréhender de ce fait aucun effet secondaire désagréable, à l'encontre de ce qui se produit avec la morphine ; aussi l'héroïne peut-elle être administrée de préférence à cette dernière substance aux phtisiques, de même que dans les cas d'asthmes et affections bronchiques, etc.

L'héroïne n'est pas plus toxique que la codéine malgré son efficacité plus prononcée, comme de nombreuses expériences sur des lapins l'ont clairement établi. La codéine est toxique à 0gr,1 par kilogramme d'animal (lapin), alors qu'il faut administrer un peu plus de 0gr,1 d'héroïne par kilogramme pour tuer l'animal. Or puisque — toujours chez le lapin — la dose efficace d'héroïne est de 0gr,001 seulement, alors qu'elle est de 0gr,01 pour la codéine, il s'ensuit que la marge entre la dose efficace et toxique est dix fois plus grande pour l'héroïne que pour la codéine.

L'héroïne a la propriété d'abaisser la température dans une plus large mesure que la morphine, comme l'a démontré Lépine, sans provoquer les crampes qu'on observe souvent après l'usage de la codéine, lorsqu'elle est donnée à hautes doses : on peut donc l'employer de préférence pour combattre les sueurs des phtisiques.

L'héroïne, à la dose de 0gr,005, trois fois ou au plus quatre fois par jour, a été employée avec les meilleurs résultats dans plus de 50 cas de bronchites, pharyngites, laryngites, catarrhes pulmonaires des phtisiques et asthmes bronchiques. Dans les deux dernières affections, la dose peut être élevée jusqu'à 0gr,01.

L'action calmante de l'héroïne se fait sentir presque immédiatement, au plus tard dans la demi-heure qui suit l'ingestion. L'héroïne se prescrit sous forme de chlorhydrate qui est très soluble dans l'eau et qui peut s'administrer soit en nature, soit en gouttes, mixtures et spécialement en injections hypodermiques. Dose pour injection : 0gr,003 à 0gr,01, ne jamais injecter plus de 1 centigramme à la fois (2 ou 3 injections par jour).

Hoang-nan. — Syn. — *Strychnos Gautheriana.*

Desc. — Plante de la famille des Solanacées, qui croît au Tonkin.

Comp. — Contient strychnine, brucine et igasurine.

Prop. phys. — Possède les propriétés physiologiques de la strychnine, ajoutées à celles de la curarine (exagération des mouvements réflexes, crampe, léger trismus).

Prop. thér. — Réputée comme écorce précieuse contre la rage, la lèpre et le venin des serpents.

M. le Dr Barthélemy (de Nantes) a essayé ce médicament et, sur un certain nombre de cas de rage, a obtenu la guérison : les premiers stades de la maladie suivaient leur cours, mais l'hydrophobie était évitée ainsi que la mort.

Mode d'emploi. Doses. — Poudre, à la dose de 75 centigrammes. — Extrait hydro-alcoolique, à la dose de 30 centigrammes dans les vingt-quatre heures.

Honthin. — Syn. — Tannate d'albumine kératiné.

Desc. — Poudre d'une couleur gris brun, sans

odeur ni saveur, insoluble dans l'eau froide ou chaude, additionnée de perchlorure de fer, soluble dans l'alcool et les alcalis en leur communiquant une coloration brun clair.

La solution donne la couleur caractéristique du tanin. Excellent astringent intestinal, qui s'emploie avec beaucoup de succès dans le traitement de catarrhes intestinaux chroniques et aigus, qu'il fait disparaître rapidement. Ce produit est employé dans la médecine infantile ainsi que pour les adultes ; il est même très bien toléré par les nourrissons atteints de dyspepsie.

Dose. — D'après l'avis des cliniciens, l'on donne aux nourrissons atteints de dyspepsie 4 à 5 fois par jour $0^{gr},25$ pur ou mélangé avec du sucre de lait, que l'on verse sur la langue. L'on peut augmenter la dose jusqu'à $0^{gr},50$.

Pour des enfants jusqu'à l'âge de cinq ans, la dose est de $0^{gr},50$ à 1 gramme 4 à 5 fois par jour; la dose peut cependant être augmentée sans aucun inconvénient jusqu'à 2 grammes. Après que la diarrhée a cessé l'on continue à prendre encore pendant quelques jours une dose moins forte une fois par jour.

Hydrargyrol. — Syn. — Paraphénylthionate de mercure.

Prép. — On maintient du phénol cristallisé en présence de l'acide sulfurique pendant 8 jours, on neutralise par du carbonate de baryte : on filtre et on incorpore de l'oxyde mercurique récemment préparé, on filtre au bout de 24 heures et on dessèche le produit à l'étuve.

Desc. — Écailles rouge brun, réaction neutre, densité 1,850; il renferme 53 p. 100 de mercure; soluble dans l'eau et la glycérine, insoluble dans l'alcool.

Prop. thér. — Après essais multiples, M. Gautrelet

lui a reconnu les avantages suivants, qui en font le meilleur des antiseptiques mercuriques : stabilité parfaite, très grande solubilité dans l'eau, absence de causticité, non-coagulation des albumines, précipitation des toxines, défaut d'attaque des métaux, toxicité relativement très réduite.

Hydrastis canadensis L. — Syn. — Racine jaune. Racine orange.

Desc. — Plante de la famille des Renonculacées, qui croît dans l'Amérique du Nord.

Prop. phys. — A la suite de l'administration de l'*Hydrastis canadensis* ou de son alcaloïde l'*hydrastine*, les battements du cœur sont ralentis; après de fortes doses, survient parfois de l'arythmie ; le ralentissement qui suit une dose moyenne cesse, si les nerfs vagues sont coupés; il n'en est pas de même de l'arythmie et du ralentissement qui succèdent à des doses fortes.

Prop. thér. — A une action manifeste sur les troubles fonctionnels de l'appareil utéro-ovarien et sur les anomalies de la menstruation. — On l'emploie comme tonique et antipériodique, véritable succédané du quinquina dans les fièvres intermittentes. Il est laxatif, cholagogue, et est employé contre les affections chroniques des muqueuses et les hémorroïdes. Il est altérant et antiseptique.

Le Dr Palmer, ayant remarqué l'action favorable de l'application locale de l'extrait d'hydrastis sur l'inflammation des muqueuses, a prescrit des inhalations du même extrait dans des cas de bronchite simple et aussi dans la phtisie. Les résultats sont satisfaisants. Dans le premier mois, les sueurs nocturnes disparaissent, la toux et l'expectoration diminuent notablement, l'appétit se relève, la digestion s'accomplit avec plus d'énergie, les forces des malades s'accroissent. L'*Hydrastis* est applicable à toutes les périodes de la phtisie.

Le Dr P. Fedarow (de Kharkow) recommande l'*Hydrastis canadensis* comme remède contre les vomissements de la grossesse. — Dans quatre cas successifs de vomissements dits incoercibles de la grossesse, le Dr P. Fedarow a obtenu un succès rapide et complet par l'administration de l'extrait fluide d'*Hydrastis canadensis* à la dose de 20 gouttes répétée quatre fois par jour. Le médicament agirait en abaissant la pression sanguine, en décongestionnant l'utérus et en calmant l'hyperexcitabilité des centres vaso-moteurs du tube gastro-intestinal.

Mode d'emploi. Doses. — Le rhizome et les radicelles servent à la préparation d'un extrait fluide et d'une teinture.

Hydrastis en poudre n° 60	100
Alcool à 94°	Q. S.
Eau distillée	Q. S.

Pour faire 100 grammes d'extrait fluide, à la dose de 1 à 4 grammes, 2 à 3 fois par jour. — Racines pulvérisées, 2 à 8 grammes.

Teinture d'*Hydrastis canadensis*	15
— de *Viburnum prunifolium*	15

Dix gouttes toutes les 2 heures contre la dysménorrhée (Dr Huchard).

Le Dr Palmer se sert ordinairement de la solution suivante pour les inhalations :

Extrait fluide d'*Hydrastis canadensis*	1 partie.
Solution saturée de chlorure de sodium	3 parties.

Hydrastine de 10 à 30 centigrammes par jour.
Hydrastinine en injections sous-cutanées.

Chlorhydrate d'hydrastinine	1 gramme.
Eau distillée	10 grammes.

De 1/2 à 1 seringue Pravaz.

Hypnal. — Syn. — Chloral-antipyrine. Trichloracétyl-diméthylphénylpyrazolone.

Prép. — On obtient ce corps en mélangeant le chloral hydraté et l'antipyrine; on obtient une huile, qui ne tarde pas à se prendre en cristaux, qu'on essore et qu'on purifie par des cristallisations dans l'eau.

Desc. — M. Reuter a fait connaître la combinaison de 1 molécule d'antipyrine et 1 molécule de chloral anhydre; ce corps ne donne pas la réaction rouge avec le perchlorure de fer. MM. Béhal et Choay ont obtenu les combinaisons de 1 molécule d'antipyrine pour 1 molécule de chloral hydraté et de 1 molécule d'antipyrine pour 2 molécules de chloral hydraté. Ces deux corps donnent la coloration rouge par le perchlorure de fer.

Prop. thér. — Le composé de Reuter est inactif thérapeutiquement, tandis que ceux de MM. Béhal et Choay ont de l'action. On devra donc au préalable faire l'essai au perchlorure de fer. M. le Dr Bardet préconise l'hypnal contre l'insomnie due à la douleur et à la toux. On peut l'administrer facilement à des enfants, car il n'a pas de goût.

Dose. — 1 gramme.

Hypnone $C^6H^5—CO—CH^3$. — Syn. — Acétophénone. Phénylméthyl-acétone.

Desc. — Liquide incolore, mobile, très réfringent, bouillant à 198°. Il appartient à la série aromatique. Il est volatil et son odeur, très tenace et très persistante, rappelle à la fois celle de l'essence d'amandes amères et celle de l'eau de laurier-cerise. N'est pas directement inflammable, mais active la combustion des corps qui en sont imprégnés. Vers +4 ou 5 degrés, il devient solide et se prend en masse sous forme de cristaux enchevêtrés. Très soluble dans l'alcool, l'éther et particulièrement l'huile d'amandes douces, ce qui a donné l'idée de le mettre en capsules, après l'avoir dissous dans ce véhicule.

Prép. — Obtenu par Friedel en faisant réagir le chlorure de benzoyle sur le zinc méthyle ou en distillant un mélange de benzoate et d'acétate de calcium.

Prop. phys. — Chez les cobayes, en injection sous-cutanée, à l'état pur, et à la dose de 50 centigrammes à 1 gramme, il amène une somnolence à forme comateuse, suivie de la mort de l'animal, cinq à six heures après l'injection (Dujardin-Beaumetz).

Prop. thér. — Le Dr Dujardin-Beaumetz a, le premier, constaté ses propriétés hypnotiques, qui avaient échappé à Popoff et Nencki.

Mode d'emploi. Doses. — La dose varie de 4 à 16 gouttes, soit de 10 centigrammes à 40 centigrammes, et cette dose provoque toujours de quatre à six heures d'un sommeil réparateur.

Dans ses premiers essais, le Dr Dujardin-Beaumetz a d'abord administré l'hypnone étendu d'alcool, d'éther ou de glycérine dans des capsules Lehuby.

Étant données les petites doses auxquelles doit s'administrer ce médicament et la précision nécessaire à son dosage, Limousin préfère l'emploi des capsules gélatineuses, ainsi formulées :

Hypnone..........................	4 gouttes ou 10 centigr.
Huile d'amandes douces..........	Q. S. pour une capsule.

On évite ainsi l'ingestion d'une certaine quantité d'alcool à 90° ou d'éther proportionnellement élevée, si on considère que l'hypnone s'administre à la dose de quelques gouttes seulement.

L'huile d'amandes douces possède la propriété d'atténuer dans une forte mesure l'odeur pénétrante de l'hypnone.

Hypnone..........................	VIII gouttes.
Glycérine........................	2 grammes.
Looch blanc......................	40 —

à prendre en une fois (Dr Constantin Paul).

Ibit. — Syn. — Oxyiodotannate de bismuth.

Desc. — Poudre très fine, gris verdâtre, inodore et insipide, se conservant bien à la lumière mais prenant au soleil une teinte brune. Dans l'eau ou les liquides organiques l'ibit se décompose lentement en des composés renfermant moins d'iode : cette décomposition est plus rapide à chaud. L'ibit est insoluble dans les dissolvants ordinaires ; avec l'axonge ou la glycérine on peut en faire des onguents ; avec la glycérine aqueuse il donne une émulsion qui peut se conserver quelque temps.

Les oxydants et les acides concentrés mettent l'iode en liberté; les acides dilués et la soude le dissolvent. L'ibit possède une réaction faiblement acide.

Prop. thér. — D'après les Drs Brunner et Meyer, on l'emploie comme bactéricide et comme antiseptique dans les pansements.

Ichtalbine. — Prép. — On mélange une solution aqueuse d'ichtyol à une solution aqueuse d'albumine, on obtient un précipité qui est lavé à l'alcool et à l'eau et séché.

Desc. — Poudre fine, brun grisâtre, qui n'a plus ni l'odeur ni la saveur de l'ichtyol, dont elle contient 40 p. 100.

Prop. thér. — Le Dr H. Vieth avait remarqué les inconvénients de l'emploi de l'ichtyol à l'intérieur; son odeur désagréable et les renvois qu'il provoque font que le malade se résout difficilement à en faire un usage répété. Grâce à cette nouvelle combinaison, le Dr Vieth a évité ces inconvénients, car l'ichtalbine traverse l'estomac sans se décomposer et ce n'est que dans l'intestin qu'il y a mise en liberté de l'ichtyol.

Mode d'emploi. Doses. — Cachets médicamenteux

contenant $0^{gr},50$ d'ichtalbine à la dose de 2 à 6 par jour avant les repas.

Ichtargane. — SYN. — Thiohydrocarburo-sulfate d'argent.

PRÉP. — Combinaison de l'acide ichtyosulfonique avec l'argent.

DESC. — Poudre amorphe brune, inodore, soluble dans l'eau, la glycérine, l'alcool faible, insoluble dans l'alcool fort, l'éther et le chloroforme. Contient 30 p. 100 d'argent (E. Merck).

PROP. THÉR. — Le Dr Aufrecht a fait une étude pharmacologique et bactériologique de l'ichtargane. Son pouvoir toxique est moindre que celui du nitrate d'argent, son pouvoir bactéricide est plus grand. D'après les Drs Leistikow et Lohnstein, l'ichtargane peut rendre de grands services dans le traitement de la blennorragie. Il ne constitue pas seulement un bon agent pour tuer les gonocoques, mais il a encore l'avantage de modérer et de supprimer les phénomènes inflammatoires.

MODE D'EMPLOI. — DOSES. — Solutions aqueuses de $0^{gr},02$ à $0^{gr},2$, p. 100, en injections ou en lavages.

Ichtoforme. — PRÉP. — On obtient l'ichtoforme par l'action de la formaldéhyde sur les produits de sulfonisation d'hydrocarbures sulfurés.

PROP. THÉR. — Le Dr Aufrecht a démontré que l'ichtoforme est un antiseptique relativement inoffensif et dont le pouvoir désinfectant est supérieur à celui de l'iodoforme et qui mérite d'être pris en considération comme antiseptique de l'intestin. Les Drs Rabon et Rochaz pensent que l'ichtoforme serait parfaitement à même de remplacer l'iodoforme dans le traitement extérieur des places. Quant à l'emploi interne de ce médicament, les Drs Schafer, H. Goldmann et R. Polacco s'accordent à dire que l'ichtoforme doit être considéré comme un antiseptique de première valeur, méritant d'être vivement recommandé dans les maladies infectieuses de l'intestin, dans les diarrhées intenses, particulièrement dans les processus anormaux de fermentation et surtout dans les diarrhées rebelles des phtisiques.

MODE D'EMPLOI. — DOSE. — Aux enfants, on prescrit ces médicaments aux doses de $0^{gr},25$ à $0^{gr},50$, de trois à quatre fois par jour, chez les adultes à la dose de 1 à 2 grammes, de trois à quatre fois par jour.

Ichtyol. — DESC. — Ce sel a l'apparence du goudron; il possède une réaction faiblement alcaline et la consistance de la vaseline. Il est soluble dans l'eau, ainsi que dans un mélange d'alcool et d'éther; il est miscible en toutes proportions aux graisses et aux huiles. On prépare également un sel ammoniacal.

PRÉP. — La matière qui sert à le préparer est le produit de la distillation de roches bitumineuses du Tyrol, dans lesquelles on trouve des poissons fossiles. On traite cette matière, qui renferme déjà du soufre, par l'acide sulfurique concentré, et on neutralise ensuite avec le carbonate de soude.

COMP. — D'après les analyses de Baumann et Schotten, le sel de soude desséché sur l'acide sulfurique possède la composition centésimale suivante :

Carbone	55,05
Hydrogène	6,06
Soufre	15,27
Sodium	7,78
Oxygène	15,83

Sa formule brute serait donc $C^{56}H^{36}S^{6}Na^{4}O^{12}$. C'est le sel d'un composé sulfoné, analogue, par exemple, aux acides benzinosulfuriques. Le soufre qu'il renferme en fortes proportions vient en partie du produit primitif et en partie de l'acide sulfurique. La sulfonisation rend l'huile sulfurée soluble dans l'eau, ce qui fait de l'ichtyol un composé très différent des combinaisons organiques sulfurées utilisées jusqu'à présent.

PROP. THÉR. — Introduit dans la thérapeutique par Unna, l'ichtyol est très utilisé en Allemagne.

Unna l'a employé contre les maladies de peau, les rhumatismes et le psoriasis. Mais c'est surtout comme anti-eczémateux qu'il est recommandé. Il offre l'avantage de ne pas occasionner de dermatite, qui serait inévitable si on faisait usage d'une pommade renfermant 10 p. 100 de soufre.

Zugler le considère comme un médicament d'épargne, réussissant dans les cas de catarrhe de la vessie, d'écoulements chroniques, de néphrite et de diabète.

Le Dr Félix (de Bruxelles) vante les bons effets du traitement de l'anthrax par la médication suivante. Il applique, trois fois par jour, sur la tumeur, une couche épaisse de cette pommade :

Ichtyol	3	grammes.
Cérat camphré	15	—

Le Dr Kœster s'est servi avec succès d'injections de solution aqueuse de sulfo-ichtyolate d'ammonium à 1 p. 100 dans trois cas de blennorragie urétrale chez l'homme, ainsi que dans un cas de cystite blennorragique chez la femme. Dès le deuxième jour, la douleur à la miction disparut et la guérison définitive fut obtenue au bout de huit à vingt jours.

D'après le Dr Freund, chez la femme, la cystite blennorragique fut combattue et guérie par des injections intravésicales.

Les Drs Rietmann et Schonauer disent que ce traitement est indiqué dans les affections inflammatoires des organes génitaux des femmes : la métrite, la péri-

paramétrite, l'ovarite, la salpingite ; l'effet calmant et les propriétés résolutives des préparations d'ichtyol sont remarquables. Des exsudats considérables de pelvi-péritonite ne laissent, après dix à quatorze jours de traitement, que de petits noyaux que le massage et les bains font totalement disparaître. La durée du traitement est de dix à dix-huit jours.

Mode d'emploi. — A l'extérieur en pommade, mélangé à de la vaseline ou à de la lanoline. — Solution aqueuse, solution éthéro-alcoolique à la dose de 0,5 à 1 p. 100 (écorchures chez les enfants) jusqu'à 50 p. 100. — Usage interne, on emploie les sels de soude ou d'ammoniaque, qui sont des produits plus purs que l'ichtyol. — Pilules de 10 centigrammes (1 à 4 pilules, 3 fois par jour). — Capsules. — Solution aqueuse.

Ichtyol	5 à 50	grammes.
Alcool à 90°	50	—
Éther	50	—

en frictions, d'après la formule du Dr Brocq.

Igazol. — Desc. — Poudre blanche constituée en grande partie par du trioxy-méthylène et une certaine quantité de substances à composition iodée.

Prop. thér. — Le professeur Cervello s'en sert sous forme de vapeurs qui se dégagent dans l'air respiré par les malades, méthode qui n'exige pas de ceux-ci l'immobilisation devant un appareil quelconque. Cervello emploie un appareil spécial ; c'est un réservoir dont la face supérieure est horizontale et qui est chauffé en dessous par une lampe à esprit de vin. Ce bain-marie porte un dispositif empêchant les pertes de vapeur d'eau et ne permettant pas au niveau d'eau de baisser. Sur la partie supérieure se trouve un plateau où l'on met l'igazol.

Les malades augmentent rapidement de poids sous l'influence du traitement, dès le début.

Les résultats obtenus mettent en évidence deux points intéressants :

1° L'igazol agit comme un antiseptique ; il détruit les bacilles, ne répare pas les lésions graves, il convient donc à la tuberculose au début ;

2° Il peut servir au diagnostic de la tuberculose : mal supportées par les personnes saines, les vapeurs d'igazol produisent au contraire chez les tuberculeux une sensation de soulagement et de bien-être.

DOSES. — D'après Cervello, 2 grammes suffisent au début pour une chambre de 80 mètres cubes. On peut aller jusqu'à 4, 5 et même 6 grammes.

La meilleur manière d'employer l'igazol consiste à l'employer la nuit. Le malade respire ainsi pendant son sommeil.

Iodéthylformine $C^3H^6Az^2$, C^2H^5I. — PRÉP. — Obtenue en faisant agir l'iodure d'éthyle sur une solution alcoolique étendue de formine (Trillat).

DESC. — Longues aiguilles incolores. Cet iodure est soluble à l'infini dans l'eau, la solution a à peine de saveur. Il est peu soluble dans l'alcool, insoluble dans l'éther et le chloroforme. Le carbonate de soude dégage du formol, et il se fait de l'iodure de sodium et un peu de carbonate d'ammoniaque. Avec les acides concentrés, il y a dégagement de vapeurs de formol. Cette réaction doit se faire dans l'économie et, en plus, il doit se dégager un peu d'alcool.

PROP. PHYS. — L'iodéthylformine a été ingérée à des animaux (lapins, chiens) à la dose de 0gr,50 à 1 gramme par kilogramme, sans provoquer d'accidents. A la dose de 2 grammes par jour, elle a pu être administrée impunément à des lapins, pendant plus d'une semaine, sans provoquer de troubles visibles. L'élimination se fait par l'urine à l'état d'iodure alcalin.

Prop. thér. — Le Dr Bardet a entrepris une série d'expériences pour remplacer les iodures alcalins par l'iodéthylformine, et pensé éviter, par ce produit, les accidents d'iodisme déterminés par l'iodure de potassium en particulier.

Iodipin. — Prép. — L'iodipin est une combinaison organique d'iode avec l'huile de sésame.

Desc. — Dans cette combinaison, l'iode forme avec les acides gras de l'huile une graisse iodée liquide qui est absorbée et se dédouble ensuite en partie. La plus grande quantité de l'iode est éliminée sous forme d'iodure alcalin, tandis que la plus petite part de cette graisse iodée qui n'est pas décomposée va se déposer comme les autres corps gras dans les muscles, le foie, la moelle des os, le tissu conjonctif sous-cutané. L'intérêt de la combinaison est de permettre à l'iode d'être plus longtemps retenu par l'organisme, en se combinant avec les albumines.

Prép. thér. — Le Dr Winternitz a préparé l'iodipin, et le Dr Klingmuller l'a expérimenté en injection sous-cutanées dans le service de Neisser. Il résulte de ces essais thérapeutiques que l'iodipin en injection est absolument inoffensif même à hautes doses. On est arrivé progressivement à injecter par jour 20 centimètres cubes d'iodipin renfermant 10 p. 100 d'iode, ce qui représente 2 grammes d'iode, par jour. Klingmuller, arrivé à 10 grammes d'iode, considère le traitement comme terminé. A cette dose on n'observe aucun trouble, ce qui s'explique par la lente absorption du dépôt d'iode dans les tissus. L'élimination de l'iode ainsi introduit se fait par les reins et par les glandes salivaires. Par les reins, on a constaté que l'élimination dure plusieurs semaines, environ un mois après la dernière injection. Avec toutes les autres préparations, l'élimination de l'iode, sauf pour l'iodoforme, est complète au bout de cinq jours. Toutefois, avec l'iodipin l'élimination ne commence que du deuxième au cinquième jour de l'injection. Si l'on tient à une action rapide, il faudra donc donner en même temps une autre préparation iodée pendant les premiers jours.

La méthode des injections sous-cutanées d'iodipin est commode et indolore; les injections se font dans la région fessière. En injectant lentement en une seule fois 20 centimètres cubes de liquide, celui-ci se répand à 5 ou 7 centimètres autour de la piqûre. La tuméfaction produite est sensible seulement à la pression, mais non spontanément, et cette sensibilité se perd peu à peu au bout de quelques heures et plus rapidement encore si l'on pratique un léger massage. Jamais il ne se produit de réaction inflammatoire.

L'iodipin a la même action que l'iode sur les produits de la syphilis tertiaire, mais il ne provoque jamais d'iodisme; le fait est d'autant plus remarquable que la préparation a été employée chez des sujets qui avaient eu antérieurement de l'iodisme.

En résumé, l'iodipin possède l'action spécifique de l'iode sur la syphilis tertiaire; l'organisme reste plus longtemps sous l'action de l'iode qu'avec les autres préparations usitées. L'injection sous-cutanée offre cet avantage que tout l'iode est utilisé par l'organisme, ce qui a lieu d'une façon régulière et lente. Le dosage de la préparation est très facile, de même que le traitement est commode chez les sujets qui ne peuvent absorber de l'iode.

Iodocaséine. — Syn. — Caséoïodine.

Prép. — On chauffe en agitant, à la température du bain-marie, un mélange intime formé de 80 grammes de caséine et de 20 grammes d'iode. On obtient une poudre brune homogène, que l'on traite par de l'éther, privé d'alcool, dans un appareil Soxhlet. Il reste une poudre jaune renfermant 17,8 p. 100 d'iode. C'est la periodecaséine (A. Liebrecht).

100 grammes de cette periodecaséine sont chauffés au bain-marie pendant 2 heures avec 2 litres d'acide sulfurique étendu (10 p. 100). La periodecaséine se transforme en une poudre d'un brun rouge que l'on sépare par filtration. On dissout dans un alcali étendu, on précipite par un acide et on fait bouillir le précipité avec de l'alcool à 70°. Par refroidissement, il se sépare des flocons blancs, que l'on purifie par un nouveau traitement au moyen d'alcool à 70°. On sèche par l'alcool, l'éther, etc., et on obtient la caséoïodine sous forme de poudre blanche.

Desc. — Elle renferme environ 8,7 p. 100 d'iode. Elle est soluble à chaud dans l'alcool étendu et insoluble dans les dissolvants ordinaires. Elle est soluble dans les alcalis étendus ; les acides la reprécipitent non altérée de ses solutions. Elle donne la réaction du biuret. L'iode y est combiné d'une manière stable comme dans l'iodothyrine de Baumann. Un peu de poudre, chauffée dans un tube à essai sec avec de l'acide sulfurique concentré, dégage des vapeurs d'iode.

Prop. thér. — L'iodocaséine jouit de propriétés thérapeutiques analogues et même supérieures à celles de l'iodothyrine.

Iodoforme vasogène. — Prép. — Le vasogène, qui est une substance huileuse, un hydrate de carbone fortement imprégné d'oxygène, en d'autres termes de la vaseline oxygénée, dissout l'iodoforme : la solution d'iodoforme dans le vasogène, c'est l'iodoformovasogène.

Desc. — Il se présente sous forme d'une substance brune huileuse, à odeur de bitume, de réaction alcaline et du poids spécifique de 0,891. Il se saponifie, mélangé qu'il est avec des liquides aqueux, tels que, par exemple, le sang, le pus, les sécrétions des plaies, avec lesquels il forme des émulsions.

PROP. THÉR. — Ce qui distingue l'iodoforme vasogène de la glycérine iodoformée employée pour le traitement de la tuberculose chirurgicale, c'est qu'il est une solution d'iodoforme, et non une émulsion. En effet, l'inconvénient que présente l'émulsion d'iodoforme, c'est que rapidement l'iodoforme tombe au fond, d'où il suit que les parties supérieures de l'abcès ne viennent pas en contact avec lui et que, grâce à la distribution inégale de l'iodoforme dans l'intérieur de l'abcès, la guérison en est ralentie.

On l'emploie de préférence à l'éther iodoformé.

Iodoformine $C^3H^6Az^2I^2$. — PRÉP. — L'iodoformine ou dérivé iodé de la méthylène-diamine-méthane se prépare de la façon suivante (Trillat) :

Si l'on traite le formol par l'ammoniaque, on obtient une base très intéressante, la méthylène-diamine-méthane ou, plus simplement, formine, qui jouit de a propriété de fournir par substitution des corps très mobiles et de fixer ainsi soit de l'iode ou du brome libres, soit des éthers iodés et bromés.

On traite une solution de formine par une dissolution alcoolique d'iode ou aqueuse iodo-iodure, il se forme un précipité brun jaunâtre cristallisé qu'on recueille.

DESC. — Poudre cristalline à reflets rougeâtres, qui contient 80 p. 100 d'iode. Chauffée à 100 degrés elle se décompose brusquement en donnant des vapeurs d'iode. Elle est insoluble dans l'eau, dans l'alcool froid, dans l'éther, dans le chloroforme et la benzine. L'acétone la dissout bien, l'alcool bouillant en dissout un peu. Traitée par l'eau bouillante, elle se décompose en iode et en formol. Les alcalis faibles, à la température de 40 degrés, régénèrent lentement les deux composantes.

Prop. thér. — D'après la composition et les réactions, il était à supposer que l'iodoformine représentait un succédané plus riche en antiseptiques que l'astol et l'iodoforme. C'est ce que l'expérience a démontré ; d'après les essais du Dr Bardet et ceux encore inédits de M. Reynier, on peut conclure que l'iodoformine employée en nature sur des chancres, des ulcérations et des plaies de mauvaise nature, produit une action antiseptique remarquable ; elle jouit surtout de la propriété d'exciter la vitalité des tissus. Ces faits concordent d'ailleurs avec les faits rapportés au Congrès de Rome, par des confrères allemands, qui ont montré que le formol exerce sur les tissus une sorte de dissociation. Il n'y a donc pas de doute, pour le Dr Bardet, que, l'iodoformine mettant en liberté du formol, il se produit à la surface une action stimulante énergique qui hâte la cicatrisation.

Iodoformogène. — Prép. — Composé d'albumine et d'iodoforme. L'iodoforme y est combiné de telle manière que les agents qui dissolvent l'iodoforme ne le séparent que peu à peu.

Desc. — Poudre jaune clair, insoluble dans l'eau, stérilisable à 100°. Présente sur l'iodoforme l'avantage de ne pas avoir d'odeur et de peser trois fois moins.

Prop. thér. — Le Dr Kromayer (de Hall) a préconisé ce produit à cause de ce fait qu'il n'a pas d'odeur. Il présente tous les avantages de l'iodoforme, même dans la propriété d'agir directement sur le processus vital des éléments histologiques.

L'iodoformogène possède la propriété essentielle de stimuler la formation de granulations saines et de provoquer une rapide épidermisation. Enfin l'iodoformogène étant une poudre fine qui ne s'agglomère pas, possède l'avantage de pouvoir être introduite facilement et en quantité très faible dans toutes les anfractuosités, les excavations, les sillons de plaies, de sorte que, même avec peu de substance, on recouvre largement toute la surface des plaies. Les particules fines et sèches pénètrent bien plus intimement les tissus humides que ne peut le faire l'iodoforme.

MODE D'EMPLOI. DOSES. — Poudre pour saupoudrer les plaies. — *Usage interne :* Pilules contenant 2 à 3 centigrammes d'iodoformogène.

Iodol. C^8HI^4Az. — SYN. — Tétra-iodure de pyrrol.

DESC. — Poudre amorphe, brune, inodore ; renferme 80 p. 100 d'iode ; se décompose à 140 ou 150°.

PRÉP. — On l'obtient en faisant dissoudre le pyrrol, qui provient de l'huile animale de Dippel, en recueillant ce qui passe vers 130° dans de l'eau alcaline, et on ajoute une solution d'iode dans de l'iodure de potassium ; il se forme un précipité, qu'on lave à l'alcool.

PROP. BACT. — Antiseptique puissant.

PROP. THÉR. — Anesthésique local.

MODE D'EMPLOI. DOSES. — A l'intérieur, 10 centigrammes par jour. — A l'extérieur, poudre comme topique. — Solution dans l'alcool, l'éther ou les huiles.

Iodolène. — PRÉP. — Composé d'albumine et d'iodol.

DESC. — Poudre jaunâtre, inodore, insipide, amorphe, insoluble dans les véhicules ordinaires. Il renferme 36 p. 100 d'iodol (E. Merck).

PROP. THÉR. — Les Drs Laquer et W. Sommerfeld le considèrent comme un antiseptique pouvant remplacer l'iodoforme. Il est particulièrement indiqué dans le traitement des plaies opératoires, des ulcères, des lymphadénites suppurées et du chancre mou. Les papules syphilitiques suintantes guérissent en quelques jours sous l'action de l'iodolène. Des doses même élevées (30 grammes) introduites dans des plaies profondes n'ont jamais donné lieu à des phénomènes d'intoxication.

Pour l'usage interne on préconise un iodolène contenant 10 p. 100 seulement d'iodol, on l'emploie à la place des iodures alcalins.

MODE D'EMPLOI. — La poudre d'iodolène est appliquée directement en saupoudrant les plaies à l'aide d'un pinceau ou d'un pulvérisateur.

Iodopyrine. $C^{11} H^{11} I Az^2 O$. — PRÉP. — Combinaison directe de l'iode et de l'antipyrine.

HISTORIQUE. — Cette préparation a été introduite par E. Muenzer, comme antipyrétique, dans la matière médicale.

PROP. THÉR. — D'après Junkers, ce produit constitue un bon antipyrétique, un bon antirhumatismal et antinévralgique, dont l'emploi peut être recommandé dans la tuberculose pulmonaire, le typhus, le rhumatisme aigu et chronique, la goutte, l'influenza, la sciatique, les névralgies intercostales, la céphalalgie et l'odontalgie, les coliques menstruelles, le tabes, la syphilis des os et l'asthme bronchique.

L'iodopyrine n'est pas dépourvue d'effets accessoires fâcheux, tels que le coryza iodique, etc.; mais ce qui la recommande, c'est son insipidité, ainsi que son action antiseptique nettement caractérisée.

DOSE. — On prescrit l'iodopyrine, chez l'adulte, à la dose de 1 gramme, dose que l'on renouvelle toutes les trois à quatre heures; chez les enfants de un à dix ans, on la fait prendre, suivant l'âge, aux doses de $0^{gr},1$, $0^{gr},5$, $0^{gr},75$, trois fois par jour, à l'état sec en poudre, après quoi on fait boire une gorgée d'eau ou de lait.

Iridine. — Desc. — Résinoïde extrait du rhizome de l'iris versicolore, originaire de l'Amérique du Nord. Il ne faut pas le confondre avec le glucoside qui porte le même nom, et que MM. Laire et Tiemann ont extrait du rhizome de l'iris de Florence (E. Merck).

L'iridine de l'iris versicolore se présente sous forme d'une poudre brunâtre, soluble dans l'alcool, employée depuis longtemps avec faveur, en Amérique, comme cholagogue cathartique, émétique et diurétique, et surtout appréciée dans les tuméfactions du foie et les troubles intestinaux.

Prop. thér. — Récemment, l'iridine a été vantée par les médecins anglais MM. William Bain, Mayo Robson et Rutherford, comme un stimulant de la sécrétion biliaire.

Ce médicament n'augmente pas seulement la quantité de la bile sécrétée, mais aussi les parties solides de cette sécrétion, fait que M. W. Bain considère comme une preuve de son action stimulante.

D'après M. Rutherford, l'action de l'iridine se manifeste le mieux lorsqu'on l'administre avec de la bile de bœuf.

Mode d'emploi. — Dose. — Pilules :

Iridine	} āā 5 grammes.
Bile de bœuf purifiée et desséchée	}
Mucilage de gomme arabique, pour masse pilulaire	Q. S.

En faire pilules n° 100.

Saupoudrer de poudre de cannelle.

Dose : 4 pilules, le soir en se couchant.

Le lendemain matin, prendre un purgatif salin.

Itrol. — Syn. — Citrate d'argent.

Desc. — Poudre blanche, très difficilement soluble dans l'eau, 1 p. 3500.

Prop. thér. — L'itrol est exempt de tout inconvénient : aussi présente-t-il une excellente poudre antiseptique pour pansements. C'est une substance finement pulvérulente, bien supérieure à l'iodoforme, à cause de l'absence de toute odeur. Elle se conserve longtemps dans des verres colorés. Grâce à son peu de solubilité (1 p. 3800), elle séjourne longtemps dans les sécrétions des plaies, ce qui garantit une action bactéricide et entravante de longue durée. L'itrol se comporte envers les schizomycètes d'une manière identique à celle que manifeste l'actol. Il n'irrite pas les tissus de l'organisme animal et peut être prescrit pour l'usage externe en n'importe quelle quantité sans que le malade en souffre. De plus, comme l'itrol ne doit être insufflé qu'en couche mince, et à longs intervalles, son emploi est relativement bon marché.

Mode d'emploi et doses. — *Poudre.* — A insuffler, une seule fois ou à des intervalles de plusieurs jours, à l'état pur, sur les plaies, les granulations ou les muqueuses.

Pommade. — Trituré, dans le rapport de 1 à 50 pour 100, avec l'axonge benzoïnée, la vaseline ou la lanoline, on s'en servira pour le traitement des plaies et des affections cutanées.

Solutions aqueuses. — En solution à 1 p. 4000 à 5000 pour la désinfection des mains, des instruments, de la peau et des plaies, ainsi que des cavités du corps; en solution à 1 p. 5000 à 10000 pour gargarismes, compresses, bains, etc. On aura soin de préparer ces solutions chaque fois avant de s'en servir ; dans ce but, on mettra dans un litre d'eau une pincée d'itrol, on agitera jusqu'à obtention de la solution désirée.

Kola. — Syn. — *Sterculia acuminata* Pal. Beauv.

Desc. — Arbre de la famille des Malvacées, qui croît dans l'Afrique centrale, Gabon, Côte d'Or, acclimaté aux Antilles.

Part. empl. — La graine, ou *noix de kola*.

Comp. chim. — Sous le nom de *kolanine*, Knebel désigne le glucoside contenu dans la noix de kola et qui se dédouble facilement en rouge de kola, glucose et caféine; il suppose que ce dédoublement a déjà lieu en partie dans la noix de kola. Traitée par le chloroacétyle, la kolanine donne naissance à un dérivé acétylé du rouge de kola dont l'analyse assigne au rouge de kola la formule : $C^{14}H^{13}(OH)^{5}$.

Cette substance est peu stable et, vu ses rapports avec le tanin, il est probable que c'est dans elle qu'il faut voir la source du tanin de la noix de kola. On sait que, d'après les relations des voyageurs africains, la saveur de la noix de kola fraîche, amère d'abord, devient ensuite sucrée; cet arrière-goût sucré est sans doute dû à la décomposition partielle de la kolanine par la salive.

Prop. thér. — C'est un aliment d'épargne, comme le café et le thé, employé par les nègres d'Afrique, comme masticatoire tonique, de même que la coca par les Indiens du Pérou.

Étudiée au point de vue thérapeutique par Dujardin-Beaumetz, Huchard et Monnet. Elle agit sur le cœur comme tonique puissant, elle régularise le pouls, mais c'est un faible diurétique. Elle est aussi un antidiarrhéique, et un puissant stimulant nerveux, usité dans les fatigues et l'indigestion.

Le chirurgien C.-U. Hamilton a remarqué qu'en mâchant 1gr,50 à 3 grammes de graines de kola, on obtenait souvent la cessation du mal de mer au bout de quarante minutes environ. La dépression et le vertige disparaissent; le cœur reprend ses mouvements réguliers et normaux. Cependant cette action semble appartenir seulement aux semences récentes.

Mode d'emploi. Doses. — Sirop. — Infusion théiforme. — Vin, de 60 à 100 grammes par jour. — Élixir, 4 cuillerées par jour. — Poudre, de 50 à 1gr,50. — Extrait fluide, de 10 à 30 gouttes. — Extrait mou, de 15 à 50 centigrammes. — Teinture à 1/5, 10 grammes.

Lactophénine. — Syn. — Lactylphénétidine. Éther lactique de la paraphénétidine.

Desc. — C'est une poudre blanche, insipide et soluble dans 330 parties d'eau.

Prép. — La lactophénine diffère de la phénacétine par la substitution de l'acide lactique à l'acide acétique.

Prop. phys. — L'action de ce médicament est double : à faible dose, il est analgésique et a donné de bons résultats dans le traitement des névralgies ; à forte dose, il est, de plus, hypnotique.

L'avantage de la lactophénine est d'être bien tolérée par les malades qui ne supportent pas l'antipyrine.

Chez quelques sujets, un peu de sueur, quelques étourdissements se sont produits après son administration.

La lactophénine n'a jamais causé de collapsus ou de cyanoses. Elle a produit un abaissement considérable et persistant de la température fébrile.

Cet effet antithermique, ne survenant et ne se dissipant que graduellement, ne s'accompagne pas de transpiration abondante et n'est pas non plus suivi de frissons.

Dans les cas traités par la lactophénine, l'urine présente la réaction du para-amidophénol.

PROP. THÉR. — En France, le Dr Landowsky a employé la lactophénine dans le service du Dr Proust, et ses expériences ont montré que la lactophénine possède, outre des propriétés antinévralgiques analogues à celles de l'antipyrine, une action hypnotique réelle.

Cette substance a été administrée, en Allemagne, dans le rhumatisme articulaire, l'influenza, la scarlatine, la septicémie et quelques autres maladies infectieuses.

Von Jaksch (de Prague) a obtenu d'excellents résultats, dans dix-huit cas de fièvre typhoïde, en prescrivant des cachets de 50 centigrammes à 1 gramme.

C'est donc un bon antithermique, mais von Jaksch la recommande surtout comme calmant dans les fièvres typhoïdes. Il a vu, en effet, qu'aucun autre agent thérapeutique n'exerce, chez les typhiques, une action sédative aussi puissante.

Elle a été encore administrée dans 33 cas de maladies diverses comme la polyarthritis, l'influenza, la scarlatine. Là aussi il ne s'est produit, sur plus de mille observations particulières, aucun effet accessoire nuisible et même désagréable au malade.

Le Dr Jacquet l'a employée dans 42 cas (pneumonie, influenza, érysipèle, fièvre typhoïde, tuberculose aiguë avec fièvre), et il a obtenu bon succès grâce à son action antithermique et calmante.

Le Dr Strauss a expérimenté ce médicament sur 45 malades, et a trouvé son emploi favorable dans la sciatique, la névralgie, le delirium tremens, et il en déduit que la lactophénine est un antithermique et un analgésique actif et se distinguant des autres par ce fait qu'elle n'a donné lieu à aucun effet accessoire nuisible.

MODE D'EMPLOI. DOSES. — La dose thérapeutique ordinaire est de 0gr,60, répétée trois fois dans les vingt-quatre heures ; la dose maxima, de 1 gramme, répétée également trois fois, qu'on administre en cachets.

Lécithine. — Syn. — Phospholutéine.

Prép. — Combinaison organique phosphorée, identifiée au protargon de Liebreich, au myelocone de Kühn et au cérébrone de Couerbe retirés du cerveau humain, puis du jaune d'œuf, de la laitance, de la substance nerveuse, etc., elle existe dans la proportion de 11 p. 100 dans le cerveau, 6,8 p. 100 dans le jaune d'œuf et de 1,5 p. 100 dans le sperme.

En thérapeutique, on a surtout utilisé la lécithine retirée du jaune d'œuf, qui est l'éther distéaroglycérophosphorique de la choline, dont voici la constitution et que l'on peut encore désigner sous le nom de *distéaroglycérophosphate de trimethylhydroxylétilène d'ammonium* :

$$PO \begin{cases} OC^2H^4 - Az \begin{bmatrix} (CH^3)^3 \\ OH \end{bmatrix} \\ OH \\ OC^3H^5 \begin{bmatrix} C^{18}H^{35}O^2 \\ C^{18}H^{35}O^2 \end{bmatrix} \end{cases}$$

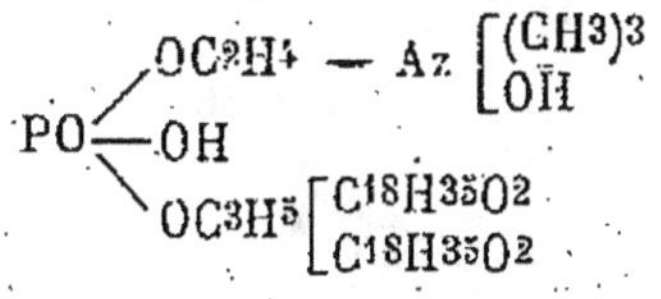

Desc. — Poudre blanche d'aspect cireux, fusible avant 100°, très soluble dans l'alcool concentré à la température de 40 à 45°, moins soluble dans l'éther, la benzine et le chloroforme, soluble dans les huiles fixes.

Dans l'eau, elle se gonfle et ne se dissout pas ; cette substance, étant à la fois une base et un acide, se combine aux acides et aux bases pour donner des sels ordinairement très instables.

Calcinée avec un mélange de potasse et de carbonate de soude, elle donne un résidu minéral riche en phosphates alcalins.

Prop. thér. — Le Dr V. Danilevsky et ses élèves,

Zeleuvsky et Kostine, ont étudié expérimentalement l'action de la lécithine comme agent thérapeutique. Sous l'influence des injections hypodermiques de lécithine, le nombre de globules rouges du sang augmente et leur teneur en hémoglobine s'élève; l'appétit s'améliore et le poids du corps augmente.

D'autre part, les observations que V. Danilevsky a eu l'occasion de faire sur l'homme lui ont démontré que cette substance a une action très favorable dans l'asthénie nerveuse et l'altération de la nutrition.

Le Dr Danilevsky, se basant sur toutes ces données, propose la médication lécithinique dans l'anémie, l'anorexie, l'altération de la nutrition, l'asthénie musculaire, etc.

Cesare Serono, médecin italien, l'employait avec succès en injections hypodermiques chez les neurasthéniques, les tuberculeux, les chlorotiques.

Le Dr Tonelli a étudié la valeur thérapeutique de la lécithine dans la chlorose et l'anémie secondaire.

L'emploi de cette substance produit une augmentation constante et rapide du poids du corps, qui a été, dans certains cas, de plus de 7 kilos pour un traitement de vingt à trente jours.

Cette augmentation de poids est en rapport avec l'amélioration que l'on observe du côté de l'appareil digestif : disparition des douleurs épigastriques, de l'anorexie, des vomissements.

Le Dr Tonelli estime que, dans un certain nombre d'affections, en particulier dans les chloroses et les anémies associées à des troubles graves de l'appareil digestif et à des symptômes de dépérissement général, cette substance, dont l'emploi thérapeutique ne présente aucun inconvénient, peut remplacer avantageusement le fer dont les sels employés en injections hypodermiques produisent presque toujours de la douleur et souvent des troubles excessivement graves.

MM. Desgrez et Zaki constatèrent qu'elle favorise l'assimilation de l'azote et du phosphore.

MM. les Drs Gilbert et Fournier, en l'administrant à des tuberculeux et à des neurasthéniques, constatèrent les résultats suivants : augmentation de l'appétit, reprise des forces, augmentation notable du poids et amélioration très sensible de l'état général.

MODE D'EMPLOI. — DOSE. — Doses de 10 centigrammes à 50 centigrammes par jour, en pilules, en cachets ou sous forme de granulés.

On l'administre également en injections hypodermiques dans l'huile stérilisée, à la dose de 5 à 15 centigrammes.

Levure de bière. — PRÉP. — On prépare la levure de bière basse, liquide ou sèche, purifiée.

PROP. THÉR. — Le Dr de Backer a présenté au Congrès de Budapest une étude sur les effets de la levure de bière dans un certain nombre de maladies et particulièrement contre le diabète, la tuberculose et le cancer.

Le Dr Brocq a employé la levure de bière avec le plus grand succès contre la furonculose et les anthrax. Encouragé par le bon résultat de cette méthode, il employa ce médicament dans les suppurations et les phlegmons, l'acné et le psoriasis.

Les Drs Aragon et Collet ont appliqué l'action de la levurine, outre les cas de dermatoses rebelles, dans certaines dyspepsies flatulentes avec de nombreux résultats heureux.

Les Drs Cana et Beylot ont supprimé le sucre et l'albumine au bout de huit jours grâce à la levurine.

Le Dr Doyen cite des cas d'ostéo-myélites guéris par l'action de la levure de bière.

Les Drs Thiercelin et Chevrey ont publié de nombreuses observations de cas heureux de guérison dans la gastro-entérite infantile, dans l'entérite infectieuse et dans la dysenterie.

Les Drs Faisans et Marie ont répandu l'emploi de la levure de bière dans la fièvre typhoïde et dans la pneumonie.

La levure de bière est encore employée par quelques médecins oculistes ou auristes, entre autres le Dr Lermoyez, pour modifier d'une façon heureuse l'état général du malade.

La levure de bière a été considérée comme un tonique et un antiseptique ; on l'a employée à l'intérieur, comme laxatif doux, ainsi que dans le scorbut et la fièvre typhoïde ; à l'extérieur, comme agent antiputride désodorisant, dans le traitement des ulcères à odeur fétide. Les Drs Heer, Rieck et Mettenheimer ont appelé l'attention de son utilité dans le purpura, le choléra, la dysenterie, la diarrhée des enfants, la tuberculose, la diphtérie, la scarlatine, la rougeole et les affections cancéreuses.

La levure a été présentée comme un médicament certain pour combattre les furoncles et les anthrax et, en application locale, comme un bon antiblennorragique. C'est ainsi que les Drs Lassar, W. Morain et Bolognesi, précédés par Debouzy et Mosse, ont obtenu d'excellents effets de l'administration de la levure de bière, fraîche ou desséchée, dans les troubles dyspeptiques, particulièrement chez les enfant, ainsi que dans la furonculose consécutive au diabète et dans les maladies cutanées d'origine gastrique. On n'a que rarement observé, durant ce traitement, des effets accessoires fâcheux, tels que renvois ou diarrhée légère ; ce médicament est bien toléré, même si l'on en prolonge considérablement l'usage.

Le Dr Landau, et, après lui Gelli, considèrent la

levure comme un antagoniste local, un agent bactério-thérapeutique, parfaitement inoffensif, propre à combattre les blennorragies chroniques ainsi que les catarrhes vaginaux chroniques, qui, pouvant être reconnus comme blennorragiques par les signes anamnestiques et leur marche, ne peuvent cependant être distingués comme tels par l'examen au microscope. Dans plus de la moitié des cas traités au moyen de la levure, l'écoulement a disparu après la première ou la seconde application. Des femmes, tourmentées depuis de longs mois, et même depuis plusieurs années, par une sécrétion profuse irritante, qu'aucun traitement n'était parvenu à tarir, sont restées guéries après quelques applications de ce médicament; chez une autre série de malades, il s'est produit une amélioration essentielle, qui équivalait presque à une guérison ; ce n'est que dans un petit nombre de cas que le traitement n'a déterminé aucun résultat objectif.

Mode d'emploi. — Les anciens médecins administraient, en général, la levure naturelle à l'état frais et en faisaient prendre jusqu'à 2 litres par jour. Les nourrissons et les jeunes enfants en recevaient toutes les deux heures, 1 gramme à 3 grammes ; les enfants plus âgés, 6 à 8 grammes ; les adultes, 10 à 15 grammes (Heer). Dans ces derniers temps, on s'est servi le plus souvent de la levure sèche, qui, en France, se trouve dans le commerce sous le nom de *levurine*, et que l'on prescrit aux doses de une, deux ou trois cuillerées à café par jour, le mieux délayée dans un peu de bière, avant les repas.

Le Dr Landau a employé la levure fraîche, qui, conservée sur de la glace, était renouvelée tous les trois jours. On doit, en y ajoutant un suc fermentescible, de la bière ou de l'eau sucrée, la diluer assez pour qu'on puisse commodément l'introduire, au moyen d'une seringue de verre, à travers un tube vaginal ou un mince tube de verre, jusqu'au fond du vagin. Après avoir injecté dans le vagin 10 à 20 centimètres cubes de ce mélange, on applique un tampon pourvu d'un fil, qu'on enlève au bout de vingt-quatre heures. Deux ou trois jours après, on renouvelle cette opération. Dans quelques cas très rares, il se manifeste, à la suite de ce traitement, une sensation de prurit dans le vagin, sensation que l'on peut calmer au moyen d'injections au carbonate de sodium. La méthode de Landau a été contrôlée par Murer, qui admet que le traitement par la levure, bien qu'il ne constitue pas un spécifique contre l'inflammation blennorragique du vagin, ne doit pas moins être considéré comme un adjuvant précieux des méthodes de traitement habituellement en usage.

Liantral. — Prép. — Quand on traite le goudron de houille par le benzol, on lui enlève, d'après L. Leistikow, les principes actifs, tandis qu'il reste un mélange de charbon et de résine, formant environ les 30 p. 100 du goudron primitif. Après avoir fait évaporer la solution de benzol, ainsi obtenue, à une température n'excédant pas 80° C., on obtient un extrait de goudron de houille, qui est fourni au commerce sous le nom de *liantral.*

Prop. phys. — Le liantral est un liquide un peu épais, d'un brun noirâtre, insoluble dans l'eau, facilement soluble dans le benzol, ne se dissolvant, au contraire, que partiellement dans les graisses, les huiles éthérées, l'éther, l'acétone et les mélanges de ces divers corps.

Prop. thér. — D'après Leistikow, Troplowitz et Beck, le liantral serait dépourvu des propriétés désagréables du goudron de houille et aurait, dans le traitement des maladies de la peau, une activité supérieure à celle des goudrons de bois. Parmi les indications de l'emploi du liantral, voici celles qu'on a signalées jusqu'ici : eczéma psoriatiforme, psoriasis de la tête et du corps, eczéma prurigineux et papulo-vésiculeux, eczéma kératoïde (pommades de caséine et liantral, à 3 à 20 p. 100), prurigo et érythrasma.

MODE D'EMPLOI. — On peut prescrire le liantral sous la forme d'emplâtre de gutta-percha, de pommade, d'emplâtre de savon à l'acide salicylique, d'onguent de caséine avec liantral, ou d'après les formules suivantes :

Liantral..................................	10,0
Huile d'olives............................	100,0

Filtrez.

En badigeonnages au pinceau.

Liantral..................................	10,0
Alcool éthéré, jusqu'à....................	100,0

Laissez macérer tout un jour, en agitant par intervalles, et filtrez.

En badigeonnages. (E. Merck.)

Pour préparer la poudre de liantral, on triture la préparation, en ajoutant un peu d'éther, avec de l'amidon, de la terre silicée ou du talc, jusqu'à ce que l'éther se soit évaporé.

Lithrea caustica Miers. — SYN. — Litre.

DESC. — Plante de la famille des Anacardiacées, qui croît au Chili.

PART. EMPL. — Feuille.

COMP. — D'après Herrera, cette plante contient du cardol, principe volatil vésicant que l'on rencontre dans beaucoup d'Anacardiacées, elle contient en outre une résine.

PROP. THÉR. — J. Miguel recommande, comme

agent révulsif, une teinture alcoolique de feuilles de *Lithrea caustica*. L'extrait alcoolique peut être incorporé à une masse emplastique pour former des emplâtres vésicants à la façon du thapsia. L'action vésicante se perd par la dessication, ce qui semble donner raison à la théorie de Herrera, disant que c'est le cardol qui est le principe actif.

Lorétine. — Syn. — Acide méta-iodorthoxyquinolinosulfonique.

Prép. — La lorétine est un dérivé de la quinoline, découvert par le professeur Schinzinger, de Fribourg.

Desc. — Poudre cristalline jaune, inodore, peu soluble dans l'eau, l'alcool, l'éther et les huiles.

Prop. thér. — M. Schinzinger emploie la lorétine dans toutes les interventions opératoires qu'il a l'occasion de pratiquer. Pendant l'opération, il absterge la plaie au moyen de petites compresses de gaze sèche stérilisée. La plaie une fois suturée, il la recouvre de coton aseptique imprégné de collodion lorétiné. Pour les plaies cavitaires, il insuffle de la poudre de lorétine, ou bien il les tamponne avec de la gaze lorétinée. Dans les trajets fistuleux, il introduit des crayons de lorétine.

La guérison des plaies sous le pansement lorétiné se fait aseptiquement. Il n'y a d'ordinaire ni fièvre, ni suppuration. La lorétine n'est pas toxique; elle n'irrite pas la peau et ne produit jamais d'érythème ni d'eczéma. Elle amène même rapidement la guérison des eczémas les plus invétérés. Elle exerce une action très favorable sur le lupus. C'est ainsi que M. Schinzinger a guéri plusieurs cas de cette affection au moyen de cautérisations énergiques avec le crayon de nitrate d'argent, suivies d'applications de collodion lorétiné. Il a obtenu aussi d'excellents résultats dans le traitement des furoncles et des phlegmons étendus de la main et de l'avant-bras.

Enfin, la lorétine s'est montrée singulièrement efficace contre un cas d'érysipèle bulleux de la jambe.

Modes d'emploi. Doses. — On s'en sert pour préparer une tarlatane lorétinée qu'on obtient en plongeant dans une solution de chlorure de calcium de la gaze imbibée préalablement d'une solution sodique de lorétine. La lorétine calcique insoluble qui se forme dans ces conditions se dépose sous la forme d'une poudre rouge impalpable dans les mailles du tissu. Cette tarlatane lorétinée sert au tamponnement des plaies.

On l'emploie pure ou mélangée à la magnésie calcinée pour saupoudrer les plaies ou les trajets fistuleux. La solution à 2 p. 100 et 5 p. 100 peut remplacer l'eau phéniquée.

Lycétol. — Syn. — Tartrate de diméthylpipérazine.

Prop. phys. — Ce produit possède, comme la pipérazine, la propriété de dissoudre l'acide urique; c'est le dissolvant de l'acide urique le plus énergique. Sa saveur acidule est agréable et sa conservation indéfinie.

Prop. thér. — Son emploi, sans inconvénients pour l'organisme général, est suivi d'une diurèse considérable, d'une diminution de la densité de l'urine et de la disparition des symptômes goutteux. Essayé et prôné par Tollenaere et V. Hamonic dans la goutte et toutes manifestations de la diathèse urique. Dans le diabète, l'associer à l'arséniate de soude.

Doses. — 2 à 3 grammes par jour, avec 1/2 bouteille de Vittel ou Contrexéville. Mais le meilleur mode de prescription est le lycétol effervescent (Vicario).

Lygosine. — Prép. — Combinaison de diorthocumacétone et de la quinine, ce composé est le lygosinate de quinine (E. Merck).

Desc. — Poudre amorphe, de couleur jaune orangé, peu soluble dans l'eau, se dissolvant facilement dans l'alcool (15 p. 100) et dans l'huile (5 p. 100).

Prop. thér. — Le Dr J. Filep attache au lygosinate de quinine une action bactéricide et il conseille d'essayer ce médicament dans le traitement des plaies sous forme de poudre, pommade, gaze.

Lysidine $C^4H^8Az^2$. — Syn. — Éthylène-éthényl-diamine. Méthylglyoxalidine.

Prép. — C'est une substance identique à l'éthylène-éthényldiamide de A.-W. Hofmann. M. le professeur Ladenburg a trouvé un procédé permettant de l'obtenir facilement par la distillation sèche de l'acétate de soude et du chlorhydrate d'éthylène-diamine.

Desc. — La lysidine est un corps cristallin, hygroscopique, fusible à 105°, entrant en ébullition à 198°, de couleur blanc rosé, dégageant une odeur de souris ; elle se dissout facilement dans l'eau et présente une réaction fortement alcaline.

Essai. — La solution de lysidine donne, avec le bichlorure de mercure, un précipité blanc ; avec l'iode, un précipité brun. Ces deux précipités sont solubles dans un excès de lysidine. Le perchlorure de fer donne, avec la lysidine, un précipité brun soluble dans un excès précipitant.

Un gramme de lysidine exige 5 c.c. d'acide chlorhydrique normal pour faire disparaître la couleur rouge de la phénolphtaléine ajoutée comme indicateur. Avec la teinture de tournesol, 5cc,7 du même acide sont nécessaires pour produire la saturation.

Prop. phys. — C'est un dissolvant de l'acide urique. La lysidine n'est pas toxique, elle est bien supportée et ne détermine pas de troubles digestifs ni d'albuminurie.

Prop. thér. — On l'administre en dissolution dans de l'eau gazeuse glacée contre les accès de goutte, aux doses progressivement croissantes de 1 à 5 grammes par vingt-quatre heures.

Elle a été employée par le Dr Gerhart, dans le traitement de la goutte et de la diathèse urique en général. On commence par faire prendre 1 gramme par jour. D'après cet auteur, les résultats ont été des plus satisfaisants.

Le Dr Grawitz l'a employée dans la goutte aiguë et morbide et a trouvé une amélioration très notable, et il a observé que l'usage prolongé de ce médicament ne présentait aucun phénomène désagréable.

Mode d'emploi. Doses. — Solution de 1 à 5 grammes de lysidine dans 500 grammes d'eau chargée d'acide carbonique, à prendre en 4 ou 5 fois dans la journée.

Lysoforme. — Prép. — Antiseptique à base de formol et de substances aromatiques.

Desc. — Liquide jaunâtre, limpide, mousseux, onctueux, soluble dans l'eau et l'alcool, à odeur aromatique.

Prop. thér. — D'après le Dr Strassmann, l'action antiseptique du lysoforme est faible, mais elle est largement suffisante pour les usages ordinaires et présente l'avantage de ne pas altérer ni l'épiderme, ni le linge, ni les instruments. Son emploi est indiqué pour le lavage des mains des opérateurs avec des solutions à 2,5 p. 100 ; on fera des lavage vaginaux avec une solution à 1 p. 100.

Le Dr M. Simons l'emploie avec avantage dans le traitement des affections de la vessie et du canal de l'urètre chez la femme. Il instille dans la vessie 10 à 30 grammes d'une solution de lysoforme à 1 p. 100

et a obtenu la guérison au bout de quelques jours, tandis que d'autres traitements avaient échoué ; de même dans les cas d'urètrite chronique.

Mode d'emploi. — Dose. — Solution de 1 p. 100 pour injections et instillations et solution à 2,5 p. 100 pour le lavage des mains.

Malacine. — Syn. — Malakine. Salicylparaphénétidine.

Prép. — Ce corps résulte de la combinaison de l'aldéhyde salicylique avec la paraphénétidine.

Desc. — Petites aiguilles soyeuses, jaune clair, insolubles dans l'eau, l'alcool chaud, de saveur remarquablement douce, d'où le nom qui lui a été donné.

Prop. phys. — Le suc gastrique décompose la malacine en aldéhyde salicylique et en phénacétine.

Les expériences faites sur les lapins ont montré qu'ils supportaient sans inconvénients des doses de 2 grammes.

Elle possède une action sur le rhumatisme articulaire aigu, sans avoir les inconvénients de l'acide salicylique, céphalalgie, vertiges, bourdonnements d'oreilles, sueurs profuses, etc.

Elle a, en outre, une action antipyrétique un peu moins énergique que celle de l'antipyrine et de la phénacétine.

On peut donc l'employer dans certaines affections fébriles comme la fièvre des phtisiques. Un gramme de malacine abaisse, en une heure et demie ou deux, la température de 0°,7 à 1°,5.

De plus, elle agirait comme analgésique contre la céphalée de la chloro-anémie ; mais ici encore son action est moindre que celle de l'antipyrine.

Prop. thér. — La malacine est un médicament d'un effet sûr dans le rhumatisme articulaire aigu. Elle présente, dans cette maladie, l'avantage d'être exemple de toute action désagréable. Pour cette raison, elle est indiquée chez les malades trop sensibles aux préparations salicylées (femmes, enfants), ou ayant à l'égard de celles-ci une idiosyncrasie particulière.

Il résulte des expériences faites par M. Jacquet (de Bâle) qu'elle produit un abaissement de température : mais, contrairement à l'antipyrine et à l'acétanilide, dont l'effet est prompt et énergique, la malacine agit lentement et graduellement. C'est surtout dans les derniers stades de la fièvre typhoïde, à une époque où les malades sont déjà notablement affaiblis, et particulièrement dans toutes les fièvres tuberculeuses, que la malacine a produit les meilleurs effets. Après l'administration de 1 gramme, on observe ordinairement un abaissement de température de 0°,7 à 1°,5 se manifestant une heure et demie à deux heures après l'absorption et durant environ quatre à six heures. En renouvelant la dose, l'effet va en augmentant.

Mode d'emploi. Doses. — M. Jacquet administrait à ses malades la malacine en cachets de 1 gramme, dont il faisait prendre de 4 à 6 par jour; 4 grammes de malacine seraient à peu près l'équivalent de 2 grammes d'acide salicylique. Les enfants et les adultes qui ne peuvent pas avaler de cachets prennent facilement la malacine incorporée dans la marmelade de pommes ou dans des confitures.

Malarine. — Prép. — La malarine est le citrate du produit de condensation de l'acétophénone et de la phénétidine.

Desc. — Poudre blanc jaunâtre, volumineuse, insoluble dans l'eau, soluble dans les alcalins.

Prop. thér. — Le Dr Schwarz a expérimenté cette nouvelle substance, et est arrivé à ces conclusions, qu'elle est un des antipyrétiques les plus puissants que nous ayons.

Ce médicament est sans danger et on peut aller jusqu'à la dose de 2 grammes sans craindre l'albuminurie.

Mode d'emploi. Doses. — Cachets de 0gr,20, à la dose de 2 à 10 par jour.

Mangifera indica L. — Syn. — Mango. Manguier.

Desc. — Arbre de la famille des Anacardiacées, qui croît aux Antilles, Guyane, la Réunion, Indo-Chine, Madagascar, Tahiti.

Part. empl. — Le fruit et l'écorce, dont on prépare des extraits fluides.

Prop. thér. — Propriétés astringentes efficaces. On l'emploie contre les fièvres, la métrorragie, la leucorrhée, la gale et les affections cutanées. Le suc résineux est antidysentérique.

Mode d'emploi. Doses. — Extrait fluide 10 grammes, eau 120 grammes, en gargarisme. — A l'intérieur, une cuillerée à café toutes les deux heures.

Maté. — Syn. — Yerba Matte. *Ilex paraguayensis* St-Hil.

Desc. — Plante de la famille des Ilicinées.

Comp. — L'analyse a été faite par M. D. Parodi, qui a trouvé : acide cafétannique 30 grammes, caféine ou plutôt matéine 7 grammes pour 1000, résine, graisse, essence.

Prop. thér. — Médicament d'épargne de premier ordre, employé comme fortifiant et reconstituant, et qui jouit de propriétés fébrifuges. Il est un tonique du cœur.

Mode d'emploi. Doses. — En infusion théiforme, à la dose de 30 grammes par litre d'eau.

Menthophénol. — Prép. — Sa composition est complexe : il est dû à l'association de deux produits, le menthol et le phénol. On l'obtient d'ailleurs en fondant ensemble :

Phénol.........................	1 partie.
Menthol........................	3 parties.

Desc. — Il se présente sous l'aspect d'un liquide transparent, aromatique, peu soluble dans l'eau et la glycérine, mais soluble dans l'alcool, l'éther et le chloroforme.

Son poids spécifique est : 0,973.

Traité par l'ammoniaque, il se colore en jaune.

Il est analgésique et antiseptique.

Mode d'emploi. Doses. — Employé en solution peu étendue (15 gouttes pour un verre d'eau), il est un bon gargarisme. En solution forte, il peut être employé pour les plaies.La solution aqueuse chaude à 3 ou 5 p. 100 sert dans les petites opérations comme antiseptique et analgésique.

Mercure (Asparaginate de). — Syn. — Aspartate de mercure.

Prép. — On le prépare en dissolvant 10 grammes d'asparagine dans de l'eau chaude et ajoutant peu à peu de l'oxyde jaune de mercure jusqu'à refus. On filtre la solution refroidie. On en prélève un volume exact, dans lequel on dose le mercure par précipitation avec l'hydrogène sulfuré. On étend ensuite cette solution avec quantité suffisante d'eau distillée jusqu'à la concentration désirée (1 à 2 p. 100 de mercure). Par l'addition d'eau, ou après quelque temps, la solution peut se troubler. Le trouble disparaît par addition d'asparagine pulvérisée. La solution d'asparaginate de mercure constitue un liquide clair, incolore, inodore, de saveur saline métallique, un peu caustique. Elle se conserve bien (Wolf et Ludwig).

Prop. phys. — Ce qui distingue surtout l'asparaginate de mercure de toutes les autres préparations mercurielles usitées pour injections sous-cutanées, c'est son rapide passage dans la circulation, ce qui rend possible d'agir promptement sur le processus morbide. Son élimination par les reins s'effectue de même en très peu de temps; vingt-quatre heures après la première injection de 0gr,01 d'asparagine hydrargyrique, on décèle déjà dans l'urine 0gr,0008-0gr,0013 de mercure.

Prop. thér. — Le Dr Neumann a employé la solution aqueuse d'asparagine hydrargyrique (à 1-2 p. 100) pour injections sous-cutanées dans 37 cas de syphilis. Les injections ne sont pas douloureuses et sont bien tolérées par les malades. Pas de phénomènes secondaires fâcheux. Les injections sont répétées ordinairement tous les jours. Sous l'influence de ce traitement, le poids du corps augmente, les exanthèmes pâlissent dès le treizième ou le quatorzième jour et disparaissent après trois à quatre semaines.

Mode d'emploi. Doses. — En injections sous-cutanées. La dose par injection est de 0gr,01 d'asparaginate de mercure pour un centimètre cube d'eau.

Mercure (Succinimide de). Formule $(C^4H^4O^2Az)^2Hg$.

Desc. — Aiguilles longues, soyeuses, incolores, très solubles dans l'eau, assez solubles dans l'alcool.

Prép. — On obtient d'abord la succinimide en faisant réagir le gaz ammoniac sur l'anbydrique mercurique, ou en distillant rapidement du succinate d'ammoniaque. La succinimide se combine en solution concentrée et chaude avec l'oxyde de mercure, et laisse déposer par refroidissement de la succinimide mercurique.

Prop. thér. — Antisyphilitique, recommandé pour

les injections hypodermiques, comme ne précipitant pas l'albumine.

M. le Dr Louis Jullien a employé ce sel pour le traitement de la syphilis, dans trente-huit cas, onze fois sous forme de pilules et vingt-sept fois en injections.

Les pilules contenaient 2 à 3 centigrammes de succinimide mercurique préparée par M. Bocquillon-Limousin, les malades en prenaient 2 par jour; elles n'ont jamais déterminé de stomatite.

Pour les injections hypodermiques, M. le Dr Louis Jullien se sert d'une solution contenant 20 centigrammes de ce sel pour 100 grammes d'eau distillée bouillie, correspondant à 2 milligrammes par centimètre cube. La dose quotidienne est 1, 2 et 2 milligrammes et demi, dose qu'il ne faut pas dépasser. Le lieu de prédilection pour les injections est dans la profondeur des muscles de la région fessière. Le nombre des injections nécessaires varie avec les sujets, il peut être de 22, 25, 32 et même 45.

Mode d'emploi. Doses. — Solution hypodermique :

Succinimide mercurique..............	1gr,30
Eau distillée..............................	1000 grammes.

A la dose de 1 seringue Pravaz. Pour atténuer la cuisson, ajouter 1 centigramme de cocaïne par seringue.

Mercuriol. — Prép. — Composé préparé d'après une nouvelle méthode, due à Blomqvist, et contenant le mercure métallique très finement divisé. Pour la préparation du mercuriol, Blomqvist part des amalgames de l'aluminium et du magnésium, que l'on mélange, par un triturage mécanique, avec une substance indifférente, telle que la craie.

Desc. — Poudre grise, assez légère, qui contient 40 p. 100 de mercure métallique, et qui, par l'action de l'eau, de l'air et de l'humidité, se décompose facilement en ses éléments ; par suite de cette décomposition, il se forme des oxydes d'aluminium et de magnésium, et le mercure, mis en liberté, se dépose en minimes globules entre les particules des oxydes alcalino-terreux.

Propr. thér. — L'avantage spécial de cette préparation consiste donc en ce que, par suite de la grande surface d'évaporation, elle permet une très rapide volatilisation du mercure. Le mercuriol convient donc particulièrement pour l'application de la méthode du sachet, introduite dans la thérapeutique par le professeur Welander. Ahman s'est aussi servi de cette méthode : pendant les 5 à 10 premiers jours du traitement, tous les jours ; puis, jusqu'à la fin du traitement, tous les deux jours, il faisait étendre 5 grammes de mercuriol dans les sachets, qu'il appliquait, alternativement, un jour, sur la poitrine, le jour suivant, sur le dos. Les étoffes qui conviennent le mieux pour la fabrication de ces sachets sont celles qui offrent sur l'une de leurs faces la consistance de la laine, parce que le mercuriol, répandu avec soin, y adhère très bien. La durée du traitement varie entre 30 et 40 jours. D'après Ahman, par ce traitement, le mercure est absorbé en quantité suffisante par les poumons, puis éliminé par les urines, et le mercure ainsi emmagasiné dans l'organisme y exerce la même action thérapeutique que lorsqu'il y est introduit sous les formes habituellement en usage. Malheureusement ce mode de traitement mercuriel, de même que tous les autres, ne met nullement à l'abri des intoxications par le mercure, intoxications qui, d'ailleurs, n'ont, dans aucun cas, affecté des formes graves. Le traitement par le mercuriol n'offre donc pas seulement un caractère de certitude thérapeutique, mais il peut encore être considéré comme très propre et très commode pour les malades.

Microcidine. — Desc. — Poudre blanche, très soluble dans l'eau, insipide, inodore.

Prép. — On l'obtient en ajoutant à du naphtol-β en fusion la moitié de son poids de soude.

Comp. — Ce corps est composé pour les trois quarts de naphtol sodique et un quart de composés naphtoliques.

Prop. bact. — D'après le Dr Berlioz, de Grenoble, Il est antiseptique, supérieur à l'acide phénique et l'acide borique.

Prop. thér. — Berlioz emploie ce corps pour le pansement des plaies, en solutions à 5 p. 1 000. Il n'est ni caustique, ni toxique.

Moringa pterygosperma Gaertn. — Syn. — Ben ailé.

Desc. — Plante de la famille des Capparidacées, qui croît au Sénégal, à la Réunion, aux Antilles et aux Indes.

Part. empl. — La racine.

Prop. thér. — Les racines fraîches sont rubéfiantes. La teinture alcoolique préparée de la racine séchée au soleil fut essayée par Henry Sachan comme diurétique, à la dose de 10 gouttes jusqu'à 3gr,75 toutes les trois heures. Les résultats obtenus pendant deux années sont encourageants. L'ascite et l'anasarque de cause rénale, aussi bien que de cause cardiaque ou malarique, disparaissent rapidement. L'effet diurétique de la teinture se manifeste le jour même de l'institution du traitement et persiste quelque temps après la cessation du remède; sous ce rapport, le *Moringa* est supérieur à la digitale et à la nitroglycérine. Pas de phénomènes secondaires fâcheux; la teinture n'est pas caustique.

En plus de son action diurétique, le *Moringa* relèverait aussi l'appétit.

Muirapuama. — Syn. — Moyrapuama. Murapuama.

Desc. — Cette plante, qui croît au Brésil, a été d'abord décrite par Almeida Pinto et attribuée à une Acanthacée. Son origine botanique a été déterminée scientifiquement par M. Carl Hartwich (de Zurich), qui l'attribue au *Liriosma ovata* Miers, de la famille des Olacacées.

Comp. — D'après Pekolt, cette drogue contient une huile essentielle, du phlobaphène, du tanin, une résine amorphe qui présente les réactions des alcaloïdes, et un corps cristallisé qui réduit la liqueur de Fehling.

Prop. thér. — M. C. Rebourgeon a fait l'étude pharmacologique du *Moyrapuama*, qui est appelé à rendre service, par son pouvoir excito-réparateur, tonique et aphrodisiaque. Les travaux du professeur Goll (de Zurich) avaient déjà démontré l'action stimulante encéphalo-médullaire du *Moyrapuama*; les expériences physiologiques et thérapeutiques faites par Rebourgeon, avec les principes actifs, qu'il a isolés de cette plante, sont venues confirmer l'efficacité de ce produit dans le traitement des maladies du système nerveux.

Administré sous forme d'un extrait contenant une quantité dosée du glucoside qui en est le principe spécifique, ce médicament donne des résultats certains dans les asthénies gastro-intestinales et circulatoires, dans l'atonie de l'ovulation et dans l'impuissance des forces génitales. Le Dr Monin a obtenu deux succès rapides dans des cas d'anaphrodisie neurasthénique et post-grippale.

Dans l'ataxie locomotrice, les névralgies anciennes,

le rhumatisme chronique et les paralysies partielles, le *Moyrapuama* donne des résultats durables.

Mode d'emploi. Doses. — Extrait fluide préparé à la méthode américaine à la dose de 10 à 20 gouttes avant chaque repas.

Myrtol. — Desc. — Huile essentielle, retirée de la distillation en présence de l'eau des feuilles du *Myrtus communis* L., de la famille des Myrtacées, originaire de l'Afrique. Essence jaune foncé, d'odeur agréable, dont la partie principale, le myrtol, distille entre 170° et 175°.

Prop. thér. — Usitée contre les bronchites chroniques, la blennorragie et la vaginite; mieux tolérée que les balsamiques. — Sédative et antiputride, elle stimule la digestion et augmente l'appétit.

Mode d'emploi. Doses. — Capsules gélatineuses, à la dose de 1 gramme.

Nandhiroba ou **Nhandiroba.** — Syn. — Coucourou.

Desc. — Produit par le *Fevillea cordifolia* L., plante de la famille des Cucurbitacées-Nandhirobées, qui croît au Brésil, Antilles, Guyane.

Part. empl. — Les semences.

Comp. — Les semences contiennent huile fixe, résine, principe amer, mucilage, sucre.

Prop. thér. — Purgatif, fébrifuge, vermifuge et même vomitif.

C'est une des plantes qui rendent le plus de services dans la matière médicale américaine.

R. Brown dit que les semences neutralisent le venin des serpents. On les emploie intérieurement et extérieurement dans ce cas.

Elles sont aussi le contrepoison des substances toxiques végétales, surtout du mancenillier. On s'en sert comme antidote dans l'empoisonnement par les spigélies, le manioc. M. Draprej en a obtenu de bons résultats dans des empoisonnements par la noix vomique, le *Rhus toxicodendron* et la ciguë. En raison de leurs propriétés éminemment purgatives, elles peuvent en effet rendre service dans les empoisonnements, à la condition d'être administrées à temps.

Mode d'emploi. Doses. — On prépare avec les semences une émulsion donnée sous forme de looch.

Naphtolate de bismuth β. — Syn. — Orphol. Bismuth naphtolé.

Prép. — Le naphtol combiné au bismuth est un médicament synthétique des plus précieux : en se combinant au bismuth, le naphtol, tout en conservant ses propriétés antiseptiques, perd ses propriétés toxiques.

Prop. phys. — Le naphtolate de bismuth β se décompose dans l'estomac en ses deux constituants, dont le naphtol est éliminé avec l'urine et par l'intestin, tandis que le bismuth, sous forme de sulfure, est rejeté de l'organisme avec les selles. Ce composé est doué de propriétés bactéricides très accusées.

Prop. thér. — Le Dr Engel l'a employé, à la dose quotidienne de 1 à 2 grammes, dans le choléra asiatique. Il est en général indiqué contre les diarrhées douloureuses, surtout contre les gastro-entérites des enfants, en un mot dans tous les cas où il s'agit de fermentations intestinales anormales causées par des microorganismes pathogènes.

Cette préparation est le meilleur antiseptique intestinal, et il se montre simultanément comme antiseptique et comme astringent. On peut l'administrer longtemps, sans danger, aux adultes aussi bien qu'aux enfants.

Mode d'emploi. Doses. — *Usage interne.* — Cachets de 0,50 à la dose de 1 à 10 par jour. Lavage de l'estomac ou de l'intestin avec eau bouillie 1000 grammes, orphol 5 grammes.

Usage externe. — Poudre d'orphol pour saupoudrer les plaies. Pommade : vaseline, 20 grammes ; naphtolate de bismuth β, 2 grammes.

Neurodine $C^{11}H^{13}AzO^{4}$. — Syn. — Acétylparaoxyphényluréthane.

Prép. — On l'obtient en acétylant le paraoxyphényluréthane, en le chauffant avec l'anhydride acétique (Merck).

Desc. — Cristaux incolores, inodores, fondant à 87 degrés, peu solubles dans l'eau (1 dans 1400 d'eau à 15 degrés), solubles dans 140 d'eau bouillante.

Prop. phys. — A la dose de 50 centigrammes, la neurodine abaisse la température de 2°,5 à 3 degrés. Elle baisse graduellement, atteint son point le plus bas trois ou quatre heures après l'ingestion et remonte ensuite légèrement. Cette chute s'accompagne souvent d'une abondante perspiration, et parfois l'élévation ultérieure coïncide avec la cyanose ou les vomissements. On n'a jamais observé de symptômes de collapsus.

Prop. thér. — D'après von Mering, les expériences sur les animaux ayant montré l'innocuité à doses quotidiennes de 2 à 3 grammes, la neurodine fut employée chez l'homme dans vingt-quatre cas d'affections fébriles (fièvre typhoïde, pneumonie, pleurésie, érysipèle, scarlatine) et trente cas d'affections névralgiques (migraines, tumeur cérébrale, troubles rhumatismaux, névralgie du trijumeau, sciatique, ataxie locomotrice).

Les observations faites par le Dr von Mering lui font recommander la neurodine comme un antinévralgique prompt et efficace, qui, à la dose de

1 gramme à $1^{gr},50$, serait un succédané de la phénacétine dans le traitement de la migraine et des différentes névralgies. Les douleurs disparaissent une demi-heure après l'absorption de ce médicament.

Ce serait également un antipyrétique; la dose de $0^{gr},50$ suffit pour faire baisser la température de 2 à 3 degrés. Mais cet effet est si rapide, qu'il produit quelquefois différents accidents: cyanose, transpiration, etc.

Mode d'emploi. Doses. — Ce médicament ne doit pas être employé comme antipyrétique, mais seulement comme antinévralgique à la dose de 1 gramme en cachets. Cette dose pourrait être, dans certains cas, portée jusqu'à 4 et même 6 grammes.

Nirvanine $HCl(C^2H^5)$. — Prép. — La nirvanine est l'éther méthylique de l'acide diétylglycocoleparaamidooxybenzoïque, qui est une variété d'orthoforme.

Desc. — Prismes blancs, fusibles à 185°, solubles dans l'eau.

Sa solution aqueuse se colore en violet par le perchlorure de fer.

Prop. phys. — Le Dr A. Joanin a étudié la valeur pharmacodynamique de la nirvanine sur les animaux, il a montré son pouvoir toxique comparativement à celui de la cocaïne. Le pouvoir toxique de la cocaïne étant de 0,08 par kilo d'animal, celui de la nirvanine est de 0,70. L'équivalent de toxicité de la cocaïne étant 1, celui de la nirvanine est de 8,75.

Prop. thér. — Elle a été employée comme anesthésique sous forme d'injections sous-cutanées à la place de la cocaïne; elle serait beaucoup moins toxique que cette dernière et déterminerait une insensibilité qui pourrait se prolonger pendant plusieurs heures.

Mode d'emploi. Doses. — Injections aqueuses sous-cutanées à la dose de $0^{gr},05$ et à $0^{gr},50$ cent.

Nitrite de soude. — PRÉP. — On sature une solution de carbonate de soude par du gaz acide nitreux ou on calcine imparfaitement de l'azotate de soude. On dissout le résidu dans l'alcool, on filtre et on évapore l'alcool.

DESC. — Cristaux blancs, déliquescents, très solubles dans l'alcool et dans l'eau.

PROP. THÉR. — Le professeur Darkschevitch s'est basé sur les résultats satisfaisants obtenus par Petrone dans le traitement de la syphilis par des injections hypodermiques d'azotite de soude. Il a constaté que l'action de ce médicament dans le tabès est aussi favorable que celle du mercure. Sous son influence, les douleurs fulgurantes, l'ataxie et la faiblesse des membres inférieurs diminuent ; parfois aussi on note un amendement des troubles sphinctériens et surtout des troubles vésicaux ; enfin la situation générale est également améliorée et le poids du corps augmente.

L'examen du fond de l'œil chez les tabétiques soumis au traitement par le nitrite de soude a démontré que cette substance n'exerce pas sur le nerf optique la même action défavorable que le mercure ; bien au contraire, dans certains cas d'atrophie notable des papilles, où il était, pour cette raison, impossible d'administrer du mercure, le nitrite de soude a amené une ampliation des artères des papilles et une amélioration de l'acuité visuelle.

L'auteur croit que l'action favorable est surtout due à l'influence du nitrite de soude sur le virus syphilitique.

MODE D'EMPLOI. DOSES. — Injections hypodermiques quotidiennes d'une solution aqueuse d'azotite de soude, dont la concentration allait progressivement de 1 p. 100 à 6 p. 100 ; on injectait tous les jours 1 c.c. de la solution. Il a été fait en tout, à chaque malade, 80 injections.

Nosophène $C^{20}H^8I^4O^4$. — Syn. — Tétraiodophénolphtaléine.

Le sel de soude a été appelé *antinosine* et le sel de bismuth *endoxine*.

Prép. — Ce corps a été obtenu par MM. A. Classen et W. Loeb, en faisant agir l'iode sur les solutions de phénolphtaléine.

Desc. — C'est une poudre faiblement jaunâtre, inodore, insoluble dans l'eau et les acides, difficilement soluble dans l'alcool, l'éther et le chloroforme. Fond à 235°, en dégageant de l'iode. Il donne des sels stables, solubles quand ce sont des sels alcalins ou alcalino-terreux. Les sels préparés avec les autres métaux sont insolubles dans l'eau.

Le nosophène contient 60 p. 100 d'iode combiné intimement.

Prop. phys. — Cette substance traverse l'organisme sans décomposition, aussi bien employée en usage interne qu'en usage externe. Elle est dépourvue de toute irritation locale et n'est pas toxique. Un chien a reçu pendant 8 jours jusqu'à 300 grammes de ce produit, sans qu'il soit survenu aucun phénomène secondaire fâcheux. Dans deux expériences sur l'homme, le Dr Seifert a administré 25 et 50 centigrammes de ce médicament sans provoquer de phénomènes d'irritation du côté de l'estomac ni de l'intestin.

Le nosophène est non toxique et dépourvu de toute action irritante locale. Le Dr Seifert le recommande pour ses propriétés bactéricides et dessiccantes. Il s'est servi du nosophène pour insufflations dans le traitement des affections de la muqueuse nasale (rhinite avec sécrétion profuse et rhinite aiguë) et pour saupoudrer les chancres mous et en cas de balano-posthite.

Pour prévenir, dans ces derniers cas, la formation

des croûtes, ce qui aurait pour résultat la rétention des sécrétions, on aura soin de ne le saupoudrer qu'en couche très mince. Après avoir nettoyé l'ulcère à l'aide du perchlorure de fer, on saupoudrera le nosophène et l'on recouvrira le tout d'une couche mince d'ouate.

On peut aussi se servir des insufflations de nosophène pour le traitement consécutif aux cautérisations par l'acide chromique et l'acide trichloracétique ; de la sorte, on s'oppose efficacement à la formation des exsudats fibrineux.

MODE D'EMPLOI. — Poudre de nosophène, employée en insufflations ou en l'étalant en fines couches avec un pinceau.

Nutrose. — SYN. — Caséinate de soude.

DESC. — On désigne ainsi une préparation nutritive renfermant 13,8 p. 100 d'azote. C'est un composé neutre à base de caséine et d'alcali.

PRÉP. — On l'obtient en mélangeant de la caséine sèche avec une proportion calculée d'hydrate sodique ; on fait bouillir le mélange avec de l'alcool à 94° et on sèche.

PROP. THÉR. — La nutrose est une poudre facilement digestible, soluble dans le lait chaud, dans l'eau et dans le bouillon, que l'on peut administrer à la dose de 30 à 60 grammes par jour.

M. Bornstein, à la suite d'une série d'essais physiologiques institués sur lui-même, a pu reconnaître que la nutrose présente de grands avantages sur la peptone de viande : en effet, cette préparation a un goût agréable, elle est résorbée par l'intestin et n'est pas irritante, tandis que la peptone, dont le goût est répugnant, n'est pas même aussi bien résorbée que la viande de boucherie et irrite à la longue la muqueuse du tube digestif.

Il ressort enfin des expériences que la nutrose présente une valeur nutritive égale à celle de la peptone.

Œthol. — Syn. — Alcool cétylique.

Desc. — Cet alcool forme, avec l'acide palmitique, le spermaceti.

Prop. thér. — L'œthol, qui est employé en dermatologie, est une substance sans odeur ni saveur, fusible à 49°,5 ; en frictions il devient onctueux sans rendre la peau glissante et sans tacher les objets. D'après Grimm, il peut remplacer les meilleures pommades sans présenter leurs inconvénients.

Oléate de soude. — Syn. — Eunatrol.

Prép. — Combinaison de la soude et de l'acide oléique.

Desc. — Poudre blanche, soluble dans l'eau, d'odeur non désagréable.

Prop. thér. — Cette substance est employée comme cholagogue.

Le Dr Blum l'avait depuis quelque temps déjà recommandé comme cholagogue à la dose de 1 à 2 grammes en injections sous-cutanées.

Son influence sur les coliques hépatiques est très marquée. Chez une femme sujette à de fréquentes attaques de gravelle biliaire, après avoir vainement employé le remède de Durande, l'huile d'olive, dans les accès antérieurs, le Dr Carlier a eu recours, lors du dernier accès, à des pilules d'eunatrol dosées à 25 centigrammes. Ces pilules ont été prises de 1 heure en 1 heure jusqu'à absorption de 4 grammes. Dès la première heure, les coliques, que jadis la morphine seule parvenait à soulager, ont été diminuées. La malade a pris 4 grammes d'eunatrol pendant cinq jours consécutifs sans ressentir pesanteur d'estomac ou tranchées. Les selles, dès le troisième jour, reprenaient leur cours et leur coloration normaux.

MODE D'EMPLOI. — DOSES. — On le fait absorber par l'estomac à la dose de 2 à 5 grammes par jour, on l'injecte par voie sous-cutanée à la dose de 1 à 2 grammes.

Oléate de zinc. — PRÉP. — On fait une solution avec savon amygdalin, 500 grammes, et eau tiède, 3 litres, puis une autre solution avec sulfate de zinc, 200 grammes, eau distillée, 500 grammes. On mélange les deux solutions, on recueille le précipité sur un filtre, on le lave à l'eau distillée, on dessèche et on pulvérise.

PROP. THÉR. — L'oléate de zinc est employé contre les eczémas étendus, la transpiration profuse, l'hyperhydrose et l'osmhydrose.

MODE D'EMPLOI. — Poudre composée d'oléate de zinc.

Oléate de zinc	30 grammes.
Kaolin	30 —
Thymol	0,50

Mêlez, appliquez en saupoudrant la peau.

Pommade d'oléate de zinc :

Oléate de zinc	30 grammes.
Vaseline	30 —

Mêlez.

Onguent à l'oléate de zinc :

Oléate de zinc	30 grammes.
Paraffine	30 —

Mêlez.

Orexine (Tannate d'). — PRÉP. — Tannate de phenyldihydrochinazoline, obtenu en prenant pour matière première la formaniline.

Desc. — Substance pulvérulente, d'un blanc jaunâtre, insipide et inodore ; insoluble dans l'eau, faiblement soluble dans les acides dilués, plus fortement dans l'acide chlorhydrique. Ce médicament ne doit pas être prescrit avec les préparations ferrugineuses.

Prop. thér. — Le Dr Kolb a employé ce médicament dans 40 cas d'inappétence avec toutes les causes variées d'anorexie, et 34 malades furent guéris. M. Kolb faisait prendre 0gr,25 avant chaque repas d'orexine en cachets et prescrivait de boire en même temps quelques gorgées d'eau pure.

Le tannate d'orexine a aussi son usage dans la thérapeutique infantile, où on l'administre comme excitant de l'appétit à la dose de 20 centigrammes deux fois par jour, deux heures avant le dîner et avant le souper.

Mode d'emploi. Doses. — Il peut être pris avec de l'eau ou du sucre, ou dans des cachets, tablettes chocolatées et dosées à 25 centigrammes. Pilules de 10 centigrammes, de 1 à 5 par jour.

Orthoforme. — Prép. — On combine l'alcool méthylique à l'acide amidoxybenzoïque de façon à avoir l'éther méthylique de cet acide.

Desc. — Poudre cristalline blanche, inodore, insipide, peu et lentement soluble dans l'eau, qui n'en dissout que la quantité strictement nécessaire pour faire une solution dont on fait usage.

Prop. thér. — Appliqué sur les muqueuses en poudre ou en pommade, l'orthoforme y provoque, au bout de quelques minutes, une anesthésie lentement progressive. Il est facile de s'en convaincre en étalant ce médicament d'une manière uniforme sur la langue ou sur la conjonctive oculaire. Cette même action analgésique se manifeste aussi sur les plaies et ulcères douloureux, mais elle ne se produit pas à travers la peau ou une muqueuse épaissie et indurée. L'orthoforme se montre inactif partout où il n'existe pas de solution de continuité du tégument, comme dans les brûlures au premier degré, par exemple, les plaies réunies par suture, etc.

Par contre, l'action analgésique de l'orthoforme est des plus nettes dans les brûlures au troisième degré, dans toutes les plaies douloureuses (cancers, ulcères variqueux de la jambe), les fissures des lèvres, du sein et de l'anus, les excoriations, les ulcérations de la langue, du larynx, etc.

Administré à l'intérieur, l'orthoforme constitue un bon moyen pour calmer les douleurs de l'ulcère rond et du cancer de l'estomac, mais il ne peut servir à combattre les sensations pénibles liées au catarrhe chronique de l'estomac ou à la dilatation de cet organe, la muqueuse gastrique étant intacte dans ces cas.

L'orthoforme, en se combinant avec l'acide chlorhydrique, forme un sel soluble. Ce chlorhydrate d'orthoforme ne convient cependant pas pour l'analgésie de la conjonctive et des muqueuses nasale, buccale et pharyngo-laryngée ; il ne peut non plus être employé en injections sous-cutanées, car, par suite de la réaction acide de ses solutions, il irrite fortement les tissus. Néanmoins, on peut l'utiliser à l'intérieur (ulcère et cancer de l'estomac), ainsi qu'en injections intra-urétrales dans les cas de blennorragie.

Mode d'emploi. Doses. — A l'intérieur, on peut administrer l'orthoforme et son chlorhydrate à la dose de 0,50 à 1 gramme par jour.

Oxycamphre. — Prép. — L'oxycamphre est du camphre ordinaire dans lequel un atome de H est remplacé par HO.

DESC. — Substance blanche amorphe, soluble à 2 p. 100 dans l'eau froide.

PROP. THÉR. — D'après le Dr Henitz, ce médicament abaisse l'excitabilité du centre respiratoire ; c'est un antidyspnéique dont l'action peut être comparée à celle de la morphine.

MODE D'EMPLOI. DOSES. — Cachets de 0gr,50 que l'on prend à la dose de 2 le matin et 2 le soir ; pour Henitz, on peut aller jusqu'à 2 et 3 grammes par jour.

Panbotano. — SYN. — *Calliandra Houstoni* Benth., *Feuillea Houstoni* L'Her., *Anneslea Houstoni* Swet.

DESC. — Petit arbuste de la famille des Légumineuses-Schwartziées, qui pousse dans les terres chaudes du Mexique, au Sénégal et au Gabon.

COMP. — M. Nicolas de Arellano et le Dr Moralès au Mexique et M. Villejean en France ont fait l'analyse de la plante ; ils ont trouvé du tannin, des matières grasses, une résine soluble. M. Bocquillon a isolé un glucoside, que M. Altamirano (de Mexico) a obtenu en quantité suffisante pour en faire l'étude et qu'il a appelé *Calliandrine*. M. le professeur Gab. Pouchet a isolé un alcaloïde et une résine active.

PROP. THÉR. — C'est un amer de premier ordre et il est employé contre les fièvres. Au Mexique, les Drs Moralès et Labato ont obtenu de bons résultats dans les fièvres paludéennes si communes dans ce pays. En France, M. le Dr Valude (de Vierzon) a obtenu des succès contre les fièvres de toute nature (fièvres paludéennes, fièvre typhoïde, grippe, tuberculose).

Le Dr Crespin (d'Alger) prescrit le *Panbotano* en décoction à la dose de 80 grammes pour les adultes et de 40 grammes pour les enfants, en administrant en même temps de l'acide carbonique, de l'opium, pour éviter les nausées; sur 20 cas de fièvres intermittentes quotidiennes, il obtint 20 succès.

Le Dr Dinan (1) considère l'action efficace du *Panbotano* comme très rapide; il empêche les rechutes et peut être employé comme préventif du paludisme.

Le Dr A. Roussel (de la Nouvelle-Orléans) a eu des résultats satisfaisants dans 8 cas typiques de malaria.

Mode d'emploi. Doses. — Teinture. — Décoction. Le Dr Valude préconise la décoction avec 70 grammes d'écorce, à prendre en une fois. — Élixir.

Paraforme $C^3H^6O^6$. — Syn. — Trioxyméthylène. Triformol. Aldéhyde formique polymérisé.

Prép. — Le paraforme serait, d'après le Dr Aronson, un polymère du formaldéhyde; on l'obtient en chauffant la solution aqueuse de formaldéhyde (formaline, formol) : le formaldéhyde se transforme alors en un polymère qui est le paraforme.

Desc. — Substance blanche, cristalline, insoluble dans l'eau.

Prop. thér. — Le Dr Aronson préconise le paraforme comme antiseptique intestinal. De tous les antiseptiques comparés avec le paraforme, tels que naphtol-β, iodoforme, salol, dermatol et benzonaphtol, ce n'est que le premier qui, par son pouvoir d'arrêter complètement le développement des bactéries, peut être mis en parallèle avec le paraforme, et encore celui-ci agirait-il sur le bacille de la fièvre typhoïde avec plus d'énergie que ne le fait le naphtol-β. C'est ainsi qu'une solution de paraforme à 1 p. 5000 l'influencerait aussi efficacement qu'une solution de naphtol-β à 1 p. 3000. De même aussi 0gr,05 de para-

(1) Dinan, *Thèse inaugurale*.

forme stérilisèrent 200 grammes d'urine, tandis que le même but n'était atteint que par 0gr,15 de naphtol-β. L'administration de 5 grammes de paraforme ne fut suivie de phénomènes secondaires fâcheux d'aucune nature; de par son action physiologique, il ressemble au calomel. Donné à la dose de 3 à 5 grammes, le paraforme est un bon purgatif, tandis qu'à des doses moins élevées il provoquerait plutôt la constipation. On peut aussi l'employer comme antiseptique pour les pansements.

Le Dr Miquel préconise les vapeurs de paraforme pour désinfecter les appartements.

A cet effet, il prépare la pâte suivante : paraforme cristallisé et chlorure de calcium, par parties égales d'après le nombre et la dimension des bandelettes à préparer, et eau Q. S. pour faire une pâte. On étend la pâte sur des bandelettes, qu'on suspend dans la pièce à désinfecter.

MODE D'EMPLOI. DOSES. — Solution aqueuse 1/1000, cachets de 0gr,10 à la dose de 2 à 10 par jour. Poudre pour saupoudrer les plaies.

Permanganate de chaux. — SYN. — Monol. Acerdol.

PROP. THÉR. — D'après M. Ch. Levassort, les solutions aqueuses chaudes à 0,3 à 0,5 p. 100 de permanganate de chaux sont recommandables pour la stérilisation des mains de l'opérateur, l'asepsie de la peau et du champ opératoire. Dans le courant de l'intervention chirurgicale, on peut se servir de solutions plus étendues, à 0,1 p. 100. Les instruments ne sont pas attaqués par ces solutions, si on ne les laisse à leur contact que pendant le temps nécessaire à l'opération et si l'on a soin ensuite de bien les essuyer. Dans la pratique gynécologique, on emploie contre les processus infectieux des injections vaginales ou intra-utérines qui contiennent 0,15 à 0,3 p. 1000 de cette préparation. En général, les solutions de 0,04 p. 1000 sont déjà suffisantes ; pour le lavage de l'urètre, on se sert de solutions à 0,2 p. 1000. Pour le traitement de la conjonctivite blennorragique, on emploie des soultions à 0,35 p. 1000 et l'on lave chaque œil, au début, 4 fois par jour, au moyen de 1 litre 1/2 de liquide ; plus tard, on n'entreprend les lavages que 3 fois par jour, puis à la fin 2 fois.

D'après M. Féré, on peut, par l'antisepsie intestinale, influencer favorablement l'acné bromique, mais non les éruptions iodées. Mais on réussit à combattre avec succès ces deux sortes d'affections cutanées par des lotions au moyen d'une solution de permanganate de chaux à 0,04 p. 1000 ; on obtient le même résultat dans le bromidrose des pieds par des bains peu prolongés contenant 0,35 de permanganate de chaux par litre d'eau.

M. Köhler a employé des solutions de permanganate de chaux pour le nettoyage de cavités buccales fétides et mal soignées et pour le lavage de la bouche après les extractions dentaires ; son effet rapide ne laisse rien à désirer.

Mode d'emploi. — Solution variant de 0gr,40 à 5 grammes p. 1000 d'eau distillée.

Péronine $C^{17}H^{18}AzO^{2}O\,C^{6}H^{5}CH^{2}HCl$.

Syn. — Chlorhydrate de benzoylmorphine.

Prép. — On l'obtient en substituant un radical alcoolique à un atome d'hydrogène du groupe OH de la morphine, analogue au groupe phénolhydroxyle (E. Merck).

Desc. — Poudre blanche légère. Soluble dans l'eau et l'alcool faible, surtout à chaud, insoluble dans le chloroforme et l'éther. Se décompose à 200° en dégageant des vapeurs à odeur de benjoin.

La solution aqueuse de péronine, additionnée d'acide chlorhydrique dilué, est-elle soumise pendant un certain temps à l'ébullition, la péronine se dédouble en morphine et en chlorure de benzyle : la solution bouillie est-elle traitée par des alcalis caustiques, il se produit un précipité de morphine qui se redissout dans un excès d'alcali.

PROP. THÉR. — Le Dr Schröder dit que c'est un bon narcotique que l'on peut placer entre la codéine et la morphine. Tout en le cédant un peu, de par son action hypnotique, à la morphine, elle lui est supérieure sous plusieurs rapports : le sommeil est plus profond, plus calme et n'est jamais précédé de phénomènes d'excitation. Schröder la recommande surtout contre la toux opiniâtre survenant dans le cours de la bronchite et de la phtisie. C'est un excellent calmant des douleurs rhumatismales et névralgiques ; on peut la prescrire avantageusement contre les accès asthmatiques. Comme phénomène secondaire fâcheux, on n'a observé que de la constipation. La péronine peut être administrée à des doses 2 à 3 fois plus élevées que celles de la morphine, c'est-à-dire à la dose de $0^{gr},02$ à $0^{gr},04$. La dose maxima est de $0^{gr},06$ en une seule fois et de $0^{gr},2$ par vingt-quatre heures.

MODE D'EMPLOI. DOSES. — Voici quelques formules :

I.	Péronine	$0^{gr},3$
	Racine de réglisse	āā Q. S.
	Suc de réglisse	

Divisez en 30 pilules. — A prendre 2 à 3 pilules, le soir.

II.	Péronine	$0^{gr},5$
	Eau distillée	100 grammes.

M. S. — A prendre une cuillerée à café le soir.

III. Péronine	0gr,3	
Alcool	5	grammes.
Eau distillée	50	—
Sirop simple	100	—

M. D. S. — A prendre, 3 fois par jour, par cuillerée à café.

Peroxyde de sodium. — Le Dr P.-G. Unna a fait connaître un nouveau mode d'emploi du savon au peroxyde de sodium. La substance savonneuse de cette préparation consiste en un mélange de trois parties de paraffine liquide et de sept parties de savon médicinal, auquel on incorpore 2,5 à 5 p. 100 de peroxyde de sodium en poudre.

Par l'action de ce savon, la peau de la face, si elle est pâle, raccornie, couverte de comédons, ne tarde pas à prendre une teinte rose et fraîche, en même temps qu'elle se nettoie et s'assouplit. On se sert de ce savon de temps en temps, dans les cas graves chaque fois qu'on se lave, à peu près trois fois par jour, et, au besoin, on fait suivre son emploi de l'application d'un médicament pouvant être particulièrement indiqué, tel que la pâte sulfo-zincique, la pâte au sublimé, résorcine et zinc, etc... Voici comment on opère : à l'aide d'un tampon d'ouate mouillé on fait mousser ce savon sur la peau jusqu'à ce que son application ait donné lieu à une sensation douloureuse assez vive, et l'on enlève alors rapidement l'écume en lavant avec de l'eau. Ce produit n'agit pas seulement sur les comédons, il peut aussi exercer une influence très favorable sur les cicatrices indolentes d'acné et sur la rosacea pustulosa.

Les Drs A. Desgrez et V. Balthazard ont attiré l'attention sur un autre mode d'emploi important du peroxyde de sodium. Ce produit peut servir à purifier complètement l'atmosphère viciée par une trop grande quantité d'acide carbonique, en dégageant de l'oxygène en présence de l'eau froide, tandis que la soude caustique, qui se forme en même temps, rend inoffensif l'excès d'acide carbonique mêlé à l'air. Il sera donc possible à l'avenir, ainsi que le fait remarquer E. Derennes, de rendre respirable l'air trop chargé d'acide carbonique de certains puits et d'éviter ainsi les dangers auxquels ils peuvent donner lieu.

Persodine. — Syn. — Persulfates alcalins.

Prép. — Sel obtenu par M. Lumière, de Lyon, par l'électrolyse des sulfates alcalins.

Desc. — Sel blanc entièrement altérable à l'état sec par l'air et la lumière. Sous le nom de persodine est préparée une solution aqueuse à 1 p. 100 environ.

Prop. phys. — Le Dr Friedlander, puis Nicolas, ont fait l'étude physiologique de la persodine; ce produit n'est pas toxique, il possède une propriété oxydante de premier ordre; enfin, expérimenté sur les animaux, il a procuré l'appétit et les a fait augmenter de poids d'une façon sensible.

Prop. thér. — M. le Dr Garel, médecin des hôpitaux de Lyon, a administré la persodine à un certain nombre de malades, pour la plupart tuberculeux, soit dans son service hospitalier, soit dans sa clientèle. Ses expériences lui permettent d'affirmer que c'est un agent médical de premier ordre.

Dans la grande majorité des cas, l'appétit persiste longtemps, les forces augmentent et le malade, satisfait, renaît à l'espérance.

C'est donc dans la tuberculose au début, voire même à la seconde période, que la persodine trouvera son application la plus certaine. Néanmoins, un malade assez avancé retira le plus grand bien de cette médication.

Ces exemples suffisent pour établir la valeur de cette médication nouvelle. En résumé, dans la plupart des cas, les faits se passent d'une façon identique. Excitation de l'appétit, digestions plus faciles, amélioration de l'état général à tous les points de vue, tel est le résultat presque constant de la médication. Le premier phénomène en date nous paraît être le rétablissement de la fonction digestive; l'excitation de l'appétit suit à bref délai; dans quelques cas cependant, elle se fait attendre quatre ou cinq jours.

La persodine est appelée à jouer un rôle important dans la médication eupeptique. C'est un apéritif précieux qui est indiqué dans toutes les affections déterminant la perte de l'appétit, le dégoût des aliments, et, comme conséquence, le dépérissement général.

MODE D'EMPLOI. DOSES. — Pour un adulte, 20 centigrammes de sel, c'est-à-dire une cuillerée à soupe de la solution dans un quart de verre d'eau, à prendre une heure avant le principal repas. Une seule dose pour vingt-quatre heures. Interrompre au bout de trois à quatre semaines, pour éviter l'accoutumance. Le remède n'a aucune saveur désagréable, est facilement supporté et ne provoque que rarement une légère diarrhée qui cède d'elle-même rapidement.

Petiveria alliacea L. — SYN. — Racine du Congo, Herbe aux poules.

DESC. — Arbuste de la famille des Phytolaccacées, qui croît au Congo, en Guinée et dans l'Amérique du Sud.

PROP. THÉR. — Les feuilles sont diurétiques, sudorifiques, antispasmodiques, employées dans l'ischurie, l'hystérie, l'hydropisie et la fièvre jaune. Aux

Antilles, la racine est employée comme odontalgique ; à Porto-Rico, on la donne aux nouvelles accouchées pour prévenir les accidents des suites de couches.

Mode d'emploi. Doses. — Décoction, administrée tous les quarts d'heure, par verrée.

Pétrolan. — Prép. — Nouveau produit dermatologique obtenu par la saponification d'huiles minérales.

Propr. thér. — Préconisé par le Professeur Rein. S'emploie avec beaucoup de succès contre les eczémas chroniques squameux, contre le prurigo et diverses affections cutanées, les éruptions, scabies, etc. ; dans le traitement des brûlures, le pétrolan s'est montré d'une grande utilité : son application immédiate empêche la formation des bulles.

Mode d'emploi. — On étend le pétrolan en couche épaisse d'un millimètre environ sur des bandes de toile dont on recouvre la partie malade et l'on y applique un pansement compressif. Après avoir retiré le pansement, un lavage à l'eau tiède est indiqué.

Pétrosulfol. — Prép. — Nouveau produit dermatologique, tiré des schistes sulfureux. Les huiles sulfureuses naturelles sont encore soumises à une sulfuration ; le produit résultant est, au point de vue chimique, le sel ammoniacal de l'acide sulfo-ichtyolique. Les impuretés sont séparées par la dialyse.

Desc. — Le pétrosulfol est plus consistant, plus coloré que l'ichtyol, son odeur est beaucoup moins forte et moins pénétrante ; facilement soluble dans l'eau, à laquelle il communique une réaction acide ; la solution aqueuse possède une fluorescence verdâtre ; en partie soluble dans l'alcool à 90 p. 100, dans l'éther, l'éther de pétrole, la benzine ; se dissout complètement dans la glycérine ; insoluble ou peu soluble dans les huiles grasses et essentielles. Peut être incorporé à la vaseline, l'axonge, la lanoline, etc. Le produit desséché contient 16,3 p. 100 de soufre.

PROP. THÉR. — Rend de signalés services dans le traitement gynécologique, dans des affections inflammatoires de la peau, dans les rhumatismes, etc.

MODE D'EMPLOI. DOSES. — S'emploie comme l'ichtyol; en pommades ou onguents pour usage externe à 10 p. 100 de pétrosulfol et 90 p. 100 de vaseline ou de glycérine.

Ehrmann préconise la pommade suivante dans des cas d'eczéma :

Pétrosulfol	6 à 10	grammes.
Sanoline	āā 20	—
Vaseline		
Oxyde de zinc	āā 5 à 10	—
Amidon		

Phénégol. — PRÉP. — Lorsqu'on nitrose les dérivés parasulfonés des phénols en général, on arrive assez facilement à leur faire absorber une quantité de mercure égale à un demi-équivalent par équivalent de phénol primitif. Ces corps ainsi obtenus, que nous dénommons *égols* d'une façon générique et *phénégol*, *créségol*, *thymégol* d'une façon particulière, sont des composés organiques paradoxaux de mercure, en ce sens qu'ils n'offrent aucune des réactions chimiques ni physiologiques de leur composants (E. Gautrelet).

Le phénégol peut être représenté par la formule :

$$C^6H^3 \underset{\diagdown SO^3K}{\overset{\diagup O}{—}} AZO^2 = Hg = AZO^2 \underset{SO^3K \diagup}{\overset{O \diagdown}{—}} C^6H^3$$

DESC. — Poudre rouge, soluble dans l'eau froide en toutes proportions, sans saveur, ni odeur, ni caustique, ni irritante. Elle ne coagule pas les albumines, précipite les toxines, n'est pas décomposée par les matières organiques.

Prop. thér. — Sa toxicité est à peu près nulle, seulement de 2 grammes par kilogramme de poids. Son élimination est rapide, et sa valeur bactéricide grande, car, à 4 p. 1000, le phénégol maintient des bouillons stériles ou stérilise toutes les cultures auxquelles il est ajouté.

Phénocolle $C^{10}H^{14}O^2Az^2$. — Syn. — Amido-acétparaphénétidine.

Desc. — Poudre blanche, cristalline, soluble à 17° dans 16 parties d'eau ; la solution est neutre, incolore, devient alcaline au bout de quelques jours.

Sel employé. — Le chlorhydrate.

Prép. — On l'obtient en combinant la phénétidine et le glycocolle.

Prop. phys. — Le chlorhydrate de phénocolle est un antithermique et un analgésique, qui ne serait pas toxique, au dire du professeur Kobert (de Dorpat). On n'a pas signalé d'action nocive sur les reins, même après d'assez fortes doses. L'urine prend une teinte rouge brun, qui se fonce encore après addition de perchlorure de fer. L'élimination du médicament est très rapide.

Prop. thér. — Employé par le Dr Mering comme antithermique, et il a obtenu d'aussi bons effets qu'avec l'antipyrine ou la phénacétine.

Préconisé par le professeur Kobert dans les fièvres des phtisiques, dans le rhumatisme articulaire aigu et dans les névralgies.

M. Herbel l'a employé avec succès dans plusieurs cas de tuberculose pulmonaire et de rhumatisme articulaire aigu.

Mode d'emploi. Doses. — Il se prend sous forme de

poudre en cachets, à la dose de 0gr,50 à 1 gramme. Un gramme de phénocolle équivaut, au point de vue des effets, à 1gr,50 ou 2 grammes d'antipyrine.

Phosphate de bismuth. — Syn. — Bismuthol. Gastérine. Phosphate de bismuth soluble.

Prép. — On l'obtient en faisant fondre un mélange d'oxyde de bismuth, de soude et d'acide phosphorique.

Desc. — Il renferme environ 20 p. 100 d'oxyde de bismuth, il donne facilement une solution complète dans l'eau, même dans les proportions de 1 à 2 ou 1 à 3. Mais les solutions concentrées se troublent après peu de temps, tandis que la solution au vingtième se conserve plus de vingt-quatre heures, et les solutions plus faibles encore se maintiennent plusieurs jours. La solution est presque neutre, d'une saveur salée et se trouble par les bases, les acides et l'action de la chaleur.

Prop. thér. — Le Dr O. Doffler a préconisé ce sel contre le catarrhe aigu de l'estomac et de l'intestin et comme antiseptique intestinal, à la dose de 0gr,20 à 0gr,50, trois fois par jour. On l'emploie aussi dans le traitement des plaies, en saupoudrant.

Le phosphate de bismuth agirait très favorablement dans la gastro-entérite aiguë des enfants. Dans la plupart des cas, les vomissements cesseraient dès la première cuillerée du médicament ; l'odeur spécifique dégagée par les déjections disparaîtrait à partir du moment où les matières fécales se colorent en noir par le bismuth et la guérison s'obtiendrait rapidement. Il y a lieu toutefois de prolonger l'usage du sel bismuthique quelques jours encore après la cessation de la diarrhée.

Mode d'emploi. - Doses. — Aux adultes, on le prescrit sous la forme d'une potion ainsi formulée :

Phosphate de bismuth	3 à 4	grammes.
Eau	500	—
Sirop diacode	30	—

F. S. A. — A prendre par cuillerées à bouche d'heure en heure.

Pour les enfants, recourir à la formule suivante :

Phosphate de bismuth	2	grammes.
Eau	90	—
Sirop diacode	10	—

F. S. A. — Donner d'heure en heure une demi-cuillerée ou une cuillerée à café.

Le Dr Leisser a eu aussi d'excellents résultats analogues : cachets à la dose de 0gr,20 à 0gr,50, 3 fois par jour pour les enfants, 6 fois par jour pour les adultes.

Phosphate de créosote. — Prép. — On l'obtient en traitant la créosote par l'anhydride phosphorique en présence du sodium.

Desc. — Se présente en une masse sirupeuse, dense, qu'on traite par l'eau, qu'on soumet à une distillation fractionnée pour recueillir le produit qui distille entre 190° et 203°. On le purifie, en le dissolvant dans l'alcool absolu, d'où on le précipite par l'eau.

De ce traitement résultent plusieurs phosphates de créosote ; — parmi tous ces produits, il n'y a que le produit qui distille entre 190° et 203° qui soit employé dans la médecine interne, parce qu'il est privé de propriétés caustiques ou irritantes. Il contient environ 75 p. 100 de créosote et 25 p. 100 d'acide phosphorique. C'est une huile dense, d'odeur presque imperceptible qui rappelle celle de la créosote, de saveur astringente et amère peu prononcée, non piquante. Ce produit est insoluble dans l'eau, dans la glycérine, dans les solutions alcalines et les huiles (ce caractère le distingue de la créosote); il est soluble dans l'alcool et l'éther.

PROP. THÉR. — L'absence de causticité, d'action irritante et vénéneuse, doit faire préférer ce produit à la créosote, puisqu'il est possible de l'administrer à hautes doses, sans produire d'inconvénients. En effet, il ne cause jamais d'intolérance gastrique, ni de diarrhées. Il agit comme astringent; sur l'estomac, il exerce une action tonique et apéritive. Il est saponifiable par les liquides organiques alcalins et par le sang: la créosote et les phophates régénérés sont alors plus efficaces, parce qu'ils sont à l'état naissant. On l'administre dans certains cas de localisations tuberculeuses (pulmonaire, laryngée et méningite tuberculeuse) et dans certains cas de bronchite chronique.

MODE D'EMPLOI. DOSES. — Capsules. Pilules à la dose de 0gr,50 à 1 gramme par jour.

Phosphate de gaïacol. — SYN. — Éther gaïacolphosphorique.

DESC. — Corps cristallin, incolore, inodore, insipide. Soluble dans l'alcool fort, il est insoluble dans l'eau, la glycérine et les huiles ; il est fusible à 97°. Sa teneur en gaïacol est de 89,4 p. 100.

PROP. PHYS. — Introduit dans le tube digestif de l'homme ou des animaux, le phosphate de gaïacol traverse l'estomac sans subir de modifications et se dédouble dans l'intestin. Il est alors absorbé, puis éliminé principalement par la voie urinaire. Sa toxicité est inférieure à celle du gaïacol.

PROP. THÉR. — Le Dr Gilbert administre le phosphate de gaïacol à la dose de 40 à 60 centigrammes par jour, dans un certain nombre de cas de tuberculose pulmonaire. Son action lui a paru comparable à celle du gaïacol et de la créosote.

Comparé aux autres composés du gaïacol, le phosphate offre l'avantage d'être plus riche en gaïacol. Seuls font exception le carbonate et le phosphate, dont la teneur en gaïacol est plus élevée.

Le phosphate et le phosphite offrent, d'autre part, l'avantage sur le carbonate de mettre en liberté un radical phosphoré aux lieu et place d'acide carbonique indifférent.

Comparé encore au gaïacol, le phosphate de gaïacol présente plusieurs infériorités dues à son point de fusion et à son insolubilité dans l'huile qui rendent son emploi impossible en badigeonnages cutanés, en injections interstitielles, en suppositoires et en lavements ; mais son absence de goût et d'odeur, son insolubilité et son inaction sur l'estomac, sa faible toxicité lui assurent certains avantages.

Mode d'emploi. Doses. — Cachets. Pilules. Capsules, à la dose de 40 à 60 centigrammes par jour.

Phyllanthus Niruri L. — Syn. — *Yerba de quinino.* Quinine créole.

Desc. — Plante de la famille des Euphorbiacées, qui croît à Porto-Rico, à la Réunion, en Cochinchine et aux Antilles.

Prop. thér. — Excellent tonique amer, diurétique et désobstruant. Très réputé comme spécifique des fièvres intermittentes et que l'on peut employer même comme préventif. — Le suc est usité contre les plaies de mauvaise nature et les maladies parasitaires de la peau. — A doses répétées, il est purgatif et convient alors contre les fièvres intermittentes à forme splénique et hépatique.

Mode d'emploi. Doses. — Poudre, à la dose de 4 grammes. — Teinture 1/5, à la dose de 8 grammes, le matin.

Pinus sylvestris L. — Desc. — Arbre de la famille des Conifères, qui croît en Europe.

PRÉP. — On a préparé un extrait aqueux des bourgeons de pin sylvestre.

PRÉP. THÉR. — D'après L.-H. Mertens, nous posséderions là un bon moyen de guérir certaines affections cutanées, comme le prurigo, l'herpès circiné.

MODE D'EMPLOI. — Étendu avec un pinceau sur la peau, cet extrait sèche rapidement et forme une sorte de pellicule dont l'élasticité est suffisante pour ne pas gêner les mouvements du corps. Cet enduit s'enlève facilement avec de l'eau.

Les applications doivent être faites une ou plusieurs fois par jour. Elles diminuent les démangeaisons, calment les douleurs. La sensation de froid provoquée par les badigeonnages disparaît par la dessiccation rapide de la solution.

Pipérazine. Formule $C^2H^{10}Az^2$ (At.). — SYN. — Spermine. Diéthylediamine. Pipérazérine.

PRÉP. — On envoie un courant rapide de gaz sulfureux dans une solution de:

Dinitrosodiphénylepipérazine....	10 kilogrammes.	
Eau..........................	300	—

On pousse l'opération jusqu'à parfaite dissolution du produit nitrosé. On ajoute alors :

Acide chlorhydrique..................	22kil,600

et on évapore jusqu'à moitié du volume primitif. La liqueur contient du chlorhydrate de pipérazine et de l'acide amidophénoldisulfonique qui se séparent en partie par le refroidissement. Pour isoler la pipérazine, on alcalinise la liqueur filtrée avec 70 kilogrammes de lessive de soude caustique à 32 p. On distille avec de la vapeur d'eau, jusqu'à ce que le liquide qui passe ne précipite plus par l'acide picrique.

Desc. — M. Finzelbach attribue à ce corps les caractères suivants : Poudre cristalline blanche, de réaction très alcaline, très peu soluble dans l'eau, s'emparant cependant de l'eau et de l'acide carbonique de l'air.

Elle a une constitution identique à celle de la diéthylènediamine de Hoffmann. C'est une base forte donnant avec les différents acides de véritables sels. Avec l'iodure double de bismuth et de potassium, elle donne un précipité cristallin, rouge écarlate, facilement reconnaissable sous le microscope (professeur Prunier).

Prop. phys. — Les expériences faites par M. Van den Klep ont montré qu'on a exagéré l'action dissolvante de la pipérazine, en disant qu'elle était douze fois supérieure à celle du carbonate de lithine, car en expérimentant sur des calculs uratiques et non sur des cristaux d'acide urique, on constate que la pipérazine, au point de vue dissolvant, ne l'emporte pas sur le carbonate de lithine.

De plus, Van den Klep admet, d'après ses expériences, que la pipérazine possède à un très haut degré la propriété d'entraver la désoxydation de l'oxyhémoglobine, ainsi que la peptonification de l'albumine.

Excitant général, elle possède la propriété de dissoudre l'acide urique, de relever la quantité d'urée, d'assurer les échanges physiologiques.

Prop. thér. — D'après le Dr Vogt, la pipérazine donne de bons résultats dans la gravelle urique, la goutte et les coliques néphrétiques.

Le Dr Auguste Voisin et le Dr Schmidt conseillent ce médicament dans le traitement de la goutte :

1° A la dose de 1 gramme par 24 heures dans de l'eau simple ou de l'eau de Seltz.

2° En solution à 1-2 p. 100, la pipérazine ne provoque pas d'irritation des muqueuses : aussi cette solution est-elle propre aux lavages de la vessie et à la dissolution graduelle des calculs uratiques de la vessie.

3° Grâce à sa solubilité facile dans l'eau, on peut se servir de la solution suivante :

Pipérazine..............................	0gr,1
Eau distillée............................	1 gramme.

pour faire des injections dans les tophus eux-mêmes.

4° Enfin la solution suivante :

Pipérazine........................	1-2	grammes.
Alcool............................	20	—
Eau distillée.....................	80	—

peut être employée, sous forme de *compresses de Priessnitz*, en applications locales sur les tuméfactions goutteuses qu'elle influencera favorablement; ces applications viendront utilement en aide à la spermine administrée par la bouche.

La pipérazine agissant comme dissolvant non seulement sur l'acide urique, mais aussi sur les substances albuminoïdes servant pour la construction des concrétions, elle hâtera aussi la dissolution des calculs composés (urato-phosphatiques et urato-oxaliques). Il serait donc à recommander, dans ces cas, l'emploi prolongé de la spermine.

D. Gruber a étudié comparativement l'emploi du myrtil et de la pipérazine dans le traitement du diabète, ces deux substances ayant été récemment préconisées.

L'extrait de feuilles de myrtil, donné à la dose de 30 centigrammes par jour, n'a pas abaissé le taux du sucre, tandis que la pipérazine a été très efficace.

L'auteur emploie la pipérazine à la dose de 1gr,10 par jour en 3 doses avant chaque repas. Les résultats obtenus furent très satisfaisants. Grâce à ce traitement, le taux du sucre dans l'urine s'abaissa à 3 p. 100 environ, la soif diminua notablement, les forces se rétablirent. Toutefois le poids du corps, au lieu d'augmenter, diminua même un peu.

Mode d'emploi. Doses. — Injections sous-cutanées à la dose de 30 centigrammes par 1 gramme d'eau.

A l'intérieur, cachets médicamenteux à la dose de 50 centigrammes.

Dose maxima par jour : 1 gramme.

Pipitzahoac. — Syn. — Racine du *Perezia adnata.*

Desc. — Cette racine existe en grandes quantités près de Salvatiera (État de Guanajuato), et entre Acambaro et le lac de Guitzeo (Mexique).

Comp. — Le principe purgatif de cette plante est l'*acide pipitzahoïque*, découvert par M. le prof. F. Rio de la Loza.

Cet acide se comporte comme une quinone, selon Mylius, raison pour laquelle il le désigna sous le nom de *perezone*. D'après le Dr Widl, il a pour formule $C^{30}H^{20}O^{6}$.

C'est un corps cristallisé en aiguilles à quatre faces terminées en biseau, de couleur jaune rosâtre, presque sans odeur, de saveur âcre persistante et plus sensible dans la partie profonde de la bouche. A la température de 67°, il se ramollit, à 70° il fond et de 75 à 80° il se sublime en se décomposant en partie, tandis que le reste cristallise par refroidissement. Insoluble dans l'eau froide, peu soluble dans l'eau chaude et les huiles fixes et volatiles. Soluble dans l'alcool, l'éther sulfurique et l'éther de pétrole. Soluble dans les alcalis avec lesquels il se combine pour former des sels de couleur violette intense, caractéristique.

Prop. phys. — L'acide pipitzahoïque produit sur le

chien des évacuations muqueuses un peu colorées de rose et de fortes contractions péristaltiques de l'intestin. Il est absorbé par la voie gastro-intestinale et éliminé par les urines qui prennent une couleur verdâtre pendant plusieurs jours (prof. Altamirano).

PROP. THÉR. — La racine en décoction à 5 p. 100 ou en poudre, à la dose de 3 à 5 grammes, produit sur l'homme de 6 à 8 évacuations semi-liquides, abondantes, précédées de douleurs de ventre, soif et transpiration cutanée, quelquefois de vomissements. Elle excite fortement les fibres intestinales sans congestionner les vaisseaux hémorroïdaux.

L'action purgative commence après deux heures. On peut l'administrer aussi pour vider simplement l'intestin en cas de constipation et comme dérivatif en place d'aloès, sur lequel il offre l'avantage de ne pas produire ou de ne pas exacerber les hémorroïdes. Il est indiqué aussi dans les engorgements intestinaux des vieillards (prof. Altamirano).

Peut-il se substituer à la cascara sagrada? Oui, s'il s'agit d'exciter simplement les contractions intestinales, sans augmenter la sécrétion. Il est analogue au jalap, qu'il peut parfaitement remplacer.

MODE D'EMPLOI. DOSES.

Poudre de racine de pipitzahoac (*Perezia adnata*)	4 grammes.

En quatre capsules gélatineuses, à prendre en une fois. Convient très bien aux hémorroïdaires.

Acide pipitzahoïque....................	1 gramme.

Pour dix pilules.

De 2 à 3 pilules comme purgatif dans les cas indiqués. Elles sont moins énergiques que la racine. Préconisées pour les cas de constipation des hémorroïdaires et les paresses de l'intestin.

Piscidia Erythrina L. — Syn. — *Jamaica Dogwood.*

Desc. — Arbuste de la famille des Légumineuses, tribu des Dalbergiées, qui croît aux Indes et aux Antilles. Doit son nom (Piscidia) à l'action stupéfiante qu'elle exerce sur les poissons et à la couleur éclatante de sa fleur rouge (ἐρυθρός, rouge).

Prop. thér. — Le Dr Landowski a reconnu à cette plante les propriétés sédatives et soporifiques signalées par le professeur Ott et le Dr Hamilton. Le Dr Landowski s'est servi de l'extrait fluide, préparé par Limousin, en suivant la méthode de la pharmacopée des États-Unis, c'est-à-dire que le poids de l'extrait représente exactement le poids de la substance employée.

Le Dr Hutchinson (de Glascow) a employé avec succès l'extrait fluide dans les cas de phtisie, bronchite des mineurs, catarrhe sec, névralgie faciale, insomnie, sciatique et coqueluche. Sédatif dans les névralgies, les migraines, la manie.

Mode d'emploi. Doses. — Extrait fluide, de 30 à 60 gouttes. — Décoction d'écorce, 4 grammes. — Teinture, 2 à 3 grammes par jour. — Sirop, contenant 1 gramme d'extrait par cuillerée :

Teinture de *Piscidia erythrina*.....	20	grammes.
— de *Viburnum prunifolium*.	20	—

préconisé par M. le Dr Huchard, à la dose de 50 gouttes dans les vingt-quatre heures, contre les névralgies.

Plumieria alba L. — Syn. — Frangipanier. Bois de lait.

Desc. — Plante de la famille des Apocynacées, qui croît aux Antilles et à la Réunion.

Prop. thér. — Altérant, dépuratif, purgatif et antisyphilitique. L'écorce agit efficacement dans la blennorragie. — Le suc laiteux est toxique et irritant, à la façon du suc des Euphorbiacées.

Mode d'emploi. — On emploie la décoction aux repas, au lieu de boisson ordinaire, à la dose de 1/2 litre par jour.

Protargol. — Prép. — Combinaison d'argent avec les substances protéiques. Le protargol contient 8,3 p. 100 d'argent.

Desc. — Poudre fine, jaunâtre, facilement soluble dans l'eau froide ou tiède. Les solutions sont d'une clarté absolue et ne se coagulent pas sous l'influence de la chaleur. Sa solution ne précipite pas par l'addition des alcalis, des sulfures alcalins, des sels, — surtout du chlorure de sodium — et de l'albumine.

Prop. phys. — N'irrite pas et ne provoque aucune douleur. Les solutions sont facilement obtenues, et ne tachent ni la peau, ni le linge.

Prop. thér. — Antigonococcique, antiseptique. Expérimenté avec succès par le professeur Neisser dans les blennorragies, dès le début de l'affection : injections très prolongées de 1/2 à 2 p. 100. Essayé en France par Haïdoutoff, à Saint-Louis (service de M. Balzer), puis par N. Noguès, qui relate quatorze guérisons sur quinze cas de blennorragies diverses, par H. Fournier, E. Guillon, Hamonic, enfin par E. Desnos, qui a obtenu de remarquables résultats dans cinquante-huit cas divers d'affections des voies urinaires au moyen d'instillations à 10 p. 100.

En ophtalmologie, le protargol semble devoir prendre la première place et reléguer au second plan le nitrate d'argent. Darier, Deneffe, Carra, Ginestous, Valude, Valencon, Girard, en ont obtenu des succès dans des affections diverses : ophtalmie purulente, conjonctivite printanière, blépharite ciliaire, affections conjonctivales les plus variées. Tous les auteurs s'accordent pour lui reconnaître deux qualités essentielles : absence de douleur et innocuité absolue.

On emploie en oculistique des solutions de 10 à 20 p. 100.

Comme antiseptique chirurgical, a donné de très bons résultats.

Psoralea pentaphylla L. — Syn. — Contrayerva du Mexique.

Desc.—Plante de la famille des Légumineuses-Papilionacées, qui croît au Mexique.

Part. empl. — Racine. Graine.

Comp. — L'analyse de la racine a été faite par le professeur Lozano, qui a trouvé la présence d'un alcaloïde (psoraline) en proportion de 9 p. 100, soluble dans l'alcool, l'éther et la glycérine.

Prop. thér. — Les graines sont stomachiques, toniques, mais elles sont émétiques à haute dose.

La racine est employée comme fébrifuge dans les fièvres malignes et comme abortive contre la morsure des serpents.

Mode d'emploi. — Décoction de la racine, à la dose de 30 grammes pour 1 litre d'eau. Poudre de la racine, 10 grammes en 2 paquets, à prendre un paquet à la période de chaleur et l'autre à la période algide de la fièvre. Extrait fluide, à la dose de 3 à 10 grammes. Psoraline en injection, à la dose de 0gr,10 (Dr Altamirano).

Pyramidon. — Syn. — Diméthyl-amido-phénil-diméthyl-pyrazolone, ou diméthyl-amido-antipyrine.

Desc. — Poudre blanc jaunâtre, cristalline, soluble dans 10 parties d'eau et presque insipide. La solution, incolore, devient, sous l'influence du perchlorure de fer, bleu violacé, puis violette, puis pâlit et redevient incolore. Avec l'hypoazotate de soude et l'acide sulfurique, elle donne également une coloration très fugace. L'acide azotique fumant la colore en violet, puis en couleur améthyste sale, tandis que l'antipyrine se colore d'abord en vert, puis, après ébullition, en rouge.

Prop. thér. — D'après le Dr Filhem, le pyramidon agit sur le système nerveux, sur la pression sanguine et la déperdition du calorique, comme l'antipyrine.

Il existe cependant, entre ces deux substances, quelques différences, assez importantes en pratique. Ainsi le pyramidon agit à dose beaucoup plus faible que l'antipyrine; cette action est aussi plus progressive et persiste plus longtemps. Les essais chimiques faits avec celte substance ont donné des résultats encourageants.

Le Dr Legendre considère le pyramidon comme un médicament analgésique d'une valeur certaine : il l'a employé chez une vingtaine de malades; il n'a eu qu'à s'en louer. Il n'a jamais observé qu'il causât un accident ou même un inconvénient quelconque, bien qu'il ait poussé la dose chez un tabétique jusqu'à 3 grammes par jour. Ce malade souffrait de douleurs fulgurantes intolérables. Or le pyramidon, ingéré à la dose de 0gr,70 ou 0gr,80 trois ou quatre fois par jour, lui a procuré un bien-être absolu pendant plusieurs semaines. Au bout de ce temps, la période de douleurs fulgurantes avait cessé.

Chez les autres nerveux, pour lesquels M. le Dr Legendre a employé le pyramidon, il s'est contenté d'une dose de 0gr,25, répétée quatre ou cinq fois par jour, si c'était nécessaire. Tous ont vu disparaître ou diminuer considérablement la douleur.

Mode d'emploi. Doses. — Cachets médicamenteux, à la dose de 0,25 à 3 grammes. Solution.

Aux adultes, on peut en donner de 30 à 50 centigrammes une à deux fois par jour; on peut le donner dans l'eau (1 p. 30) et en donner une cuiller à café ou une cuiller à soupe si l'on ne veut administrer qu'une seule dose, et par 10 c. c. à intervalles de quatre heures, s'il faut en donner deux doses.

Pyrogallol (Sels organiques de).

1° Triacétate de pyrogallol ou *lénigallol.*

Poudre blanche, obtenue par M. H. Vreth et expérimentée par M. Kromayer; insoluble dans l'eau, ayant une action manifeste sur les placards psoriasiques ou eczémateux au niveau desquels, sous l'influence des produits de sécrétion, il se décompose lentement, surtout s'il se trouve en présence de l'oxyde de zinc. Les plaques de psoriasis disparaîtraient rapidement lorsqu'on les tient recouvertes avec le mélange ci-dessous formulé :

Lénigallol....................	ãã 10 grammes.
Pâte à l'oxyde de zinc...........	
Lanoline.....................	

Mêlez. — Usage externe.

Les éruptions eczémateuses récentes cèdent à une pommade qui contient beaucoup moins de triacétate de pyrogallol et dont voici la formule:

Lénigallol..................	0gr,50 à 1 gramme.
Pâte à l'oxyde de zinc......	100 grammes.

2° Mono-acétate de pyrogallol ou *eugallol.*

A cause de sa teneur moindre en acide acétique, il est soluble dans l'eau et fortement irritant. On ne peut l'employer couramment en dermatothérapie.

Cependant, en raison de sa consistance sirupeuse et de sa solubilité dans l'acétone, cette substance est susceptible de rendre des services, lorsqu'il s'agit d'exercer une action très énergique sur un point limité de la peau. On badigeonne alors cette région avec un mélange à parties égales d'eugallol et d'acétone. Après évaporation de l'acétone, le mono-acétate de pyrogallol reste sur la peau sous forme d'un enduit très adhérent et élastique.

3° Disalicylate de pyrogallol ou *saligallol.*

Substance résineuse, nullement irritante, qu'on peut associer avec avantage à l'eugallol pour atténuer l'action trop intense de ce dernier, en se servant pour cela, par exemple, de la formule suivante :

Saligallol	2 à 15 grammes.
Eugallol	1 à 40 —
Acétone. Q. S. pour faire	100 c. c.

4° M. Kromayer a aussi fait des essais thérapeutiques avec deux dérivés de la chrysarobine, dont l'un, la *lénirobine*, est un tétracétate analogue au lénigallol, et qui, du reste, s'emploie de la même façon; l'autre, l'*eurobine*, est un triacétate rappelant l'eugallol, suivant qu'on désire obtenir un effet plus ou moins intense, comme dans les deux formules suivantes :

Eugallol	10 à 50 grammes.
Eurobine	1 à 20 —
Acétone ou chloroforme. Q. S. pour faire	100 c. c.

Mêlez. — Usage externe.

Saligallol	5 grammes.
Eurobine	1 gramme.
Acétone	100 grammes.

Mêlez. — Usage externe.

Quinine (Chlorhydrophosphate de). — Prép. — On le prépare en dissolvant 35 grammes de chlorhydrate de quinine dans un mélange modérément chauffé de 70 grammes d'acide phosphorique concentré (densité 1.154) et de 9 grammes d'acide chlorhydrique dilué.

Desc. — Liquide sirupeux, clair, légèrement verdâtre, qui, au bout de quelques heures, laisse déposer des cristaux à saveur amère solubles dans deux parties d'eau. Il renferme 8,79 p. 100 d'eau, 6,01 p. 100 d'acide chlorhydrique, 32,04 p. 100 d'acide phosphorique et plus de 50 p. 100 de quinine.

Prop. thér. — Il a été employé avec succès contre la malaria et les céphalalgies nerveuses.

Quinine uréo-chlorhydratée. — Syn. — Chlorhydrate double de quinine et d'urée.

Prop. thér. — D'après M. le Dr S. Solis-Cohen, le chlorhydrate double de quinine et d'urée, qui est facilement soluble dans l'eau, serait de toutes les préparations quiniques la plus efficace contre les affections paludéennes.

Voici comment il convient, suivant M. Solis-Cohen, d'employer ce produit :

S'agit-il d'un cas qui, tout en étant grave, n'offre cependant rien d'urgent, on commence par pratiquer une injection hypodermique de 0gr,60 à 1 gramme de chlorhydrate double de quinine et d'urée, dissous dans 1 centimètre cube d'eau stérilisée, puis on se borne à l'usage interne de ce médicament, qu'on administre pendant une semaine à la dose de 0gr,60, répétée matin et soir. En ce qui concerne l'injection, on doit la pousser dans le tissu sous-cutané et non dans l'épaisseur des muscles, et cela de façon que le liquide ne s'écoule pas sur la peau ; de plus, il faut badigeonner la petite piqûre avec de la teinture d'iode ou l'obturer au moyen du collodion iodoformé. A défaut de ces précautions, on risque de voir se produire des escarres au point injecté.

Dans les cas de malaria à forme pernicieuse, on répétera les injections sous-cutanées toutes les fois que l'état du malade l'exigera.

En présence des formes légères de fièvre intermittente, on s'en tiendra exclusivement à l'usage interne du chlorhydrate double de quinine et d'urée. Dans les fièvres quotidiennes, on administrera chaque jour deux prises de 0gr,60 de ce même sel, dont la première sera donnée huit heures et la seconde quatre heures avant le début présumé de l'accès. On continuera ainsi pendant quatre jours et lorsque quatre périodes paroxystiques se seront écoulées sans fièvre, on ne fera plus prendre que $0^{gr},60$ par jour pendant deux semaines, en ayant soin cependant de doubler cette dose au sixième et au treizième jour.

Dans les fièvres tierces, on procédera de même que contre les formes quotidiennes, avec cette différence, toutefois, que, les jours intercalaires des accès, on suspendra l'usage du médicament ou on en diminuera tout au moins la dose de moitié.

Quinique (Acide) $C^7H^{12}O^6$. — Syn. — Urosine. —

Desc. — Poudre cristalline blanche, soluble dans l'eau, entrant en fusion à 161°,6 C.

Prop. thér. — Le Dr J. Weiss a prouvé que cet acide, administré à l'intérieur, provoque une diminution manifeste de la formation d'acide urique. L'acide quinique étant le seul agent capable de faire diminuer la formation d'acide urique, sans donner lieu à aucun phénomène fâcheux concomitant, il semble digne d'être recommandé dans un but thérapeutique, comme agent curatif de la diathèse urique. Le mieux serait, d'après Weiss, d'employer dans ce but un mélange d'acide quinique et de lithium, ce dernier, à cause de son action diurétique, pouvant seconder l'action de l'acide quinique.

Mode d'emploi. Doses. — Le Dr Neumann a traité une série de cas de goutte, et, se fondant sur les résultats obtenus, il croit devoir recommander ce médicament comme un bon antiarthritique.

Acide quinique	0,50 centigr.
Citrate de lithine	0,15 —
Sucre blanc	0,30 —
Pour une tablette ou cachets	De 6 à 10 par jour

(E. Merck.)

Quinochloral. — SYN. — Chironal.

PRÉP. — Combinaison du chloral et d'un sel de quinine.

DESC. — Substance huileuse, facilement soluble dans l'eau et les liquides alcooliques ; sa saveur est très amère.

PROP. THÉR. — Cette préparation de quinine chloralée serait exempte des propriétés irritantes de la quinine et du chloral et n'influencerait en rien l'énergie cardiaque.

C'est surtout comme antiseptique qu'elle est indiquée, comme succédané des sels métalliques antiseptiques et des préparations de phénol si toxiques. En effet, les recherches comparées entreprises avec le sublimé et le quinochloral ont démontré que les bactéries soumises à l'influence de celui-ci sont tuées en moins de temps que celles sur lesquelles agit le sublimé.

A doses élevées, il sera administré comme hypnotique, surtout contre le délire des alcooliques.

MODE D'EMPLOI. DOSE. — Cachets médicamenteux de chironal à la dose de 0gr,05 à 1 gramme par jour.

Résine de Kaori. — DESC. — Cette résine provient d'une Conifère, le *Dammara australis* Don., originaire de la Nouvelle-Zélande et de la Nouvelle-Calédonie. On en distingue deux sortes : l'une, fossile, plus appréciée dans le commerce ; l'autre, que l'on récolte sur l'arbre, qui est soluble dans l'alcool à 90° et l'éther, et à peine soluble dans l'essence de térébenthine.

COMP. — L'étude chimique a été faite par Thomson en Angleterre, Dulk en Allemagne, et H. Bocquillon en France. Ils ont trouvé, par distillation sèche, une essence appelée *dammarol* par Thomson et *dammarylène* par Bocquillon, formule $C^{40}H^{28}O^{8}$ ou $C^{45}H^{36}$. Il reste une résine acide, *acide dammarique*, $C^{40}H^{30}O^{6}$, formant des sels transparents cristallisés, et une résine neutre, le *dammaryle* de Dulk, carbure d'hydrogène ayant pour formule $C^{45}H^{12}$.

Prop. thér. — Préconisée par M. le Dr Forné dans les affections cutanées, où elle peut remplacer le collodion et la traumaticine.

Donnée à l'intérieur, elle aurait aussi une action favorable contre le catarrhe vésical.

La solution alcoolique, sirupeuse, d'odeur agréable, peut remplacer le collodion dans le pansement des plaies, et la teinture de benjoin dans le pansement de la carie dentaire.

La solution de cette résine dans son essence peut être employée pour les préparations histologiques, comme le baume de Canada.

Rhus aromatica Ait. — Syn. — Sumac odorant.

Desc. — Arbuste de la famille des Térébinthacées, originaire de l'Amérique septentrionale.

Prop. thér. — Aux États-Unis, on en fait usage contre le diabète. Il agit comme excitant de la fibre musculaire de la vessie et de l'utérus. Le Dr Unna le recommande comme spécifique dans l'incontinence d'urine des enfants. On l'emploie aussi contre la ménorragie, les hémorragies, les sueurs et la diarrhée des phtisiques.

Mode d'emploi. Doses. — Extrait mou, de 15 à 60 centigrammes, matin et soir. — Extrait fluide, 3 grammes. — Poudre de plante, 2gr,50 par jour.

Saccharate de soude. — $C^{12}H^{21}NaO^{11}$.

Desc. — Poudre blanche, soluble dans l'eau, dans l'eau sucrée et l'alcool étendu, se décomposant, par l'action de l'acide carbonique, en sucre et carbonate de soude.

Prop. thér. — Pour pratiquer les transfusions,

auxquelles on a forcément recours pour combattre les anémies à caractère aigu, menaçant, on se servait jusqu'ici de solutions chloruro-sodiques à 6 p. 1000. Mais ces solutions ne constituent nullement des liquides isotoniques avec le sérum humain ; elles développent donc, ainsi que l'a montré Schücking, une action d'autant plus favorable qu'on leur a adjoint de petites quantités d'autres composés salins, tels que le carbonate de soude ou le bicarbonate de soude, mais surtout le saccharate de soude et le monosaccharate de chaux. C'est surtout le saccharate de soude qui, dans les transfusions, exerce une influence extrêmement favorable sur l'activité du cœur. Les solutions qui conviennent le mieux à la pratique des transfusions sont celles qui sont composées de 0,08 p. 100 de chlorure de sodium, 0,033 p. 100 de saccharate de soude et, éventuellement, 0,003 à 0,015 p. 100 de monosaccharate de chaux. Ces solutions, chauffées à la température du corps, devront être injectées dans la veine médiane droite et introduites sous la peau en quantités variant entre 250 et 330 centimètres cubes, et elles ont ainsi, dans plusieurs cas signalés par Schücking, vraiment sauvé la vie des malades. L'introduction sous-cutanée de la solution de saccharate de soude se fait au moyen d'une seringue à injection ayant une capacité de 20 centimètres cubes; la quantité totale nécessaire de cette solution (250 centimètres cubes) sera injectée dans trois différentes parties du corps. Prises intérieurement, des doses élevées de saccharate de soude exercent aussi une action tonique sur le cœur, et Schücking pense que ce sel pourrait être employé avantageusement dans tous les cas où l'on prescrivait jusqu'ici les médicaments alcalins et les eaux minérales.

Saliformine. — Syn. — Salicylate de formine. Salicylate d'urotropine. Salicylate d'hexaméthylène tétramine.

Desc. — Poudre cristalline blanche, soluble dans l'eau et l'alcool et possédant une saveur agréable acidule.

Prop. thér — La saliformine jouit comme l'urotropine de la propriété de dissoudre l'acide urique. On l'emploie pour le traitement des calculs vésicaux; de plus, à cause de ses propriétés antiseptiques dues à l'acide salicylique; elle est recommandée contre les affections anciennes des voies urinaires.

Mode d'emploi. Desc. — On l'administre en cachets de 0gr,50, à la dose de 2 à 4 cachets par jour.

Salinaphtol. Formule $C^{20}H^{8}(C^{14}H^{6}O^{6})$. — Syn. — Salicylate de naphtol.

Desc. — Corps solide, blanc, insoluble dans l'eau, ne possédant ni odeur, ni saveur.

Prép. — On combine l'acide salicylique et le naphtol-β de la même manière que le salol.

Prop. phys. — Se dédouble dans l'intestin seulement en ses composants sous l'influence du suc intestinal; se retrouve dans l'urine sous forme d'acide salicylurique.

Prop. thér. — Étudié par Kobert et Lépine, qui lui ont reconnu des propriétés antipyrétiques, antirhumatismales et antiseptiques. Proposé pour remplacer le salol et mieux supporté dans le rhumatisme articulaire aigu. Il ne fatigue pas l'estomac et n'occasionne ni céphalalgie, ni bourdonnements d'oreilles.

Mode d'emploi. Doses. — En cachets, à la dose de 30 à 50 centigrammes, quatre fois par jour.

Salipyrine. Formule $C^{22}H^{12}Az^{2}O^{2}.C^{14}H^{6}O^{6}$.

Desc. — Elle cristallise de ses solutions alcooliques

en lames hexagonales qui fondent à 91°,5. Elle est soluble dans l'alcool et le benzol, peu soluble dans l'éther et à peine soluble dans l'eau. L'eau bouillante en dissout 4,4 p. 100 et l'eau froide 0,4 seulement. Chauffée avec l'acide sulfurique dilué, elle donne de l'acide salicylique et, avec la soude, de l'antipyrine.

Prép. — Préparée pour la première fois par Lütke, qui l'obtient en chauffant au bain-marie poids moléculaires égaux d'acide salicylique et d'antipyrine et en ajoutant ou non un peu d'eau. Les deux composants fondent et donnent ainsi naissance à une huile qui cristallise par refroidissement. On purifie par cristallisation dans l'alcool.

On la prépare aussi en agitant une solution aqueuse d'antipyrine avec une solution éthérée d'acide salicylique; la salipyrine se sépare lentement en beaux cristaux.

On obtient encore de très beaux cristaux en mélangeant une solution pas trop concentrée d'antipyrine dans le chloroforme avec une solution éthérée d'acide salicylique.

Prop. thér. — Préconisée par le professeur Spica comme antipyrétique et agissant avec succès contre le rhumatisme articulaire aigu.

Le Dr von Monsengeil avait remarqué que dans de nombreux cas d'influenza les malades ne présentaient aucune élévation de température et que lorsque à ces malades on ordonnait l'antipyrine il se produisait de l'abattement et de la dépression. M. von Monsengeil trouva que, dans les cas d'influenza sans fièvre, le vrai spécifique est la salipyrine. Il l'essaya sur beaucoup de malades et toujours avec succès, et sans les inconvénients que produisaient l'antipyrine ou la quinine. De même il a employé la salipyrine dans les cas de catarrhes de nature infectieuse, comme catarrhes de la muqueuse nasale ou les soi-disant refroidissements. Dans tous ces états, la salipyrine lui a paru le spécifique par excellence.

D'après le Dr Guttmann, la salipyrine trouve son emploi dans le rhumatisme chronique et les névralgies. Certains malades en ont absorbé plus de 100 grammes en plusieurs jours sans en éprouver d'inconvénients. Cependant, dans un cas, la salipyrine a déterminé l'apparition d'un exanthème analogue à ceux que provoque l'antipyrine.

MODE D'EMPLOI. DOSES. — Cachets, à la dose de 50 centigrammes à 2 grammes par jour.

Salitannol $C^{14}H^{10}O^{7}$. — PRÉP. — On fait agir l'oxychlorure de phosphore par un mélange d'acide salicylique et d'acide gallique dans des proportions correspondant à leur poids moléculaire.

DESC. — Poudre blanche, amorphe, insoluble dans l'eau, la benzine, l'éther et le chloroforme, presque insoluble dans l'alcool, fusible à 210°.

PROP. THÉR. — Antiseptique, que l'on peut employer comme succédané de l'iodoforme dans le pansement des plaies.

Salocolle. — SYN. — Salicylate de phénocolle.

DESC. — Ce composé jouit des mêmes propriétés que le chlorhydrate de phénocolle, sans que son emploi soit suivi des phénomènes secondaires déterminés par ce dernier. Le salocolle possède une saveur sucrée; peu soluble dans l'eau; sa résorption dans l'organisme est plus difficile.

PROP. PHYS. — C'est un antipyrétique à action douce et certaine, un antinévralgique, un antirhumatismal. On le considère également comme un spécifique de l'influenza.

MODE D'EMPLOI. DOSES. — On l'administre en poudre, à la dose de 1 à 2 grammes.

Salophène $C^{15}H^{13}AzO^5$. — Syn. — Éther salicylique de l'acétylparamidophénol.

Desc. — Cristaux lamellaires, blancs, inodores et insipides, insolubles dans l'eau, solubles dans l'alcool, l'éther. Il renferme 51 p. 100 d'acide salicylique.

Prép. — 1° On dissout dans l'alcool bouillant le paraamidophénol acétylique ou paraacétophénétidine, puis on ajoute l'éther salicylique ; par refroidissement et par évaporation de l'alcool, on obtient le salophène.

2° On le prépare encore en faisant réagir l'oxychlorure de phosphore sur un mélange à parties égales d'acide salicylique et de paranitrophénol, réduisant l'éther formé pour transformer le groupement AzO^2 en AzH^2, et acétylénant finalement le paraamidosalol.

Prop. phys. — Il se dédouble en ses composants dans un milieu alcalin et non dans un milieu acide. C'est ainsi qu'il passe par l'estomac et se dédouble au niveau de l'intestin. Il se dédouble même en présence de la plupart des tissus organiques. Le salophène non dédoublé passe avec les matières fécales sans être absorbé.

Sa toxicité est notablement moindre que celle du salol (7 grammes par kilogramme d'animal). On peut dire qu'elle est nulle.

Prop. thér. — Le Dr Guttman l'a employé avec succès dans le rhumatisme articulaire aigu, moins dans la fièvre typhoïde, la tuberculose, comme antipyrétique ; moins aussi dans le rhumatisme articulaire chronique, la cystite, les névralgies.

Le Dr Caminer eut l'idée de s'en servir dans 10 cas de céphalée habituelle, rebelles à tous les antinévralgiques usités. Il prescrivit le salophène en cachets de 1 gramme chacun, à prendre 1 cachet toutes les 2 heures jusqu'à effet produit. Les résultats furent bons : les douleurs s'amendèrent petit à petit et cessèrent ordinairement après le troisième cachet, parfois même déjà après le deuxième cachet. — Même succès dans 2 cas de névralgie faciale (nerf sus-orbitaire); échec dans 1 cas de sciatique (22 grammes de salophène sans résultat aucun). — Dans quelques cas de migraine, l'auteur parvint à faire disparaître, par 2 ou 3 cachets de 1 gramme toutes les deux heures, les prodromes de l'attaque; l'accès avait-il déjà éclaté, sa durée fut abrégée : au lieu d'une journée entière, il ne persista que pendant plusieurs heures. Les intervalles entre les accès ne devinrent pas plus rapprochés par suite du traitement par le salophène.

Les Drs de Buch et Vanderlinden ont employé avec succès le salophène contre les douleurs névralgiques de toutes sortes; ils le prescrivent à la dose de 4 grammes en 4 paquets par jour; souvent à la deuxième dose les névralgies ont disparu.

Le Dr Holzchneider a employé le salophène dans le rhumatisme articulaire aigu avec intolérance absolue du salicylate de soude; il a observé la disparition des douleurs et la tolérance de l'estomac pour cette substance.

Le Dr Richard Drews a expérimenté le salophène dans la clientèle infantile et il l'a trouvé très actif dans le rhumatisme musculaire aigu et la chorée de Sydenham, ainsi que dans la fièvre typhoïde, la scarlatine et l'angine folliculaire chez les enfants. Il n'a observé comme inconvénient que quelques sueurs abondantes, mais passagères.

La sphère d'action du salophène est surtout le rhumatisme articulaire *aigu* et les névralgies (Claus, Lavrand, Marie, Huot, etc.) Le Dr Galliard en a obtenu les meilleurs résultats dans le rhumatisme articulaire *aigu*. Le Dr Balzer de même, dans le rhumatisme blennorragique.

Contre les migraines et névralgies rebelles, il faut allier le salophène à la phénacétine :

Salophène................	1 gr.	p. 2 cachets.
Phénacétine...............	0gr,50	

Mode d'emploi. Doses. — En paquets ou cachets, à la dose de 4 à 5 grammes par jour.

Sambucine. — Desc. — Extrait sirupeux de sureau (*Sambucus nigra*).

Prop. thér. — M. le Dr Lecocq a fait des expériences qui semblent indiquer que le sureau, très vanté autrefois comme diurétique, étudié en 1889 par MM. Lemoine et Combemale, peut rendre de réels services. D'après ces auteurs, la seconde écorce, blanche et mince, qui revêt directement le bois, est la seule qui possède des propriétés diurétiques, et encore à condition qu'elle soit fraîche, car vieille elle les perd presque complètement. Ils l'emploient en décoction en faisant bouillir une poignée d'écorces dans un litre d'eau et en donnent un demi-litre à un litre et demi par jour.

On pourrait surtout l'employer comme succédané de la caféine, de la digitale, et on l'a même vu réussir là où le premier de ces médicaments avait échoué. Son innocuité permettra d'en prolonger indéfiniment l'usage.

Mode d'emploi. Doses. — M. Lecocq l'a employé en extrait sirupeux et en donnait à ses malades 10 à 15 grammes par jour. Le médicament est titré de telle façon que 10 grammes de sirop sont l'équivalent de 10 grammes d'écorce.

Sanatogène. — Prép. — Produit résultant de l'union de la caséine avec le glycérophosphate de soude.

Prop. thér. — Les Drs Sickinger et Probst l'ont employé avec succès chez les aliénés, et le Dr Schwarz chez les rachitiques. Ils le recommandent comme un bon aliment dans les cas de névroses avec phosphaturie, dans les états de dépression et d'anxiété, dans la mélancolie, la stupeur, les psychoses par épuisement, surtout chez les malades affaiblis par l'abstinence. (E. Merck.)

MODE D'EMPLOI. — DOSE. — La dose chez les aliénés a été jusqu'à deux cuillerées à café par jour, on l'administre dans du lait aux enfants rachitiques, on prescrit ce produit aux doses de 10 à 30 grammes suivant l'âge du malade.

Sanoforme $C^8H^6O^3I^2$. — SYN. — Diodosalicylate de méthyle. Sémoforme. Ether méthyldiodosalicylique.

PRÉP. — On l'obtient en faisant agir l'iode sur l'essence de Wintergreen.

DESC. — Ce médicament renferme 62,7 p. 100 d'iode et forme une poudre blanche, cristalline, inodore et insipide, fusible à 110°, soluble dans l'alcool, l'éther, la vaseline.

PROP. THÉR. — D'après Langgaard, le sanoforme est inoffensif et ne détermine aucune irritation, ni locale, ni générale.

Tout en jouissant du même pouvoir antiseptique que l'iodoforme, il possède sur ce dernier l'avantage d'être inodore. Il se dissout assez bien dans l'alcool, très facilement dans l'éther et dans la vaseline, propriétés qui permettent la préparation facile de gaze, de collodion et de pommade au sanoforme. La stérilisation de la gaze est facile, puisque le point de fusion du sanoforme se trouve supérieur à 100 degrés, et qu'à cette température il ne se décompose, ni ne se volatilise.

MODE D'EMPLOI. — Poudre pour saupoudrer les plaies ou pommade à la vaseline sanoformée.

Sanône. — DESC. — Produit diététique contenant 80 p. 100 de caséine et 20 p. 100 d'albumose. Il se présente sous forme d'une poudre blanche, inodore et insipide, fournissant une émulsion avec l'eau et avec le lait.

Sapodermine. — Prép. — Savon à base de caséinate d'hydrargyre (teneur Hg 6,9 p. 100). Le savon contient 2 p. 10 000 Hg.

Desc. — Le produit est de couleur vert grisâtre, l'odeur fade ; sa solubilité est parfaite. La mousse est extrêmement adhérente à la peau ; elle ne provoque aucune irritation.

Prop. thér. — Les affections cutanées, traitées par la sapodermine, sont les suivantes : acné, sycosis, furonculose, eczémas, syphilides, etc. Il faut laisser la mousse savonneuse sécher sur la peau, de façon à obtenir une sorte de vernis très adhérent.

Dans une série de cas de syphilides cutanées, le Dr Shak a provoqué la régression rapide des lésions par l'emploi de sapodermine, et cela sans le secours de la médication interne.

Sapolane. — Prép. — Pommade composée de 2 parties et demie de naphte brut soumis à une distillation fractionnée, 1 partie et demie de lanoline et 3 à 4 p. 100 de savon anhydre.

Desc. — Pommade de couleur brun noirâtre, ayant un peu l'odeur de l'ichtyol, assez soluble dans l'eau.

Prop. thér. — D'après les recherches des Drs Mracek, von Szaboky et Lesser, la sapolane, par son mode d'action et sa composition, se rapproche des préparations de goudron, mais elle s'en distingue essentiellement en ce qu'elle ne donne lieu à aucun accident d'irritation. La sapolane a été jusqu'ici employée avec le plus d'avantages dans le traitement des eczémas aigus ou chroniques, du prurigo, du prurit sénile, de l'impétigo contagieux, de l'ecthyma, de l'urticaire.

Saponal. — Desc. — Combinaison d'un produit secondaire du naphte, de lanoline, et de savon.

Prop. thér. — Le Dr Mracek a traité surtout des eczémas de différentes natures et a constaté que ce remède exerçait une heureuse influence sur la marche de ces diverses affections. Il a pu expérimenter également le saponal dans certaines affections parasitaires et microbiennes, telles que : favus, herpès tonsurant, etc., et il reconnaît au produit une réelle valeur bactéricide.

Sarracenia purpurea L. — Syn. — Herbe vivace de Terre-Neuve.

Desc. — Plante de la famille des Nymphæacées, qui croît dans les marais de l'Amérique du Nord, de Terre-Neuve, de Saint-Pierre et Miquelon.

Prop. thér. — Les Indiens la considèrent comme un spécifique certain contre la variole et lui attribuent le pouvoir d'empêcher les cicatrices de cette maladie. Diaphorétique et diurétique, employée contre la petite vérole. Elle est surtout usitée contre la goutte et la dyspepsie; elle stimule l'estomac et le cœur.

Mode d'emploi. Doses. — Poudre de rhizome, de 2 à 3 grammes par jour. — Extrait fluide, de 20 à 30 gouttes. — Infusion faite avec la poudre, à la dose de 1 à 2 cuillerées à café; on doit avaler le marc.

Schinus Molle L. — Desc. — Plante de la famille des Térébinthacées Anacardiées, qui croît au Chili, au Pérou et en Algérie.

Les fruits produisent une huile qui a l'apparence de la térébenthine de Venise.

Prop. thér. — La résine, que l'on appelle *mastic*

américain, jouit de propriétés purgatives. Le fruit séché en poudre a les mêmes usages que le cubèbe.

Scopolamine. — Prép. — Alcaloïde retiré par M. A. Schmidt du *Scopolia atropoïdes*; Ladenburg l'a retiré de la jusquiame. On l'a identifié à l'hyoscine.

Sel employé. — On emploie en thérapeutique la scopolamine ou son bromhydrate.

Prop. thér. — La scopolamine est supérieure à tous les mydriatiques employés ou essayés jusqu'ici en thérapeutique oculaire. Une solution de chlorhydrate, ou mieux de bromhydrate de scopolamine à 1 p. 1000, est cinq fois plus forte que celle de l'atropine et satisfait à tous les besoins. Dans les iritis, elle ne rompt pas seulement des synéchies qui résistent à l'atropine, elle abrège considérablement la durée de l'inflammation, les symptômes d'intoxication générale sont beaucoup plus rares. A l'opposé de ce que l'on observe avec l'atropine, la scopolamine diminue le nombre des pulsations du cœur; elle diminue aussi l'excitabilité de l'écorce cérébrale. L'organisme s'habitue à l'instillation de fortes doses de scopolamine; tandis que les symptômes généraux disparaissent, malgré l'application prolongée de doses fortes, l'action locale sur l'œil se maintient.

Senecio canicida Moc. — Syn. — Yerba de la Puebla.

Desc. — Plante de la famille des Composées-Sénécionidées, qui croît au Mexique.

Partie empl. — La plante entière.

Comp. — Le professeur M. Rio de la Loza a fait l'analyse de cette plante et a trouvé un acide qu'il a appelé *acide sénécique* et qui est très toxique.

Prop. thér. — Le Dr Oñate emploie la poudre de la plante à la dose de 2 à 4 grammes deux fois par jour, pour combattre favorablement les crises d'épilepsie; il prescrit de continuer six mois le même traitement; la dose peut même être élevée, en observant la tolérance du malade.

On l'emploie aussi comme modérateur des affections convulsives graves et tenaces comme certaines hystéries, l'éclampsie et les troubles intellectuels. Contre l'asthme, on peut en faire usage, au lieu de pyridine.

Mode d'emploi. Doses. — Cachets ou paquets de poudre de *Senecio canicida*, à la dose de 2 à 4 grammes, et dose maxima de 24 heures : 8 grammes.

Senecio Jacobœa L. — Syn. — Jacobée. Grande Jacobée. Herbe de Saint-Jacques.

Desc. — Plante de la famille des Composées-Sénécionidées, qui croît dans l'Europe centrale.

Comp. — Contient un principe actif, la *sénécine*, qui a la couleur et la consistance de la résine.

Prop. thér. — Il paraît que ce médicament est très employé en Angleterre dans les troubles menstruels. M. W. Murell a employé avec succès l'infusion de cette plante dans différentes formes d'aménorrhée, en particulier dans les cas où la fonction menstruelle s'était arrêtée sous l'influence d'un refroidissement.

L'auteur employait en outre l'extrait aqueux de cette plante.

Le médicament, sous n'importe quelle forme, doit être pris pendant 10 à 15 jours, pour voir les règles revenir et l'aménorrhée cesser. Il a rendu de grands services dans l'aménorrhée survenant après les couches, mais il ne paraît pas avoir beaucoup de prise sur celle qui reconnaît pour cause l'anémie. Dans plusieurs cas, il a même fait disparaître les douleurs accompagnant les menstrues. Dans un cas, il a guéri une malade souffrant de leucorrhée rebelle depuis plusieurs mois.

Le Dr Murell estime que cette plante et ses préparations présentent un excellent moyen pour provoquer la menstruation et qu'elles doivent occuper en ce sens le même rang que le permanganate de potasse et le bioxyde de manganèse.

MODE D'EMPLOI. DOSES. — Extrait aqueux, à la dose de 0gr,05, quatre fois par jour. Extrait fluide, à la dose de 20 gouttes, quatre fois par jour. Teinture 1/5, à la dose de 1 gramme, trois fois par jour ; on élèvera la dose jusqu'à 10 grammes par jour.

Sénécine, à la dose de 0gr,15, trois fois dans la journée.

Senecio vulgaris L. — SYN. — Séneçon vulgaire.

DESC. — Plante de la famille des Composées-Sénécionidées, qui croît en Europe.

COMP. — Contient deux alcaloïdes : la sénécine et la sénécionine, isolés par MM. Granval et Lajoux.

PROP. THÉR. — Les Drs Dalché et Heim ont employé avec succès l'extrait de *Senecio vulgaris* comme emménagogue. Ils ont trouvé son effet supérieur à celui du *Senecio Jacobæa*.

Les Drs Bardet et Bolognesi ont observé que le séneçon calme les douleurs qui précèdent, accompagnent ou suivent la venue des règles ; ils ont constaté que c'est un bon remède contre l'aménorrhée, mais qui ne réussit que quand les organes sont sains.

MODE D'EMPLOI. DOSES. — Extrait mou, à la dose de 2 grammes à 2gr,50 par jour, par bols de 25 centigrammes. Extrait fluide, de 2 à 4 grammes par jour.

Sidonal. — SYN. — Quinate de pipérazine.

PRÉP. — On combine l'acide quinique (voir ce mot) à la pipérazine.

DESC. — Poudre blanchâtre, facilement soluble dans l'eau.

PROP. THÉR. — Les Drs F. Blumenthal, Lewin, Leyden, J. Meyer, Ewald, Goldscheiner, Schlayer, Schmieden, Heunstadt, Mylius, Benno, Jaffé et Darmstædter l'ont employé avec succès dans le traitement de la diathèse urique et particulièrement dans la goutte.

MODE D'EMPLOI. DOSE. — Le sidonal s'emploie en paquets ou en cachets, à la dose de 5 à 8 grammes par jour.

Siegesbeckia orientalis L. — SYN. — Herbe divine.

DESC. — Plante de la famille des Composées, qui croît en Perse, au Japon et à l'île Maurice.

COMP. — Contient un principe amer, la *darutyne* (Auffray).

PROP. THÉR. — Altérant, dépuratif énergique, d'une grande efficacité dans le traitement des dartres et des ulcères; employé à l'intérieur comme antisyphilitique et contre les affections des organes génito-urinaires; à l'extérieur, contre l'herpès circiné et la teigne faveuse; de plus, sudorifique.

MODE D'EMPLOI. DOSES. — Extrait aqueux, 60 centigrammes dans un sirop. — Teinture à 1/8, de 4 à 8 grammes.

Silbérol. — $C^6H^4.OHSO^3Ag$. — SYN. — Sulfophénylate d'argent.

PROP. THÉR. — Introduit dans la thérapeutique par Zanardi, essayé plus tard par Pini dans la blennorragie et par G. Colombo dans certaines affections oculaires.

Cette préparation est douée de propriétés fortement antiseptiques; mais, comme caustique, elle est inférieure au nitrate d'argent.

MODE D'EMPLOI. DOSES. — Dans la thérapeutique ophtalmologique, on se sert ordinairement, pour la désinfection de la conjonctive et de la cornée, de solutions aqueuses à 20 p. 100, solutions pouvant remplacer celles de sublimé. S'agit-il de remplacer le nitrate d'argent par le silbérol, on devra employer ce dernier en solutions deux fois plus concentrées que les solutions correspondantes de nitrate d'argent.

Simaba Cedron Pl. — Desc. — Arbre de la famille des Rutacées, qui croît au Vénézuéla, à la Nouvelle-Grenade et à la Guyane.

Comp. — Contient un alcaloïde, la *cédrine* (Lévy).

Prop. thér. — Tonique, stomachique, antispasmodique, antipériodique et fébrifuge, employé dans la malaria et les dyspepsies. W. Hooker dit que c'est une plante précieuse comme tonique amer.

Du Coignard loue son action fébrifuge qu'il a observée, à la Nouvelle-Grenade, mais son action n'est pas aussi certaine que celle de la quinine. Il constate aussi que c'est un excellent remède contre les troubles de l'estomac.

Le Dr Purple (de New-York) a constaté ses bons effets dans les fièvres intermittentes.

Rayer affirme son efficacité dans les fièvres intermittentes à la dose de 50 centigrammes à 1 gramme par jour. A dose plus élevée, il occasionne des nausées et de la diarrhée.

Le cédron a été préconisé contre la rage.

Employé comme alexipharmaque contre la morsure des serpents. M. le Dr Saffray, à la Nouvelle-Grenade, et le Dr Bousseau en France ont obtenu des cures dans des cas désespérés.

D'après le Dr Guier (de Costa-Rica), le cédron lui aurait rendu de signalés services contre le choléra, les coliques et les névralgies faciales.

Le Dr Thomson l'a administré avec succès contre la goutte.

Mode d'emploi. Doses. — Comme alexitère, une noix pulvérisée dans 50 grammes de vin blanc, à prendre en une seule fois, avec le marc. — Usage externe, lavage de la plaie avec une macération d'une noix pulvérisée dans 10 grammes d'alcool. — Extrait fluide, de 25 centigrammes à 1 gramme, toutes les quatre heures, comme fébrifuge. — Poudre de graine, de 20 centigrammes à $1^{gr},50$.

Simaruba officinalis D. C. — Syn. — *Simaruba amara* Aubl. *Simaruba guyanensis* Rich. *Quassia simaruba* L.

Desc. — Arbre de la Guyane et de l'Inde.

Comp. — L'écorce contiendrait, d'après M. Morin, de la résine, des huiles éthérées, des traces d'acide gallique et une substance amère, identique peut-être à la quassine.

Prop. phys. — Donnée à petite dose, elle augmente l'appétit à la manière des amers; prise à doses élevées, elle provoque du vomissement et de la diarrhée.

Prop. thér. — Le Dr F. Uhle a obtenu de bons résultats dans le traitement de la dysenterie aiguë ou chronique : outre le régime diététique approprié, il prescrit l'huile de ricin, pour évacuer complètement l'intestin (en cas de besoin, on fera prendre un lavement au tanin à 0,5 à 1 p. 100); après quoi, il administre la décoction de *Simaruba* suivante :

Écorce de *Simaruba*	8 grammes.
Eau	170 —

Ajoutez :

Cognac	ãã 10 grammes.
Mucilage de salep	ãã 10 grammes.
Teinture d'opium	$0^{gr},5$-1 gramme.
Sirop d'écorces d'oranges	25 grammes.

A prendre, par cuillerée à soupe, toutes les deux heures.

Grâce à ce traitement, les phénomènes morbides de la dysenterie disparaissent rapidement.

La décoction de *Simaruba* est encore plus efficace contre les diarrhées estivales des adultes, aussi bien que celles des enfants. La seule différence observée, c'est que l'on administrera la décoction de *Simaruba* sans évacuation préalable de l'intestin. Le régime sera rigoureusement observé.

L'opium pouvant être dangereux aux enfants, surtout s'ils sont en bas âge, on le remplacera par le tanin :

Écorce de *Simaruba*	2gr,5
Eau	70 grammes.

Ajoutez :

Tanin	0,5 à 1 gramme.
Vin de Grenache	10 grammes.
Mucilage de salep	ãã 15 grammes.
Sirop d'écorces d'oranges	

A prendre, toutes les heures, par cuillerée à café.

Le Dr Gelpke recommande la *Simaruba* sous la forme suivante :

Écorce de racine de grenadier	ãã 10 grammes.
Écorce de *Simaruba*	
Vin de Bordeaux	750 —

Macérez pendant 24 heures et filtrez ensuite. — A prendre 6 à 8 cuillerées à soupe (adultes) ou à café (enfants).

D'après M. le Dr Hagge, l'écorce de *Simaruba*, qui est d'un usage courant contre la dysenterie, ne serait vraiment efficace que lorsqu'on l'emploie à haute dose, sous forme d'une macération dont le mode de préparation peut se formuler ainsi :

Vin blanc	750 grammes.
Eau	250 —

Mêlez et ajoutez :

Écorce de Simaruba concassée	5 grammes.

Faites macérer pendant six heures, puis évaporez

au bain-marie, à une température n'excédant pas 65°, jusqu'à ce qu'il reste 750 grammes de liquide.

Ajoutez :

Alcool absolu........................ 40 grammes.

Laissez macérer encore pendant quatre heures, puis filtrez, exprimez et ajoutez :

Laudanum de Sydenham.......... 2 grammes.

F. S. A. — Prendre toute la mixture en quatre fois, à quatre heures d'intervalle.

Simulo. — Desc. — Plante de la famille des Capparidacées, attribuée suivant Hale White au *Capparis coriacea* et suivant d'autres au *Capparis oleoides*. Elle croît au Pérou et en Bolivie. Le fruit est une baie, ressemblant à une groseille.

Prop. thér. — Cette plante possède des propriétés antiscorbutiques et stimulantes. Elle est surtout antispasmodique et antinerveuse ; elle possède une vertu hypnotique. Dans l'épilepsie, M. Hale White en a obtenu de bons effets, mais sans guérison. M. le Dr Larrea et M. le Dr V. Poulet ont obtenu des succès dans l'épilepsie et surtout dans l'hystérie fruste.

Elle remplace avec avantage les bromures, dans les cas où ils sont nuisibles ou contre-indiqués.

Le Dr Poulet en a obtenu de bons effets dans l'ovaro-salpingite qui se manifeste assez fréquemment chez les hystériques, après les époques menstruelles. Il recommande d'en faire usage aussitôt que possible et de l'administrer à la dose de 3 à 4 grammes de teinture par jour. Ce médicament calme rapidement la douleur intolérable de la partie tuméfiée et la résolution s'opère en quelques jours. Ces conclusions sont tirées de trois observations favorables.

Mode d'emploi. Doses. — Teinture à 1/8, de 2 à

8 grammes. — Extrait fluide, de 9 à 14 grammes, trois fois par jour. — Pilules de *Simulo* :

Fruits de *Simulo*	10 grammes.
Excipient	Q. S.

Faites 50 pilules de 20 centigrammes; 6 pilules par jour.

Siroline. — Prép. — Préparation renfermant les principes actifs du goudron de houille, principalement le gaïacol.

Prop. thér. — Contrairement aux autres préparations à base de gaïacol, la siroline serait bien supportée et facilement assimilée par l'organisme; elle exciterait l'appétit, apaiserait la toux, diminuerait l'expectoration et ferait disparaître les sueurs nocturnes.

Elle est prescrite dans les affections des voies respiratoires : coqueluche, asthme, etc.

Mode d'emploi. Doses. — A la dose de une à trois cuillerées à thé par jour, dans l'eau, le lait ou le vin.

Soja hispida Mœnch. — Desc. — Plante de la famille des Légumineuses, originaire du Japon et de l'Indo-Chine, acclimatée en Autriche.

Prop. thér. — Utilisée comme aliment. Préconisée par M. Lecerf pour l'alimentation des diabétiques, cette graine ne contenant pas d'amidon.

Mode d'emploi. — M. Lecerf a préparé des pains, gâteaux et biscuits pour l'usage des diabétiques.

Somatose. — Prép. — Matière alimentaire, contenant, d'après Goldmann, 88 p. 100 d'albumose extraite de la viande, contre 12 p. 100 de peptone.

Desc. — Poudre jaune, finement granuleuse, sans odeur et presque sans saveur, soluble dans l'eau, contenant beaucoup d'azote et ne produisant aucun dégoût.

Prop. thér. — Le Dr Gardes la recommande aux individus affaiblis, aux anémiques, ainsi que dans les cas de troubles intestinaux ou de dyspepsie nerveuse.

Son emploi provoque presque toujours une sensible augmentation de poids; elle est indiquée dans les cas où il y a débilité et où une suralimentation s'impose: Anémie, chlorose, convalescence, etc., alimentation des phtisiques et tuberculeux ; elle est recommandée aussi dans la phase de dénutrition des syphilitiques, dans les vomissements incoercibles de la grossesse.

Chez les chlorotiques, on note la disparition des troubles de la menstruation, la cessation de la céphalée, du vertige, etc. Dans quelques cas, la somatose a pour résultat l'amélioration de la digestion; comme phénomène constant, on observe le relèvement de l'appétit qui persiste même après la suspension de la somatose.

Vu son insipidité presque absolue, la somatose peut être surtout ajoutée aux substances alimentaires des enfants difficiles dans le choix des aliments, et chez les hystériques : en effet, elle n'altère en rien le goût des aliments.

Enfin, la somatose en solution concentrée sera prescrite avec avantage aux sujets atteints de carcinome de l'estomac ou de l'œsophage, soit avant l'opération quand les malades ne doivent prendre que des aliments liquides, soit que la somatose soit introduite directement dans l'estomac après gastrostomie préalable. C'est un galactogène de premier ordre.

Mode d'emploi. Dose. — On la prescrit à la dose de 10 à 15 grammes par jour, dans un véhicule quelconque (éviter le vin), et associée à un régime non complètement dépourvu d'albuminoïdes. On peut l'aromatiser. Pour enfants, de 3 à 6 grammes.

Soude (Cinnamate de). — Syn. — Hétol.

Prop. thér. — Le Dr Landerer a employé avec succès le cinnamate de soude contre la tuberculose. Ce composé réussit très bien, soit que l'acide cinnamique se combine peut-être avec des toxines tuberculeuses pour donner naissance à un produit inoffensif ou que l'acide cinnamique renforce simplement la résistance de l'organisme et lui permet de lutter victorieusement contre le poison tuberculeux ; dans ce cas, ce composé serait un agent prophylactique.

L'acide cinnamique ou, de préférence, le cinnamate de soude, s'emploie en injections, soit intra-veineuses, soit intra-musculaires.

Dans le premier cas, on a recours aux veines du pli du coude ou du bras ; dans le second cas, dans la région fessière.

On débute par des doses faibles qu'on élève progressivement, 1/2 ou un milligramme pour les débuts, en prenant toutes les précautions aseptiques et en ne dépassant pas la *dose maxima* de 25 milligrammes.

Ces injections sont répétées tous les deux jours, dans la matinée de préférence. La dose maxima atteinte, il est utile de continuer le traitement 3 à 4 mois.

Sous l'influence du traitement, on remarque la diminution des râles humides, qui ne tardent pas à se transformer en râles secs et à disparaître. Les sueurs perdent de leur abondance, puis cessent; quant aux crachats, de purulents, ils deviennent muco-purulents, puis franchement muqueux, la toux cesse, l'appétit s'améliore sans avoir recours aux stimulants; le poids augmente dès les premières injections. On constate une diminution très rapide des bacilles et leur disparition, au bout de quelques semaines de traitement.

Les résultats obtenus par Landerer, soit à Nancy, soit aux sanatoriums de Davos, de Leysin sont des plus concluants ; on ne signale pas d'accidents survenus en prenant les précautions aseptiques usuelles.

Mode d'emploi. Doses. — Pour injections hypodermiques intra-musculaires ou intra-veineuses : solution faible à 1 p. 100 de cinnamate de soude, solution forte à 2 1/2 p. 100 de cinnamate de soude.

Sozoiodol. — Syn. — Acide diiodoparaphénylsulfurique.

Desc. — Les composés de sodium, d'aluminium, de magnésium, de plomb et de zinc se dissolvent aisément dans l'eau et dans la glycérine, tandis que les sels de potassium, d'ammonium, de baryum, de mercure et d'argent sont difficilement solubles.

Prép. — On l'obtient en traitant la benzine biiodée par l'acide sulfurique fumant, saturant par du carbonate de plomb, filtrant, et décomposant le sel de plomb par l'hydrogène sulfuré et évaporant la solution aqueuse, d'où il cristallise. Il contient 42 p. 100 d'iode.

Prop. thér. — C'est un puissant antiseptique, succédané inodore de l'iodoforme, facilement soluble, non toxique. Il a une action rapide dans les ulcérations tuberculeuses et scrofuleuses, dans les affections des organes de la génération, dans la myringite chronique sèche, dans les maladies invétérées de la peau, le catarrhe chronique du nez, l'ozène, la laryngite. Comme antiseptique, il accélère la guérison sans produire d'accidents, qu'on l'emploie pur ou mélangé avec l'amidon, la vaseline ou l'axonge.

Différents sels à base de sozoiodol sont usités.

Le *sozoiodolate de mercure :* insoluble dans l'eau, soluble dans l'eau salée. Il est recommandé dans la syphilis, les maladies de peau, l'intertrigo, les ulcères variqueux. Il s'emploie en poudre, pommade à 1 p. 100, solution à la dose de 8 p. 100.

Le *sozoiodolate de potassium* remplace avantageusement l'iodoforme; il n'a pas d'odeur, il est soluble et non toxique. Il s'emploie pour les pansements post-opératoires, les engelures, les brûlures, en poudre et en pommade à 10 p. 100; dans les rhinites, laryngites, en pulvérisations de 10 à 25 p. 100; du coton hydrophile imprégné de sozoiodolate de potassium est un excellent hémostatique contre les hémorragies capillaires.

Le *sozoiodolate de soude*, non toxique, sans odeur, soluble, est un bon antiseptique, en poudre à 1 p. 10 ou en solution à 1 p. 12. On l'emploie en solution de 4 p. 100 dans la blennorragie.

Le *sozoiodolate de zinc*, sans odeur et facilement soluble, est employé dans les maladies du nez et des oreilles, en dermatologie. On s'en sert avec succès, dans la gonorrhée, en solution à 1 ou 2 p. 100; dans l'otite moyenne purulente, en insufflations à 10 p. 100. La dose est de 1 à 5 p. 100 en poudre, pommade.

Spléniferrine. — Desc. — Préparation obtenue avec la pulpe desséchée de la rate du bœuf et désignée sous le nom de *spléniferrine*, parce que son action thérapeutique relève de sa proportion en oxydule de fer combiné à l'albumine. Nasse a trouvé presque 5 p. 100 de fer dans la pulpe splénique des chevaux et des bœufs. Le fer s'y trouve sous forme d'oxyde d'albuminate de fer, représenté par des granulations contenues dans les cellules de la rate, granulations qui proviennent probablement de la destruction globulaire. C'est une sorte de sidérose physiologique, qui parfois peut dégénérer en une forme pathologique, comme cela arrive dans le diabète ou l'anémie pernicieuse.

PROP. THÉR. — Le Dr Rohden considère la spléniferrine comme une des meilleures préparations, qui dépasserait en action toutes les autres. Il en a obtenu des effets remarquables, très rapides dans des cas sérieux de chlorose. Toutes les fonctions se relèvent sans qu'on observe des phénomènes accessoires incommodes. La sécrétion gastrique augmente et la digestion s'améliore, ce qui est très important dans la chlorose où dominent les troubles digestifs. L'alimentation insuffisante, comme le montre le Dr Forster, est une cause d'anémie, parce que l'organisme perd alors plus de fer qu'il n'en reçoit. Même dans les cas de troubles dyspeptiques intenses, la spléniferrine est bien supportée.

Le Dr Rohden a essayé la spléniferrine dans un certain nombre d'états cachectiques. D'après lui, on peut en recommander l'emploi dans les états d'inanition consécutifs aux maladies de longue durée, dans les hydropisies anémiques, après les suppurations de longue durée, dans les cas de lésions amyloïdes.

Le même essai a été fait chez les phtisiques, surtout dans les cas apyrétiques et lorsqu'il n'y a pas de tendance aux hémorragies. La spléniferrine est indiquée quand il s'agit de régénérer rapidement le sang, tout en s'aidant d'un traitement hygiénique et diététique approprié. Rohden ne craint pas de donner le fer splénique aux phtisiques auxquels on défend absolument le fer, car il considère ce fer organique comme un moyen tonique, excellent, très propre aussi à relever la nutrition.

DOSES. — Il convient de débuter par des doses faibles, qu'on accroîtra dans la suite, à mesure que s'amélioreront les fonctions digestives.

Strophanthus. — DESC. — Plante grimpante de la

famille des Apocynacées, qui croît en Guinée, au Sénégal, au Gabon et dans l'Afrique équatoriale.

La tige, dont l'épaisseur diamétrale varie de 5 à 15 centimètres, forme sur le sol des cercles qui font penser à un boa constrictor, puis s'élance sur les arbres voisins, courant de branche en branche. Les fruits croissent deux à deux horizontalement et arrivent à maturité en septembre.

Les naturels s'en servent pour la préparation d'un poison de flèches (*Kombé*).

Plusieurs variétés ont été décrites par M. Blondel. Les seules qui présentent de l'intérêt sont : 1° *Strophanthus hispidus* D. C. (Guinée et Sénégal) ; 2° *Strophanthus Kombé* (centre de l'Afrique) ; 3° *Strophanthus glabre* (Gabon).

Comp. — MM. Hardy et N. Gallois ont découvert, dans l'aigrette de la semence, l'*inéine*, glucoside ayant une action sur le cœur.

M. Catillon le premier a extrait de la *strophanthine* cristallisée du Kombé.

La formule est $C^{31}H^{48}O^{12}$, d'après l'analyse qu'en a faite M. Arnaud.

M. Catillon et M. Arnaud ont prouvé que le *Strophanthus* glabre contenait 45 à 50 grammes de strophanthine par kilogramme, tandis que le *Strophanthus Kombé* en donnait seulement 4gr,5 à 9 grammes.

M. Catillon a montré que la strophanthine du Kombé et la strophanthine du glabre sont des corps différents. La première cristallise en aiguilles et dévie à droite le plan de polarisation. La seconde se présente sous forme de belles tablettes aplaties, rectangulaires, et dévie à gauche. Selon M. Arnaud, elle est identique à l'ouabaïne.

Prop. physiol. — M. Gley a montré que les deux

strophanthines et l'ouabaïne avaient les mêmes effets physiologiques..

Prop. thér. — M. Fraser emploie la teinture de semences : elle possède des propriétés analogues à la digitale, elle accélère les mouvements du cœur; de plus, elle a l'avantage de ne pas contracter les artérioles.

MM. Huchard (en 1886), Dujardin-Beaumetz (en 1887) ont constaté que le *Strophanthus* était un excellent tonique du cœur, aussi actif que la digitale et réellement diurétique. M. Huchard s'est servi d'une teinture au cinquième, qu'il nomme *teinture française*, pour la distinguer des *teintures anglaises;* il l'a prescrite d'abord à la dose de 10 gouttes et a pu continuer jusqu'à 14 et 16 gouttes par jour.

M. Bucquoy prescrit de 2 à 4 granules à 1 milligramme d'extrait de *Strophanthus;* il obtient des effets très utiles sur les cœurs fatigués et les asystoliques. La diurèse est plus rapide que celle que produit la digitale, mais non moins énergique.

Dans 5 cas de goitre, S. T. Yount-Lafayette a obtenu des succès avec le traitement par la teinture de *Strophanthus*. Il commence par prescrire la teinture à la dose de 10 gouttes par jour, répétée trois fois par jour; petit à petit il l'augmente jusqu'à 16 gouttes, trois fois par jour. Ordinairement le traitement demande deux mois environ.

Mode d'emploi. Doses. — On se sert de la teinture à divers titres, de l'extrait hydro-alcoolique et du glucoside en granules.

M. Fraser prépare la teinture en prenant 1 partie de semences et 8 parties d'alcool concentré.

M. Martindale prend 1 partie de semences et 20 parties d'alcool.

La formule de Helbing paraît meilleure et devrait être suivie pour obtenir un produit uniforme. On doit sécher la semence à 45°, sans employer l'aigrette ni l'enveloppe; pulvériser et extraire l'huile au moyen de l'éther; le résidu est séché de nouveau et on prépare la teinture par macération de 1 partie sur 20 parties d'alcool à 90°.

On prescrit la teinture, de 5 à 20 gouttes, à prendre deux fois par jour, seule ou avec de l'eau de laurier-cerise. La teinture est très amère, légèrement colorée en jaune.

M. Catillon indique des granules d'extrait hydro-alcoolique à 1 milligramme, à la dose de 1 à 4 granules par jour.

La strophanthine est tellement active que son pouvoir toxique est de 1/2 milligramme pour 1 kilo d'animal; on doit la donner avec précaution. La dose habituelle est de 1 granule à 1/10 de milligramme; dose maxima 1/2 milligramme.

Sublimophénol. — Prép. — Phénolate de mercure chloré, ou mieux, chlorure et phénolate mixte de mercure, que M. le Dr Desesquelle obtient en chauffant légèrement une solution aqueuse renfermant une molécule de phénolate de potasse avec une solution aqueuse contenant une molécule de bichlorure de mercure. Il se forme un précipité tout d'abord de couleur rouge brique, qui passe successivement au jaune et au blanc.

Desc. — Ce produit, essoré à la trompe et convenablement lavé, est traité par l'alcool à 95° bouillant. Par refroidissement de la liqueur alcoolique, il se dépose des cristaux incolores, qui entrent en fusion et se décomposent vers 210°. Ils sont très solubles dans le phénol en fusion et dans une solution aqueuse ou alcoolique bouillante de phénol.

Prop. thér. — Antiseptique de haute valeur, jouissant des propriétés bactéricides de ses composants acide phénique et sublimé corrosif.

Sugarine. — SYN. — Méthylbenzolsufinide.

PRÉP. — Savigny la prépare ainsi :

On fait bouillir une solution aqueuse de toluolcyansulfamide, additionnée de lessive de potasse en quantité suffisante pour obtenir la saponification.

La solution refroidie est additionnée d'acide sulfurique, pour précipiter le nouveau produit.

PROP. THÉR. — La sugarine a un pouvoir sucrant 500 fois plus grand que le sucre ordinaire.

MODE D'EMPLOI. DOSES. — Petites tablettes comprimées à la dose de $0^{gr},05$, employées chaque fois qu'on a besoin d'édulcorer une boisson ou un médicament.

Sulfanilique (Acide) $C^6H^4AzH^2.SO^2.OH$. — SYN. — Acide amidophénylsulfureux.

PRÉP. — On obtient cet acide en dissolvant 1 partie d'aniline dans 2 parties d'acide sulfurique et on chauffe jusqu'à ce qu'il se dégage de l'acide sulfureux. On laisse refroidir, on verse dans l'eau et on fait cristalliser dans l'eau après purification au noir animal.

DESC. — L'acide sulfanilique se présente sous la forme de cristaux rhombiques brillants, solubles dans 115 parties d'eau, insolubles dans l'alcool et l'éther.

PROP. THÉR. — L'acide sulfanilique avait été recommandé par MM. Erlich et Krönig contre l'iodisme.

D'après le Dr Vautrin, ce corps agit très favorablement et très rapidement sur certains symptômes des catarrhes aigus. La tuméfaction des cornets dans le coryza aigu, de même que la sécrétion aqueuse profuse, sont notablement diminuées et parfois même disparaissent complètement ; en moins de deux heures, la rougeur s'atténue d'une manière frappante. De même aussi (quoique d'une façon un peu moins sûre), l'acide sulfanilique agit dans la laryngite aiguë : on note ordinairement l'atténuation de la rougeur écarlate de la muqueuse ; quant à l'otite moyenne, la douleur, il est vrai, diminue rapidement, mais la guérison complète ne survient pas. Les douleurs névralgiques concomitantes survenant dans les diverses formes de catarrhes, surtout dans celles qui ressemblent à l'influenza, sont rapidement atténuées ; mais le remède est inactif contre les névralgies vraies.

L'action de l'acide sulfanilique n'est que passagère : pour prévenir la réapparition du catarrhe, la dose administrée doit être répétée après vingt-quatre à quarante-huit heures.

Dans les catarrhes chroniques, où l'on peut administrer le médicament à doses peu élevées pendant un temps prolongé, on réussit du moins à rendre moins fréquentes les exacerbations si douloureuses surtout dans l'otite moyenne chronique ; mais, en revanche, l'action thérapeutique du remède est moins accusée que dans les formes aiguës.

Administré pendant quatre à six semaines consécutives, à la dose de 1 à 2 grammes par jour, l'acide sulfanilique ne trouble nullement la digestion, ni les autres fonctions vitales ; tout au plus survient-il, dans les derniers jours, une légère diarrhée. Pas de phénomènes d'intoxication rappelant ceux de l'aniline ou d'autres corps de la série aromatique (E. Merck).

Dans le cas de coryza aigu, l'action de 2 à 4 grammes d'acide sulfanilique se manifeste deux heures environ après l'administration.

Mode d'emploi. Doses. — La meilleure formule est la suivante, dans laquelle l'acide sulfanilique est saturé par le carbonate de soude :

Acide sulfanilique pur..............	10 grammes.
Carbonate de soude..............	8gr,05
Eau distillée....................	200 grammes.

A donner 40 à 80 grammes (3 à 6 cuillerées à dessert par jour, de préférence en deux fois).

On peut donner aussi une solution de sulfanilate de soude, préparée de la manière suivante :

Sulfanilate de soude pur..........	10 grammes.
Eau distillée de fenouil...........	200 —

Trois cuillerées à bouche 2 fois par jour.

Syzygium Jambolanum D. C. — SYN. — Jambol ou jambul.

DESC. — Plante de la famille des Myrtacées, qui croît dans l'Inde, Antilles, Réunion, Nouvelle-Calédonie.

COMP. — M. Gerrard en a retiré une substance cristalline, à laquelle il a donné le nom de *jambosine* et assigné la formule $C^{10}H^{15}AZO^{3}$.

Les cristaux blancs, sans saveur, fondent à 77°, sont solubles dans l'éther, l'alcool et le chloroforme, insolubles dans l'eau froide et peu solubles dans l'eau chaude.

Le principe actif du *Myrtus jambosa* n'est pas constitué par la jambosine, mais par une résine à déterminer, qui, d'après Lyons, existe dans la résine, à côté d'un alcaloïde et d'un acide particulier.

PART. EMPL. — L'enveloppe des fruits et l'écorce.

PROP. THÉR. — Le suc exprimé des feuilles est antidysentérique.

M. Banella préconise ce médicament pour combattre le diabète; la disparition du sucre se manifeste dans les quarante-huit heures, et, tant que l'on se sert de ce médicament, on peut impunément faire usage d'une alimentation amylacée. Il est stomachique, carminatif et astringent. M. Scott prétend que sa présence dans l'estomac retarde et diminue l'action saccharifiante de la salive et du suc pancréatique.

Le Dr Rosemblat, à Vilna, et le Dr Zevasker ont employé le jambul sous forme de poudre et d'extrait fluide, ils ont guéri plus de dix cas de diabète, et ils attribuent ce succès à la drogue elle-même.

Le fruit et l'écorce sont employés aux Indes comme astringents, dans la dysenterie, la blennorragie et la leucorrhée.

Mode d'emploi. Doses. — Fruit pulvérisé, 30 centigrammes, trois fois par jour, en cachets. — Capsules, contenant 12 centigrammes de poudre.

Tachia guianensis Aubl. — Syn. — Caférana.

Desc. — Plante de la famille des Gentianacées, qui croît à la Guyane.

Part. empl. — La racine.

Prop. thér. — D'après les Drs Oliveira, Mello de Saint-Paul, la racine est un antipyrétique efficace et tonique.

Mode d'emploi. Doses. — Poudre, à la dose de 1 gramme ; — infusion (4 : 250 gr.) ; — teinture alcoolique, à la dose de 4-8 grammes.

Talauma mexicana Don. — Syn. — Yoloxochilt.

Desc. — Plante de la famille des Magnoliacées, qui croît au Mexique.

Parties empl. — Fleurs, écorce et graines.

Comp. — Le Dr Armandariz a fait l'analyse des graines et de l'écorce et a isolé un alcaloïde auquel il a donné le nom de *talaumine* et un glucoside résineux actif.

Prop. thér. — Les fleurs sont usitées en teinture ou en vin contre les affections nerveuses ou cardiaques. On fait aussi avec les pétales une infusion théiforme. Le Dr Terrès a observé que l'écorce en décoction augmente l'amplitude du pouls, régularise et retarde les contractions du cœur, reproduit l'arythmie quand on prolonge l'usage du médicament et communique à l'urine une odeur désagréable.

Mode d'emploi. Doses. — Décoction de 5 grammes d'écorce de *Talauma mexicana* dans 140 grammes d'eau, à prendre en 3 fois.

Tanguin. — Desc. — Poison d'épreuve, extrait du *Tanghinia veneniflua* Poir., plante de la famille des Apocynacées, qui croît dans l'île de Madagascar.

Prép. — Il est préparé avec l'amande du fruit.

Comp. — M. Arnaud a retiré des noyaux un corps cristallisé, qu'il a nommé *tanghinine*. Corps soluble dans 200 p. d'eau, très soluble dans l'alcool et l'éther, qui dévie à gauche le plan de polarisation. En présence de l'eau, il se gonfle, en donnant un mucilage épais et tenace.

Prop. phys. — Son action physiologique se rapproche de celle de la strophanthine et de l'ouabaïne, et en fait un poison cardiaque, avec cette différence qu'il provoque des convulsions générales.

Tannalbine. — Syn. — Albuminate de tannin. Tannate d'albumine.

Prép. — On obtient la tannalbine, d'après M. le docteur R. Gottlieb (de Heidelberg), en soumettant de l'albuminate de tanin pendant cinq à six heures à une température de 110° à 120°.

Desc. — Poudre jaune pâle, absolument insipide et contenant 50 p. 100 de tanin.

Prop. phys. — Ce corps résiste à l'action du suc gastrique et ne se décompose que dans l'intestin en éliminant lentement le tanin qui peut ainsi agir sur la presque totalité du tube digestif, à l'exception de l'estomac.

Prop. thér. — La tannalbine a été employée avec succès par M. le Dr R. von Engel (de Brunn), chez une quarantaine de malades atteints de diarrhée.

Dans tous ces cas, sauf quelques-uns où il s'agissait d'altérations profondes du tube digestif, telles que dégénérescence amyloïde, etc., le Dr von Engel a obtenu la disparition du flux abdominal, et cela dans les diarrhées aiguës comme dans les diarrhées chroniques d'origine tuberculeuse ou autre, chez les adultes aussi bien que chez les enfants.

Chez les malades de M. von Engel, la tannalbine n'a jamais provoqué le moindre trouble stomacal, même dans les cas où ce médicament a été administré pendant plusieurs semaines de suite.

Mode d'emploi. Dose. — La dose efficace du médicament est de 1 gramme pour l'adulte et de 0gr,50 pour les enfants au-dessous de quatre ans. Cette dose doit être répétée trois ou quatre fois par jour. Le mieux est de la donner à des intervalles de deux heures et même d'une heure, lorsqu'il s'agit de diarrhée très intense; puis, après avoir administré ainsi trois ou quatre prises, attendre jusqu'au lendemain pour recommencer la même médication.

Tannate d'antipyrine. — Prép. — On dissout séparément 3gr,20 d'antipyrine et 1gr,88 de tanin dans 10 centimètres cubes d'eau; on mélange les deux solutions : le tannate d'antipyrine produit forme un précipité blanc caséeux. On filtre et on dessèche à une douce chaleur.

Desc. — Poudre jaunâtre, insipide et insoluble dans l'eau, facilement soluble dans l'alcool; les acides la dédoublent en ses composants.

Sa teneur en antipyrine est de 37 p. 100.

Prop. thér. — Il a sur l'antipyrine pure l'avantage d'être à peu près sans saveur, ce qui permet de l'employer facilement chez les enfants.

Doses. — La dose de cette préparation pour les adultes est de 1gr,5 à 3 grammes.

Chez les enfants, il faut réduire la dose des deux tiers ou de la moitié.

Tannate de créosote. — SYN. — Créosol.

PRÉP. — Combinaison moléculaire de une partie de tanin pour trois parties de créosote du hêtre, trouvée par M. Dubois.

DESC. — Poudre amorphe, de couleur marron foncé, hygroscopique soluble dans l'eau, l'alcool, la glycérine, insoluble dans l'éther.

PROP. THÉR. — Le tannate de créosote a été expérimenté par les Drs Albert Robin, Kestner, Bœckel, Nogué, Balland et Blind. D'après ces auteurs, ce produit s'est montré efficace dans la tuberculose, il serait un excellent remède symptomatique ; grâce à son action, on observe l'augmentation de l'appétit, et surtout l'assèchement des bronches et la diminution rapide de la toux.

MODE D'EMPLOI. DOSE. — Solution aqueuse à 1/5, cachets, pilules de tannate de créosote à la dose de 2 à 6 grammes par jour.

Tannigène. — SYN. — Acétyltanin.

PRÉP. — Ce corps est une combinaison chimique du tanin et d'acétyle, obtenue par M. le Dr Meyer. Il a réussi à obtenir un éther acétique du tanin, en modifiant le procédé de Schiff, qui avait obtenu une combinaison pentacétylique du tanin, en le faisant bouillir avec un mélange à parties égales d'acide acétique glacial et d'anhydride acétique, le tout étant traité ensuite par une solution sodique diluée et froide. Ce pentacétyltanin peut être obtenu à l'état de pureté. Au contact du fer, il ne donne pas de réaction sous forme de changement de couleur. Il se dissout très lentement et en très petites quantités dans les carbonates et les phosphates alcalins.

Il ne précipite pas la gélatine de ses solutions neutres ou légèrement acides.

DESC. — Cette combinaison se présente sous les dehors d'une poudre d'un jaune grisâtre, sans odeur, sans saveur, à peine hygroscopique.

Insoluble dans l'eau froide, peu soluble dans l'eau chaude, mais se dissolvant assez facilement dans les liquides alcalins, tels que les solutions de phosphate, de carbonate et de borate de soude. Bouilli avec ces solutions alcalines ou laissé en contact avec elles pendant plusieurs jours, le tannigène se décompose en acide acétique et acide gallique.

PROP. PHYS. — Les expériences de M. Meyer ont montré qu'on peut faire ingérer aux lapins plusieurs grammes de tannigène sans observer aucune action nuisible du médicament sur l'estomac, telle que perte de l'appétit, etc. Par contre, l'effet astringent de cette substance sur l'intestin est incontestable et se traduit par une diminution de la sécrétion intestinale, les matières fécales devenant manifestement plus dures sous son influence. On constate la présence dans les fèces d'une certaine quantité de tannigène, même lorsqu'on administre aux animaux de petites doses de ce médicament. On peut en conclure que, contrairement à ce qui a lieu pour le tanin ordinaire, l'action astringente du tannigène s'exerce même dans le gros intestin.

PROP. THÉR. — M. le Dr F. Müller a expérimenté les effets du tannigène chez des malades atteints de diverses affections du tube digestif : il a pu se convaincre que ce médicament donne d'excellents résultats dans les diarrhées chroniques, notamment dans celles des tuberculeux. Des doses de 0gr,20 à 0gr,50 de tannigène sont suffisantes pour obtenir l'effet désiré. Mais le médicament peut être donné sans inconvénient même à la dose de 3 à 4 grammes par jour, continuée pendant longtemps. En général, le tannigène paraît être une substance absolument anodine.

Dans les diarrhées aiguës des adultes et les diarrhées infantiles, l'action du tannigène est incontestable. M. Comby relate seize succès remarquables dans les diarrhées infantiles, chez des enfants de différents âges. Mais on sait que, dans ces affections, les astringents ont en général peu d'effet.

Enfin M. Müller a pu constater que, dans la pharyngite chronique, des badigeonnages de la muqueuse enflammée, pratiqués avec une solution de phosphate de soude à 5 p. 100 et contenant 3 p. 100 de tannigène, donnent de bons résultats.

Formule pour diarrhées infantiles (Escherich, Biedert) :

Tannigène	5 grammes.
Sucre de lait	5 —

Une pincée de 3 en 3 heures.

Doses. — Enfants, de $0^{gr},10$ à $0^{gr},30$; adultes, de $0^{gr},50$ à $0^{gr},75$. — 4 à 6 fois par jour.

Tannocol. — Prép. — Nouvelle combinaison de gélatine et de tanin, analogue à la tannalbine.

Desc. — Poudre grisâtre, inodore, insipide et presque insoluble dans l'eau. Il renferme à peu près autant de gélatine que le tanin et possède la propriété d'être très difficilement soluble dans les liquides acides et, en particulier, dans le suc gastrique. Par contre, il se dissout dans les liquides alcalins, dans le suc intestinal, avec mise en liberté du tanin.

Prop. thér. — Ce serait donc un astringent puissant de l'intestin, qui exercerait uniquement son action dans cet organe. On l'a préconisé pour le traitement des entérites aiguës et chroniques, ainsi que des affections intestinales chez les enfants.

Mode d'emploi. Doses. — 1 gramme, plusieurs fois par jour, pour les adultes ; 50 centigrammes, pour les enfants, en cachets ou en paquets.

Tanno-Créosoforme. — Prép. — Le tanno-créosoforme est une combinaison d'aldéhyde formique de créosote et de tanin.

Desc. — Poudre brunâtre, sans odeur ni saveur, non toxique, insoluble dans l'eau et la glycérine, soluble dans l'alcool et les solutions alcalines ; il contient 4 p. 100 d'aldéhyde formique, 48 p. 100 de créosote et 48 p. 100 de tanin.

Prop. thér. — Les usages thérapeutiques du tanno-créosoforme résultent des propriétés de chacun de ses trois composants : un astringent : tanin, et deux antiseptiques : créosote et formol.

La première indication thérapeutique est l'antiseptisie intestinale. Il a sur la muqueuse intestinale un effet anticatarrhal sans irritation. Il traverse l'estomac sans décomposition.

Comme usage externe, son pouvoir desséchant et antiseptique le fait indiquer dans l'ozène, le coryza et l'hyperidrose.

Mode d'emploi. Dose. — Pour l'usage interne, on l'emploie en potion émulsive, en cachets, à la dose de 1 à 3 grammes par jour. Pour l'usage externe, on l'emploie, en saupoudrant la plaie ou en insufflations.

Tannoforme $2\,C^{14}H^{10}O^{9} + HCOH$.

Prép. — On n'avait jusqu'ici que des procédés imparfaits pour extraire le tanin propre à chaque espèce végétale. M. Merck a trouvé dans le formaldéhyde une substance, qui, mise en présence de l'acide chlorhydrique, extrait facilement le tanin des extraits végétaux aussi épurés que possible. Il a ainsi préparé un produit de condensation du gallo-tanin et du formaldéhyde, ou *tannoforme*. M. Merck a préparé, de façon identique, les tannoformes du chêne, du québracho, du ratanhia et des myrobalans.

Desc. — Il se présente sous forme d'une poudre légère, blanc rougeâtre, se décomposant vers 230°, insoluble dans l'eau et les dissolvants organiques usuels à part l'alcool, donnant avec l'ammoniaque diluée ou la lessive de soude ou de potasse un liquide rouge-brun; il est précipité de ces dernières solutions par l'addition des acides.

Prop. thér. — Le tannoforme agirait comme un excellent remède contre le prurit vulvaire des diabétiques; il combattrait efficacement, et sans exposer à aucun danger, l'hyperidrose sous toutes ses formes; il se montre aussi un excellent médicament pour le traitement du chancre mou; il rendrait également des services contre l'ozène.

Mode d'emploi. — On le prescrit, soit pur, soit mélangé au quart avec de l'amidon.

Tannone. — Prép. — Produit de condensation du tanin et de l'urotropine (hexaméthylène-tétramine).

La composition de la tannone correspond à 87 p. 100 de tanin et 13 p. 100 d'urotropine.

Desc. — Poudre brun clair, légère, un peu hygroscopique, insipide, presque insoluble dans l'eau, les acides étendus, l'alcool et l'éther, mais se dissolvant lentement dans les alcalis étendus.

Prop. physiol. — La tannone est dédoublée dans l'organisme, car l'urine des malades qui prennent ce médicament donne, avec l'eau saturée de brome, un précipité jaune-orange qui est caractéristique de l'urotropine, produit dont le Dr Schreiber préconise l'emploi dans certaines formes d'inflammation et de catarrhe de l'intestin.

MODE D'EMPLOI. DOSES. — Le Dr Schreiber prescrit la tannone à la dose de 1 gramme, 3 à 4 fois par jour chez les adultes, et de 0gr,2 à 0gr,5 chez les enfants.

Tannosal. — PRÉP. — On prépare l'éther tannique de la partie de la créosote qui entre en ébullition entre 200 et 210 degrés.

DESC. — Poudre brune, amorphe, facilement fusible, très soluble dans l'eau, l'alcool, la glycérine; sa saveur n'est ni brûlante, ni corrosive.

PROP. THÉR. — On l'emploie contre la tuberculose avec d'autant plus de succès que ses composants sont très efficaces contre cette maladie. Le tannosal se décompose dans le canal intestinal en tanin et créosote.

MODE D'EMPLOI. DOSES. — Solution contenant 1 gramme de tannosal par cuillerée à bouche et pilules renfermant 0gr,33 de ce composé.

Tayuya. — SYN. — *Trianosperma ficifolia* Mart.

DESC. — Plante volubile de la famille des Cucurbitacées, qui croît au Brésil, au Paraguay et à la Plata.

PART. EMPL. — Les racines.

COMP. — Contient un alcaloïde, la *trianospermine*, et une résine, la *tayugine* (Yvon).

PROP. THÉR. — Les principes actifs de la racine sont utilisés dans les cas graves d'hydropisie, de paralysie, les affections cutanées incurables et les accidents tertiaires de la syphilis.

MODE D'EMPLOI. DOSES. — Poudre de racines, 4 gr. — Décoction ou infusion, 12 à 36 centigrammes. — Teinture, de 6 à 15 gouttes.

Teinture de cantharides. — PROP. THÉR. — Les

Drs Beven et S. Goff ont attiré l'attention sur l'action hémostatique, extrêmement rapide, de la teinture de cantharides dans l'hématurie ; ce fait a été confirmé par W.-H. Henderson. Les doses employées par les auteurs que je viens de citer ont été de 5 gouttes de teinture, administrées, trois fois par jour, dans un peu d'eau. Ordinairement le sang disparaît entièrement de l'urine après que le malade a pris 4 à 7 doses de teinture; après quoi l'on fait prendre, pendant plusieurs jours, une seule dose de 5 gouttes du médicament, ce qui empêche tout retour de l'hémorragie.

Tellurate de potasse $TeK^2O^4 + 2HO$.

PRÉP. — On l'obtient en décomposant le tellurate de baryum par une solution de sulfate de potasse, on filtre, on évapore et on fait cristalliser.

PROP. THÉR. — Expérimenté par le Dr Neusser dans le traitement de la phtisie, dans l'espoir qu'il y avait un parti avantageux à tirer de ses propriétés bactéricides. Le sel a été administré dans cinquante cas et, presque toujours, les sueurs nocturnes ont été supprimées ou considérablement diminuées. Il a été parfois nécessaire de doubler la dose. Pour que des symptômes d'intoxication se produisent, il faut donner 1 centigramme par jour pendant longtemps; encore l'effet se réduit-il à une indigestion. Toutefois le médicament a le grave inconvénient de communiquer à l'haleine l'odeur alliacée qui caractérise tous les composés du tellure.

MODE D'EMPLOI. DOSES. — Pilules, à la dose de 3 milligrammes, une par jour.

Ténaline. — DESC. — Ce produit est un mélange des alcaloïdes de la noix d'arec, savoir : l'arécaïne, l'arécaïdine et la guavine, débarrassé, autant que possible, de l'arécoline, autre alcaloïde qui se trouve dans la noix d'arec.

PROP. THÉR. — La ténaline a été étudiée par M. F. Hobday, qui reconnut qu'elle constituait un précieux ténifuge, surtout approprié aux petits animaux domestiques, tels que les chiens et les chats.

Ce produit a sur la noix d'arec l'avantage de pouvoir être administré beaucoup plus facilement, parce qu'il en faut beaucoup moins et que l'administration d'un purgatif est inutile. Après administration de la ténaline, les ascarides sont rendus dans les vomissements ou expulsés dans les fèces. Le médicament agit sur l'intestin en augmentant les sécrétions et en excitant le péristaltisme. Aussi, même en l'absence de parasites, provoque-t-il des selles liquides.

L'administration de ténaline dans le cas de tænia produit régulièrement l'expulsion de la tête et des anneaux.

La dose ténifuge active est de 0gr,06 de ténaline par 1/2 kilogramme du poids de l'animal malade; elle peut, en cas de nécessité, être doublée, sans qu'il se produise d'autres accidents que quelques vomissements, une légère diarrhée et une certaine torpeur.

MODE D'EMPLOI. DOSES. — On donnera de préférence la ténaline dans un peu d'eau; dans la majorité des cas, 15 à 30 centimètres cubes suffisent.

Administré sous la peau, le médicament est sans action sur les parasites de l'intestin.

Terraline. — PRÉP. — Mélange de plâtre calciné, de kaolin, de silice, de lanoline, de glycérine et d'un antiseptique quelconque.

PROP. THÉR. — Ce nouveau véhicule, proposé par Tschhoff, présente surtout la propriété, importante en pratique, de pouvoir être conservé très longtemps sans s'altérer; en même temps, il n'irrite pas la surface sur laquelle il est appliqué, n'arrête pas la sécrétion des plaies et, enfin, ne se décompose pas sous l'influence des substances incorporées. Avec le temps, la terraline durcit un peu, mais on n'a qu'à y ajouter de la glycérine pour qu'elle reprenne sa consistance habituelle. Pour la trituration des substances médicamenteuses qu'on veut y incorporer, il faut se servir de glycérine, de vaseline ou de lanoline et d'un peu d'alcool; il faut, autant que possible, ne pas y mettre d'eau. Pour enlever la pommade à base de terraline, il suffit de l'eau simple, sans savon.

Tétronal $C^{18}H^{20}S^{4}O^{8}$. — Syn. — Tétraéthylsulfondiméthylméthane. Diéthylsulfone-diéthylméthane.

Prép. — On combine à l'éther mercaptan deux groupes d'éthyle, à l'aide d'iodure d'éthyle, puis de l'acétone.

Desc. — Corps analogue au sulfonal, qui contient deux groupes d'éthyle de plus que le sulfonal, qui en contient deux.

Prop. thér. — D'après MM. Baumann et Kart, le tétronal aurait des propriétés hypnotiques plus grandes que le sulfonal. Mais le fait n'est pas établi par la pratique. Il est préférable d'employer le trional.

MM. Barth et Rumpel disent que les indications thérapeutiques du tétronal sont probablement les mêmes que celles du sulfonal, et que dans quelques états nerveux réfractaires à celui-ci il a été plus efficace. Le tétronal employé dans 220 cas n'a produit aucun phénomène fâcheux. Il est sans action sur le délire alcoolique, même à la dose de 4 grammes par jour.

Mode d'emploi. Doses. — En cachets médicamenteux, à la dose de 1 gramme en deux doses, matin et soir.

Thermodine $C^{13}H^{17}O^{4}$. — Syn. — Acétyléthoxyphényluréthane.

Prép. — Merck obtint ce corps en prenant la paraéthoxyphénylurétbane qu'il acétyla en la chauffant avec l'acide acétique anhydre. Il obtint ainsi la thermodine (E. Merck).

Desc. — Cristaux aiguillés insipides, inodores, solubles dans 2 600 p. d'eau à 20 degrés et dans 450 p. d'eau bouillante. Son point de fusion est de 86 à 88 degrés.

Prop. thér. — Le Dr von Mering a constaté, après deux ans d'observations (fièvre typhoïde, pneumonie, pleurésie, influenza, tuberculose, érysipèle, diphtérie), que la thermodine était un bon antithermique.

Il n'a jamais observé d'effets fâcheux ultérieurs.

La température s'abaisse de 2 degrés à 2°,5, après l'ingestion de 50 centigrammes. Cet effet se produit dans la première heure et atteint son maximum au bout de quatre heures, puis la température s'élève graduellement. La perspiration est inodore. Le pouls devient moins fréquent, moins fort.

La thermodine n'est pas un aussi bon antinévralgique que la neurodine. Elle agit plus doucement et, pour les adultes, il faut porter la dose à 1gr,50. Ce serait donc plutôt un antipyrétique.

Mode d'emploi. Doses. — A la dose de 1gr,5, la thermodine agit d'une façon incontestable comme antinévralgique, quoique pas aussi puissamment que la neurodine qui, par conséquent, doit lui être préférée dans ce cas. Dans l'influenza, la thermodine a été essayée et a donné de bons résultats aux doses de 0gr,5, répétées deux à trois fois par jour ; on obtint ainsi l'abaissement de la température et la diminution des phénomènes nerveux pénibles.

Thialdine et Carbothialdine $(C^2H^4)^3S^2AzH$.

Prép. — La thialdine résulte de l'action de l'ammoniaque sur la trithialdéhyde dans laquelle un atome de soufre est remplacé par un d'ammoniaque.

La carbothialdine est obtenue par l'action combinée du sulfure de carbone et de l'ammoniaque sur l'aldéhyde.

Desc. — La thialdine est en gros cristaux aromatiques, fondant à 43°, volatils sans décomposition à la température ordinaire, un peu solubles dans l'eau, très solubles dans l'alcool, l'éther et les acides.

La carbothialdine est en petits cristaux insolubles dans l'eau et l'éther, légèrement solubles dans l'alcool froid, plus solubles dans l'alcool chaud, décomposés dans l'eau bouillante.

Prop. phys. — Le professeur Lusini a expérimenté la thialdine et la carbothialdine. Ces deux composés ont une action tout à fait différente : la carbothialdine est un agent tétanique énergique, qui ne provoque pas d'irrégularité dans le fonctionnement du cœur, lequel s'arrête en diastole ; la thialdine au contraire est un paralysant général, qui donne au cœur des mouvements irréguliers et le fait arrêter en systole.

Thiocol. — Prép. — Sel de potasse du sulfate de gaïacol ; il contient 60 p. 100 de gaïacol.

Desc. — Poudre fine, blanche, de goût légèrement amer d'abord, mais sucré ensuite.

Prop. thér. — Comme succédané du gaïacol, il présente les avantages suivants : il est inodore, facilement soluble dans l'eau, n'irrite pas les muqueuses et est facilement résorbable. Aussi M. C. Schwarz a-t-il essayé de le prescrire contre la tuberculose, surtout lorsque les malades sont particulièrement sensibles et que l'odeur de la créosote et du gaïacol provoque chez eux un état nauséeux et de l'anorexie. Grâce à sa facilité de résorption, on peut en prescrire des doses assez élevées, et l'auteur a pu en administrer jusqu'à 10 et 15 grammes par jour sans provoquer aucun accident. Les résultats étaient toujours satisfaisants : l'appétit revenait, les forces augmentaient, de même que le poids du corps; l'état général s'améliorait. La toux diminuait d'intensité et de fréquence et les crachats perdaient peu à peu tout aspect purulent; les sueurs cessaient, et dans les cas fébriles la fièvre disparaissait sans l'aide d'antipyrétiques. Enfin, les signes locaux diminuaient, puis disparaissaient dans les cas peu avancés, mais l'influence du thiocol sur les cavernes est encore à étudier.

Mode d'emploi. Doses. — Cachets médicamenteux, contenant 0gr,25 de thiocol, à la dose de 2 à 4, plusieurs fois par jour.

Thioforme. — Syn. — Dithiosalicylate basique de bismuth.

Desc. — Poudre très légère, de couleur jaune grisâtre, insipide, inodore et complètement insoluble dans l'eau, l'alcool et l'éther.

Prop. thér. — Il possède les mêmes propriétés thérapeutiques que l'iodoforme, sans en avoir les inconvénients : il est inodore, non toxique et n'irrite pas les plaies.

N'étant pas toxique et possédant en même temps des propriétés antiseptiques et siccatives, il peut être employé avec avantage pour le pansement des surfaces bourgeonnantes. M. le Dr J.-J. Schmidt dit en avoir obtenu d'excellents résultats dans le traitement des brûlures et des ulcères de jambe. Le thioforme pourrait aussi être administré à l'intérieur, comme antiseptique intestinal, à la dose de 0gr,30, répétée trois fois par jour. C'est surtout un antiseptique chirurgical.

Thiol. — Desc. — Produit très analogue à l'ichtyol, préparé par M. Jacobsen. Soluble dans l'eau ou dans un mélange d'alcool ou d'éther.

Prép. — On utilise, pour préparer le thiol, l'huile de gaz du commerce, qui renferme, outre des carbures saturés de la série grasse, des carbures des séries éthylénique et acétylénique. On charge ce produit au bain d'huile à une température d'environ 215°, et on ajoute peu à peu de la fleur de soufre. La sulfuration des carbures se fait avec dégagement d'hydrogène sulfuré. Suivant la plus ou moins grande quantité de soufre ajouté, on obtient plus ou moins de carbures sulfurés. On sulfonise ensuite la matière à l'aide de l'acide sulfurique concentré, ce qui donne l'acide thiolsulfonique, et on neutralise avec l'ammoniaque. Ce sel ammoniacal est le thiol de Jacobsen.

Prop. thér. — Mêmes propriétés que l'ichtyol.

D'efficacité égale, mais il a sur celui-ci l'avantage d'être absolument inodore.

M. Gothschalk, qui l'a employé dans le traitement gynécologique, a obtenu des succès à l'aide d'une solution de 20 p. 100 dans la glycérine, dans des exsudats de métrite et de périmétrite.

Mode d'emploi. — A l'extérieur, pommade à 1/20. — A l'intérieur, de la même façon que l'ichtyol.

Thiopyrine. — Prép. — Ce composé n'est autre que l'antipyrine, dont l'oxygène est remplacé par du soufre. Il s'obtient de la même façon que l'antipyrine, en faisant réagir, au lieu de potasse caustique, le sulfhydrate de potassium sur le chlorométhylate de 1-phényl-4-méthyl-5-chloropyrazol. En pratique, on mélange des solutions alcooliques renfermant des poids égaux des deux composants : il se produit une élévation considérable de température en même temps qu'il se dégage de l'hydrogène sulfuré. On décompose par l'acide carbonique l'excès de sulfure, on filtre, on évapore la solution et on recristallise à diverses reprises la thioantipyrine.

Desc. — Cristaux en plaques incolores, assez solubles dans l'eau froide, très solubles dans l'eau chaude et dans l'alcool. Ils fondent à 166°.

Prop. thér. — Ce corps possède les propriétés thérapeutiques de l'anti pyrine. Les essais obtenus avec cette substance ne sont pas assez nombreux ni assez concluants pour la classer encore parmi les succédanés de l'antipyrine.

Thiosinnamine. — Syn. — Allylsulfocarbamide. Allylsulfo-urée.

Prép. — Elle prend naissance en faisant réagir l'ammoniaque sur l'essence de moutarde.

Desc. — Se présente sous forme de cristaux blancs, à saveur amère, fusibles vers 70°, peu solubles dans l'eau froide, plus solubles dans l'eau chaude, très solubles dans l'alcool et l'éther.

Prop. thér. — Au Congrès de dermatologie de 1892, Hebra a rendu compte des expériences qu'il a faites avec la thiosinnamine pour guérir le lupus. Il s'est servi de cet agent contre les carcinomes et affirme avoir obtenu de bons résultats.

En injections hypodermiques, son action se limite à certains tissus anormaux dont elle amène l'absorption ou la transformation en tissu normal. Son efficacité est douteuse dans le cas de lupus et dans certaines maladies de la peau. Mais la thiosinnamine est de grande valeur quand il s'agit de faire disparaître les contractures cicatricielles qui sont la conséquence d'un lupus ou d'une perte de substance.

Thymoforme. — Prép. — Ce composé prend naissance en faisant réagir le thymol sur la formaldéhyde.

DESC. — Poudre jaunâtre, insipide, à odeur faible de thymol. Il est soluble dans l'alcool, l'éther, le chloroforme, l'huile d'olive, insoluble dans l'eau, l'éther de pétrole et la glycérine.

PROP. THÉR. — Il est préconisé comme un succédané de l'iodoforme et du dermatol, comme antiseptique externe.

MODE D'EMPLOI. — Employé en poudre, pour saupoudrer les plaies ou en pommade à la vaseline.

Toddalia aculeata Pers. — SYN. — Lopez root.

DESC. — Plante de la famille des Rutacées, qui croît dans l'Inde, à Madagascar et à la Réunion.

PROP. THÉR. — Les feuilles fraîches sont employées contre les douleurs abdominales. Tonique puissant contre la débilité constitutionnelle, la diarrhée chronique et dans la convalescence des fièvres graves. On peut lui adjoindre la médication ferrugineuse.

MODE D'EMPLOI. — Teinture 1/5, de 6 à 20 grammes par jour. — Infusion (10 grammes pour 100 grammes d'eau), de 30 à 60 grammes, deux ou trois fois par jour.

Toluol C^7H^8. — SYN. — Toluène. Méthylbenzine. Hydrure de benzyle.

PRÉP. — Le toluol est le premier homologue de la benzine ; il est retiré du goudron de houille et il passe à la distillation avec les huiles légères (formées de benzine, de toluène, de xylène, etc.), dont on le sépare par distillation fractionnée.

DESC. — Liquide incolore, très réfringent, à odeur particulière moins désagréable que celle de la benzine ; il est à peine soluble dans l'eau, soluble dans l'alcool, l'éther ; il entre en ébullition à 110°. Son poids spécifique à $+ 13° = 0{,}872$.

PROP. THÉR. — Le toluol a été préconisé à cause de

ses propriétés microbicides par le professeur Löffler. Il l'emploie, dans le traitement local de la diphtérie, en badigeonnant avec ce produit les fausses membranes.

Traumaticine. — Solution de gutta-percha dans du chloroforme.

PRÉP. — On met 10 grammes de gutta-percha dans 90 grammes de chloroforme. Au bout de 24 heures, la gutta-percha est complètement dissoute; on ajoute alors 18 grammes d'acide chrysophanique à la solution.

PROP. THÉR. — Auspitz recommande, dans le psoriasis, de faire des badigeonnages avec de la traumaticine, contenant un dixième d'acide chrysophanique.

On peint les plaques de psoriasis avec cette préparation, et on laisse sécher; il se forme une couche de gutta-percha contenant de l'acide chrysophanique, qui permet aux malades de vaquer à leurs occupations. Tous les deux jours, on renouvelle la couche médicamenteuse. On voit bientôt se former le cercle érythémateux de l'acide chrysophanique, et les plaques de psoriasis semblent disparaître avec une grande rapidité (Dr Besnier).

MODE D'EMPLOI. — Peut servir de véhicule à un grand nombre de substances médicamenteuses et surtout à l'acide chrysophanique 10 p. 100.

Traumatol. — SYN. — Iodo-crésine.

PRÉP. — Combinaison d'iode et de crésol.

PROP. THÉR. — Substance trouvée par le Dr Kraus et qui, grâce à l'action de ses deux composants, constitue un antiseptique précieux, elle remplace l'iodoforme avec avantage. Le Dr Périer l'a employée avec succès pour le pansement de plaies opératoires et infectieuses récentes ou anciennes, des ulcères variqueux. Il a été employé avec succès dans les cas de dermatoses humides, de chancres mous et indurés.

En général, comme l'iodoforme et l'aristol, le traumatol ne paraît avoir d'action manifestement curative que dans les cas où il est appliqué sur des surfaces humides et il offre sur ces derniers l'avantage de n'irriter ni les muqueuses, ni l'épiderme.

Mode d'emploi. Doses. — Poudre de traumatol pur pour saupoudrer les plaies ; gaze au traumatol ; vaseline à 2-5 p. 100 de traumatol ; ovules ; crayons ; glycérine et collodion au traumatol à 10 p. 100.

Tribromure d'allyle $C^6H^5Br^3$. — Syn. — Tribromhydrine. Bibromure d'éther allylbromhydrique. Éther tribromhydrique de la glycérine.

Prép. — On l'obtient en faisant agir l'iodure d'allyle sur une fois et demie son poids de brome. On enlève l'iode précédent par la potasse. On distille et on recueille ce qui distille entre 210° et 220°. On congèle le liquide et on essore les cristaux, puis on rectifie.

Desc. — Liquide incolore, neutre, bouillant à 217°, se solidifiant à + 10°.

Prop. thér. — Employé contre l'asthme, l'angine de poitrine. Recommandé dans la médecine infantile contre la coqueluche et les convulsions.

Mode d'emploi. Doses. — Capsules gélatineuses, contenant 25 centigrammes de tribromure d'allyle, à la dose de 2 à 4 par jour.

Trichloracétique (**Acide**) $C^4HCl^3O^4$. — Syn. — Acide acétique trichloré.

Desc. — Corps solide cristallisé, déliquescent. Point de fusion 55°, ébullition 195°.

Prép. — On traite le chloral hydraté par trois fois son poids d'acide azotique fumant ; on expose le mélange deux jours au soleil et on chauffe en distillant et en recueillant ce qui passe à 190°.

RÉACTION. — Donne du chloroforme étant chauffé avec un excès de carbonate de soude. Ne doit pas contenir d'acide chlorhydrique libre.

PROP. THÉR. — M. le Dr Ehrmann a obtenu des succès avec l'acide trichloracétique employé comme caustique dans les affections de la gorge et du nez, sous forme d'applications directes. Ce traitement fut employé dans 140 cas, comprenant l'hypertrophie polypoïde circonscrite, la tonsillite hypertrophique, la pharyngite folliculaire, l'hypertrophie des glandes linguales, etc. Dans 54 de ces cas, il fit une seule cautérisation, 2 dans 30 cas, et de 3 à 6 dans les 24 autres.

Ehrmann regarde l'acide trichloracétique comme préférable à l'acide chromique, parce que la cautérisation qu'il produit est plus localisée et que les escarres sont plus nettes.

Le Dr Pierce a préconisé cet acide pour dissoudre le tartre dentaire. On humecte avec la solution un morceau de bois, et on frotte jusqu'à dissolution complète du tartre. On doit effectuer cette opération avec précaution, à cause de la causticité de l'acide.

Le Dr Cozzolino recommande l'emploi de la solution à 3 p. 100 d'acide trichloracétique contre l'épistaxis rebelle. On peut ajouter une solution de cocaïne à 2 p. 100. On entoure l'extrémité d'une sonde avec un tampon de coton imprégné de cette solution et l'hémorragie cesse immédiatement.

Le Dr Fuggiani l'emploie contre l'alcalinité de l'urine dans la cystite chronique. Il donne trois fois par jour, dans de l'eau sucrée, 5 à 6 gouttes de solution d'acide trichloracétique à 25 p. 100.

MODE D'EMPLOI. — Ehrmann emploie cet acide comme astringent sous la forme suivante :

Iode	0gr,10
Iodure de potassium	0gr,15
Acide trichloracétique	0gr,30
Glycérine	30 grammes.

Enfin M. Boymond le préconise en urologie pour la précipitation complète de certaines albumines.

Triferrine. — DESC. — Nouvelle forme pharmaceutique de fer.

PRÉP. — C'est la combinaison d'un produit phosphoré acide, retiré de la caséine (l'acide paranucléinique) avec le fer. Ce corps contient 9 p. 100 d'azote, 2,5 p. 100 de phosphore et 22 p. 100 de fer.

PROP. THÉR. — D'expériences faites sur les animaux, il résulte que la triferrine augmente considérablement la quantité de fer contenue dans le foie et les divers organes. Ce nouveau produit doit vraisemblablement sa grande activité à la présence, à côté du fer, du phosphore, qui favorise l'assimilation de l'albumine. Il posséderait de plus l'avantage d'être parfaitement toléré même par les estomacs les plus délicats, et de ne pas amener de diminution de l'appétit.

DOSE. — On le prescrit à la dose moyenne de 30 centigrammes, trois fois par jour.

Trinitrine $C^6H^5(AzO^6)^3$. — SYN. — Nitroglycérine. Angioneurosine.

PRÉP. — On l'obtient en mélangeant avec précaution de la glycérine avec de l'acide azotique fumant. On projette le mélange dans l'eau et on recueille dans le fond les gouttes huileuses de trinitrine.

PROP. THÉR. — Les Drs Huchard, Potain et Hérard ont démontré que le summum d'action thérapeutique de la trinitrine était dans son application à la cure de l'angine de poitrine. C'est un médicament vaso-dilatateur, qui non seulement est utile dans l'angine de poitrine résultant d'une ischémie du muscle cardiaque, mais encore dans toutes les affections de l'aorte, qui produisent de l'ischémie cérébrale (rétrécissement et insuffisance). La trinitrine est employée avec avantage dans la chlorose très intense, dans les névralgies de cause anémique, chez certains hypocondriaques, lorsque les troubles vaso-moteurs, par leur exagération, amènent une véritable anémie cérébrale. Le Dr Huchard en a indiqué l'emploi dans l'anémie cérébrale, la maladie de Stokes-Adam (bradycardie avec attaques apoplectiformes).

M. le Dr Gauthier (de Charolles) propose le procédé suivant pour annihiler les accidents dangereux de la cocaïne, sans nuire à son action locale. C'est en associant la trinitrine à la cocaïne qu'il obtient ce résultat.

A l'encontre de la cocaïne, la trinitrine est le médicament vaso-dilatateur par excellence, agissant merveilleusement contre les symptômes d'ischémie cérébrale et cardiaque, et produisant ses effets avec la même rapidité que la cocaïne.

La formule de M. Gauthier est la suivante :

Chlorhydrate de cocaïne................	0gr,20
Solution de trinitrine à 1/100..........	10 gouttes.
Eau distillée..........................	10 grammes.

Chaque seringue de Pravaz de cette solution renferme 2 centigrammes de cocaïne et une goutte de solution de trinitrine. A la suite des injections pratiquées avec la solution ci-dessus formulée, M. Gauthier dit n'avoir jamais observé aucun des accidents dont il avait été maintes fois témoin, après avoir injecté des doses semblables de cocaïne sans trinitrine.

L'amélioration suivit rapidement ; au bout de dix jours, le malade reprit ses occupations ; une guérison complète suivit.

Mode d'emploi. Doses. — Solution alcoolique diluée, donnée à l'intérieur (Dr Huchard) :

Solution alcoolique de trinitrine au centième.	30 gouttes.
Eau distillée..............................	300 grammes.

Une cuillerée à bouche le matin, à midi, le soir.

Injection sous-cutanée : on se sert de la solution suivante (Dr Huchard) :

Solution alcoolique de trinitrine au centième.	40 gouttes.
Eau distillée de laurier-cerise..............	10 grammes.

La seringue contient quatre gouttes de trinitrine. La dose ordinaire sera de une à quatre gouttes.

Trional. — Syn. — Diéthylsulfonméthylméthane.

Ce médicament diffère du sulfonal en ce que le groupe méthyle (CH^3) y est remplacé une fois par le groupe éthyle (C^2H^5). C'est ainsi que le trional

$$\begin{matrix}C^2H^5\\C^2H^3\end{matrix}>C<\begin{matrix}SO^2C^2H^5\\SO^2C^2H^5\end{matrix}$$

est un diéthylsulfonméthylméthane.

Desc. — Le trional se présente sous forme d'écailles brillantes, fondant à 76° C., peu solubles dans l'eau froide (1 : 300), plus solubles dans l'eau chaude et l'alcool. La solution dans l'eau chaude, le lait et le vin, de même que l'émulsion dans la gomme, ont une saveur légèrement amère.

Prop. phys. — Les effets secondaires et les phénomènes d'intoxication consécutifs à l'emploi du trional consistent dans les phénomènes de dépression du côté de la motilité et des organes des sens : incoordination des mouvements, marche titubante, faiblesse, somnolence, céphalée, lourdeur de tête, etc. Ils ne se produisent d'ailleurs qu'après l'ingestion de doses élevées, ou après un emploi très prolongé.

Prop. thér. — Le trional a été expérimenté par MM. les Drs Barth, Schulze, Horvath, Schaefer, Ramon, Bœttiger, Galliard, Muller, Darier, Vogt, Marie.

Les auteurs concluent que, chez les hommes aussi bien que chez les animaux, le trional exerce surtout son influence sur le cerveau; mais sur les hommes, on ne constate plus le même rapport (1 : 1 1/2 : 3) entre le sulfonal, le trional et le tétronal. Quant à l'action toxique de ces trois disulfones, elle conserve rigoureusement le rapport sus-indiqué (1 : 1 1/2 : 3). — Donné à doses peu élevées, le trional n'influence nullement la sécrétion de la sueur, ni la température. Le sommeil est tout à fait tranquille; pendant toute sa durée, la respiration reste normale. — Le trional ne provoque pas d'accoutumance du côté des malades; aussi, pour obtenir l'effet hypnotique désiré, n'est-on pas obligé d'avoir recours à des doses de plus en plus élevées. Mais il ne faut pas perdre de vue la possibilité des effets cumulatifs et, par suite, la possibilité des phénomènes d'intoxication après la répétition des mêmes doses de ces médicaments. Le trional est supérieur au sulfonal : il agit plus rapidement à dose moindre. Il est moins toxique et produit rarement des effets secondaires.

Ce médicament sera supprimé dès l'apparition des accidents suspects; l'intoxication est-elle bien accusée, on commencera par laver l'estomac. — Il résulte des observations faites sur des sujets atteints d'affections de diverses natures et sur des aliénés que, pris à petites doses ($0^{gr},5$, 1, ou 2 grammes), le trional est parfois suivi de sommeil.

Du reste, pour se mettre sûrement à l'abri de tout danger d'intoxication, on ne prescrira pas le trional à doses élevées (2 à 4 grammes) ou à doses moindres souvent répétées : il vaut mieux commencer par donner une dose élevée pour se rendre maître en une seule fois de l'insomnie; si on est ensuite obligé de répéter le médicament, on diminuera les doses suivantes d'un demi ou d'un tiers de leur quantité initiale.

Le Dr Gab. Pouchet, aidé de MM. Brissemoret et Joannin, a recherché s'il n'était pas possible de trouver un mode d'administration donnant plus de garanties que la méthode aujourd'hui classique, consistant à faire ingérer la dose unique courante d'un gramme en suspension dans 250 centimètres cubes de boisson chaude ou de lait.

Au cours de ces recherches, les auteurs ont fait, en outre, une constatation intéressante :

Le trional est soluble dans la paraldéhyde dans la proportion de 1 de trional pour 3 de paraldéhyde.

Les auteurs ont pu reconnaître que le trional était entièrement soluble dans l'huile d'amandes douces, et qu'en filtrant la solution ainsi obtenue, il ne restait pas de trace du trional sur le papier à filtrer; ils ont en conséquence cherché à obtenir une émulsion facile à ingérer.

Mode d'emploi. Doses. — La dose moyenne est de $0^{gr},5$ à 2 grammes en une seule fois; l'émulsion gommeuse ou les solutions dans le lait et le vin agissent plus rapidement que la solution aqueuse. — Le trional est pris par les malades le soir, un quart d'heure ou une demi-heure avant de se coucher.

Émulsion :

Trional		1 gramme.
Huile d'amandes douces		20 grammes.
Sucre		9 —
Eau de fleurs d'oranger		10 —
Eau de laurier-cerise		2 —
Gomme adragante	ãã	$0^{gr},20$
Gomme arabique		

à prendre en une fois; agiter avant de s'en servir.

Le trional dissous peut être donné en lavement :

Trional	$0^{gr},50$
Jaune d'œuf	n° 1
Eau	250 grammes.

(Usage externe.)

Triphénine. — $C^6H^4 \langle {OC^2H^5 \atop AzH.CO.CH^2CH^3}$

Syn. — Propionylphénétidine.

Prép. — Obtenu en chauffant un mélange de paraphénétidine et d'acide propionique.

Desc. — Il fond à 120° et est peu soluble dans l'eau froide 1/2000.

Prop. phys. — La triphénine abaisse la température de 2 à 3 degrés, à la dose de 0gr,50.

Prop. thér. — D'après le Dr von Mering, la triphénine est un antipyrétique et un antinévralgique de grande valeur. Dans les maladies fébriles, telles que le typhus, la pneumonie, la pleurésie, l'influenza, l'érysipèle, etc., des doses de 0gr,5 à 0gr,6 de ce médicament suffisent à produire un abaissement de la température de 2 à 3° C.; chez les phtisiques, le même effet est déjà obtenu avec des doses de 0gr,3. Pour obtenir un effet analgésique, des doses plus fortes de ce remède (1 gr.) sont nécessaires. Dans 35 cas de céphalée, migraine, sciatique et douleurs tabétiques, l'effet alnagésique se montra environ une demi-heure après l'administration de la triphénine et se maintint pendant plusieurs heures. La dose de 1 gr. peut être répétée 3 à 4 fois dans l'espace de 24 heures. Cette préparation a, sur d'autres analgésiques, l'avantage d'être promptement efficace et de n'être que lentement absorbée par suite de sa difficile solubilité; elle doit par conséquent être regardée comme un succédané inoffensif de cette classe de médicaments. On n'a jamais observé de phénomènes accessoires désagréables, tels que nausées, vomissements, cyanose, collapsus, par l'ingestion de la triphénine.

Mode d'emploi. Doses. — On ordonnera de préférence cette préparation sous forme de poudre, de la manière suivante :

Triphénine	0,3-0,5-1,0

Divisez en 10 cachets. — A prendre, selon le besoin, de 1 à 4 cachets par jour.

Triphénine	0,3,-0,5-1,0
Benzoate de caféine sodique	0,2

Divisez en 10 cachets. — A prendre, selon le besoin, de 1 à 4 cachets dans le courant de la journée.

Tylophora asthmatica Wight et Arn. — DESC. — Plante de la famille des Asclépiadacées, qui croît dans l'Inde et à la Réunion.

PART. EMP. — On a utilisé d'abord la racine; maintenant on lui a substitué les feuilles.

PROP. THÉR. — Possède des propriétés émétiques, diaphorétiques et expectorantes; elle remplace avec avantage l'ipéca dans la dysenterie. On fume des feuilles pour procurer du soulagement dans l'asthme.

MODE D'EMPLOI. DOSES. — Feuilles pulvérisées, à la dose de 1gr,50 à 2 grammes, comme émétique, et à la dose de 15 à 20 centigrammes, comme expectorant.

Tyratol. — SYN. — Carbonate de thymol.

PRÉP. — Dans une solution de thymol sodé, on fait passer un courant d'acide carbonique tant que la solution est alcaline.

DESC. — Poudre blanche, insipide.

PROP. THÉR. — Le tyratol est recommandé comme vermifuge et se prend à la dose de 2 grammes par jour en quatre fois. Ce traitement doit se poursuivre quatre jours consécutifs et sera complété au bout de ce temps par la prise d'un purgatif.

MODE D'EMPLOI. — DOSE. — Cachets médicamenteux de 0gr,25, à prendre à la dose de 4 à 8 par jour.

Urée. — DESC. — L'urée pure doit se présenter sous forme de beaux cristaux incolores (prismes rhombiques), fusibles à 132° quand elle est desséchée, fusible entre 120 et 124°, lorsqu'elle n'a pas été desséchée.

Chauffée à une température plus élevée, elle dégage de l'ammoniaque, de l'ammélide, du biuret, de l'acide cyanurique. Elle est très soluble dans l'eau ; elle se dissout dans son poids d'eau froide, dans 5 parties d'alcool et est presque insoluble dans l'éther.

L'urée, chauffée avec de l'eau à 110° ou mise à bouillir avec des acides ou des alcalis, se décompose en acide carbonique et en ammoniaque.

La solution est neutre aux réactifs ; elle entre en combinaison avec l'oxyde de mercure, en donnant CH^4Az^2O2HgO ; avec l'acide nitrique, elle donne du nitrate d'urée ; elle se combine également avec certains sels : le chlorure de sodium, par exemple, pour donner un composé, qui répond à la formule $CH^4Az^2O,NaCl$.

RÉACTIONS. — Les réactions spécifiques de l'urée sont les suivantes :

1° Sa solution aqueuse, traitée par l'acide nitrique concentré et pur, donne un précipité cristallin de nitrate d'urée qui se présente en cristaux incolores brillants ;

2° Sa solution aqueuse, au contact de l'acide oxalique, donne de l'oxalate d'urée en poudre blanche, cristalline, peu soluble dans l'eau froide ;

3° En chauffant quelques cristaux d'urée dans un tube à essai un peu au-dessus de son point de fusion, il se dégage de l'ammoniaque, et le résidu, agité avec de l'eau et traité par quelques gouttes de solution de sulfate de cuivre, donne la réaction violette du biuret.

PROP. THÉR. — L'urée est employée en médecine

comme succédané de la lysidine et de la pipérazine.

Klemperer a signalé ses bons effets dans divers cas de lithiase urinaire en solution aqueuse à 10 p. 100, une cuillerée toutes les heures. Comme diurétique, l'urée était autrefois recommandée à la dose de 0gr,50 jusqu'à 2 grammes.

Uréthane $CO^2,AzH^2C^2H^5$. — Syn. — Éther éthylique de l'acide carbamique. Carbamate d'éthyle. Éther carbamique. Éthyluréthane.

Desc. — Il se présente en cristaux incolores, de saveur un peu amère; très soluble dans l'eau et l'alcool. Il ressemble au salpêtre.

Prép. — On obtient ce corps : 1° en faisant agir l'ammoniaque sur le chlorocarbonate d'éthyle; 2° par l'action de l'ammoniaque anhydre sur le carbonate d'éthyle (éther carbonique); 3° par l'action de l'alcool sur le chlorure de cyanogène.

Prop. thér. — Étudié d'abord par Schmiedeberg, puis par Huchard, enfin par J. Gordon. Ses avantages sur les autres agents hypnotiques sont les suivants : absence de toute action secondaire, facilité avec laquelle les malades le prennent, et enfin sommeil tranquille, ressemblant tout à fait au sommeil naturel. Il conviendrait surtout dans la thérapeutique infantile, chez les individus atteints de délire alcoolique et chez ceux qui sont sujets à des accès de manie. Son grand avantage est sa parfaite solubilité, mais il est en réalité fort peu actif.

Doses. — On prescrit 1 à 2 gr. aux adultes et 0gr,50 à 1 gramme aux enfants, dans une potion de 150 gr. Il n'est toxique qu'à doses élevées (10 gr.).

Uréthane	3 à 4 grammes.
Sirop de fleurs d'oranger	20 —
Eau de tilleul	40 —

à prendre en une fois.

Urisolvine. — PRÉP. — Combinaison d'urée chimiquement pure et de citrate de lithium.

DESC. — Poudre blanche, très soluble dans l'eau.

PROP. THÉR. — Le Dr Mendelsohn l'a employée avec succès contre la diathèse arthritique, goutte, gravelle, calculs du rein et de la vessie.

Le Dr Mohl la préconise contre le rhumatisme articulaire et la cirrhose du foie.

MODE D'EMPLOI. DOSES. — Solution, cachets, tablettes, $0^{gr},20$ par dose de 10 à 24 par jour.

Uropherine.— SYN. — Lithion-diurétine de Merck. Salicylate de théobromine et de lithine.

PRÉP. — Ce corps est obtenu par la saturation à équivalents égaux de l'acide salicylique par la théobromine et la lithine (E. Merck).

PROP. THÉR. — Le Dr Gram (de Copenhague) remarque que la lithion-diurétine est plus assimilable que la diurétine ordinaire et qu'il faut employer des doses diminuées de 1/4 pour obtenir les mêmes résultats. Elle n'a pas d'action anormale sur le cœur, tandis qu'au contraire l'association de la digitale, infusion (1-100) une cuillerée à bouche 4 fois par jour, et de l'uropherine produit d'excellents effets. Dans le cas où le rein serait imperméable et où l'on redouterait l'action de l'acide salicylique, on le remplacerait par l'acide benzoïque.

MODE D'EMPLOI. DOSES. — Les doses de lithion-diurétine (Merck) sont de 3 à 4 grammes par jour; la dose est la même pour la combinaison benzoïque.

La préparation se prescrit de la manière suivante :

Salicylate de théobromine et de lithine.. 10 grammes.

Dissolvez dans :

Eau distillée.......................... 150 grammes.

Une cuillerée à bouche 3 à 4 fois par jour, ou bien :

Salicylate de théobromine et de lithine.. 1 gramme.

Faites 10 doses semblables et enrobez-les en cachets ou en capsules gélatineuses. Une capsule 3 à 4 fois par jour, après chaque capsule, boire un verre d'eau.

Urotropine $(CH^2)^6Az^4+6H^2O$. — Syn. — Hexaméthylène-tétramine.

Prép. — On l'obtient par combinaison de l'aldéhyde formique avec l'ammoniaque.

Prop. phys. — L'urotropine a pu être administrée à des adultes, à la dose de 6 grammes par jour sans inconvénient. Elle augmente la diurèse. Sous son influence, il ne se produit plus de dépôt d'acide urique ou d'urates, non seulement parce que la diurèse est augmentée, mais parce que le médicament agit d'une façon particulière sur l'acide urique et ses sels.

Enfin, ayant observé qu'à la suite de l'emploi de l'urotropine les microorganismes de la fermentation ammoniacale et le *Bacterium coli* ne se développaient pas dans l'urine, le Dr Nicolaier a pensé que ce médicament pourrait être utilisé dans les maladies microbiennes de l'urètre. Il l'a essayé chez deux malades atteints de cystite, dont l'urine était fortement ammoniacale et, dans les deux cas, il a obtenu une amélioration.

Prop. thér. — D'après le Dr Nicolaier, l'urotropine serait particulièrement propre au traitement de la pierre, car on aurait constaté, après ingestion de ce produit, que l'urine, sans que sa réaction acide fût modifiée, présente des propriétés dissolvantes de l'acide urique. Donne-t-on, par exemple, à un adulte dont l'urine, à la température de 37°, ne dissout pas les sédiments uriques, même dans l'espace de plusieurs jours, une dose suffisante d'urotropine, on remarque que l'urine devient capable de dissoudre les sédiments en question. Elle perd d'ailleurs ces propriétés dès qu'on cesse le médicament.

L'ingestion de fortes doses n'a pas amené d'accidents du côté des reins. Chez quelques malades dont l'urine, avant l'emploi du médicament, renfermait de l'albumine et laissait déposer des globules rouges et des cylindres, l'albumine et les éléments figurés diminuèrent durant la médication.

MODE D'EMPLOI. — Dose quotidienne de 1 gramme à 1gr,50, que l'on fait prendre en une fois, le matin, en solution dans l'eau.

Ursal. — SYN. — Salicylate d'urée.

PRÉP. — On dissout dans l'alcool molécules égales d'urée et d'acide salicylique, on chauffe, et on laisse évaporer l'alcool.

DESC. — Cristaux blancs, fusibles à 122°, solubles dans l'alcool.

PROP. THÉR. — On l'emploie, comme le salicylate de soude, dans le traitement des affections rhumatismales.

MODE D'EMPLOI. DOSES. — Cachets médicamenteux de 0,50 à la dose de 1 à 4 par jour.

Valérydine. — PRÉP. — Produit à base d'acide valérianique et de phénacétine.

DESC. — Cristaux aiguillés brillants, fusibles à 129°, solubles dans l'alcool, le chloroforme et l'acétone, plus difficilement solubles dans l'éther et presque insolubles dans l'eau.

PROP. THÉR. — Elle jouirait des propriétés calmantes de l'acide valérianique et des propriétés antipyrétiques et antinévralgiques de la phénacétine.

Par sa constitution chimique et par son action physiologique, la valérydine serait un spécifique des différentes affections nerveuses : maux de tête d'origine nerveuse, migraines, névralgies, hystérie.

Mode d'emploi. Doses. — La valérydine s'emploie à doses journalières répétées de 0gr,50 à 1 gramme, en cachets médicamenteux.

Validol. — Syn. — Valérianate de menthol.

Desc. — Liquide incolore, limpide, à consistance de glycérine, d'une odeur aromatique agréable. Il possède un goût légèrement amer; il n'a pas la saveur âcre et brûlante du menthol et est très bien toléré par l'estomac, la peau et les muqueuses.

Prop. thér. — D'après le Dr Schwersenski, la combinaison chimique du menthol avec l'acide valérianique jouirait de la propriété de dissoudre des quantités considérables de menthol pur, en enlevant à cette dernière substance ses propriétés irritantes.

La solution à 30 p. 100 de menthol dans le valérianate de menthol, désignée sous le nom de *validol*, est celle qui s'adapterait le mieux à l'usage médical.

Administré à l'intérieur plusieurs fois par jour à la dose de dix à quinze gouttes dans une cuillerée de vin ou sur un morceau de sucre, le validol serait un bon analeptique, notamment dans les états de dépression relevant de l'hystérie ou de la neurasthénie; il serait doué, en outre, de propriétés stomachiques et carminatives. On pourrait enfin l'employer en badigeonnages dans les amygdalites et les pharyngites, ainsi que pour la désinfection des téguments.

Vanadate de soude VaO^3Na. — Syn. — Matévanadate de soude.

Prép. — Le pentoxyde de vanadium Va^2O^5 ou anhydride vanadique fournit avec l'eau l'acide vanadique qui se combine aux bases pour donner des vanadates. Semblable à l'acide phosphorique, il donne des produits ortho, pyro et méta, et c'est le métavanadate de soude qui est officinal. C'est celui d'ailleurs qui se forme au contact de l'anhydride vanadique et du carbonate de sodium en présence de l'eau.

Desc. — Corps solide blanc, cristallisé, assez soluble dans l'eau.

Prop. phys. — M. le Dr V. Berthail (de Lyon) a présenté une étude complète des propriétés physiologiques des sels de vanadium (1). Hautefeuille, Bareswill et Werther avaient constaté que les sels de vanadium absorbaient l'oxygène des substances organiques pour former de l'acide pervanadique, lequel, étant instable, se réduit avec grande facilité; aussi cette propriété a été utilisée dans l'industrie chimique.

Ce rôle de navette, suivant l'heureuse expression de M. Larau, a fait entrer dans la thérapeutique les sels de vanadium. Les Drs Lyonnet, Martz et Martin ont pensé qu'ils devaient être de puissants succédanés du fer et de l'arsenic, pourvoyeurs d'oxygène et capables, comme eux, d'activer les combustions organiques dans les affections où leur retard est considérable. Leurs essais ont porté sur le métavanadate de sodium. Ils ont constaté une puissante excitation de l'appétit et une augmentation rapide des forces. Ce coup de fouet donné à la nutrition accélère les oxydations; l'assimilation devient plus complète, le poids s'accroît d'une façon appréciable (dans un cas, 2 kilogrammes en moins de huit jours). La sécrétion urinaire subit des modifications favorables. Le volume est plus abondant. L'urée augmente, l'acide urique diminue. Le coefficient d'oxydation azotée se relève. Dans le diabète, le taux du sucre est abaissé.

Variable d'après les expérimentateurs, la toxicité

(1) Berthail, *Emploi thérapeutique du vanadium*. Paris, 1899.

moyenne du métavanadate de soude en injections intraveineuses est de $0^{gr},030$ par kilo d'animal.

PROP. THÉR. — Le Dr V. Berthail, résumant les travaux de MM. Laran, Hélouis, Weber, Lyonnet, Guimard, Martz, Martin et les siens, arrive aux conclusions suivantes.

Les sels de vanadium déterminent une augmentation d'appétit extrêmement marquée et persistant pendant plusieurs jours; les forces sont augmentées, il en est de même du poids, et le Dr Berthail cite le cas d'un malade qui a augmenté de $4^{kil},200$ en quarante jours sous l'influence de ce traitement.

L'action sur les tuberculeux (80 cas observés), les anémiques, les chlorotiques, a été efficace et dans peu de cas on a remarqué de la diarrhée et de la température plus élevée. Sur les neurasthéniques, 5 observations de guérison; chez les rhumatisants, 6 cas de guérison et un cas d'intolérance; enfin, dans 8 cas divers, entérite, leucocythémie, impaludisme, dermatites, la guérison a été obtenue.

MODE D'EMPLOI. DOSES. — Au point de vue de la forme pharmaceutique, les sels de vanadium précipitent un grand nombre de matières organiques, les alcaloïdes, toutes les substances tanniques.

On doit les prescrire sous forme de solutions aqueuses ou de pilules exactement dosées. Ne pas dépasser de 4 à 5 milligrammes par vingt-quatre heures.

Leur action étant durable, on peut n'en prescrire que 2 à 3 fois par semaine.

Vanadate de soude............	āā 0,05 centigr.
Arséniate de soude............	
Glycérophosphate de soude.......	10 grammes.
Elixir de Garus..................	300 —

Une cuillerée à dessert à chaque repas.

Granules contenant 1 milligr. de vanadate de soude

à la dose de 4 à 5 granules par jour tous les 2 jours.

Vaseline liquide médicinale. — Syn. — Huile de vaseline. Paraffine liquide.

Desc. — Insoluble dans l'eau, l'alcool faible ou fort, la glycérine, les alcools méthylique, amylique.

Essai. — Elle doit être neutre au tournesol, d'un goût franc, ne présentant pas d'acidité à la langue. La densité à + 15° est 0,875 ou 76° à l'alcoomètre de Gay-Lussac. Elle ne doit pas donner de vapeurs avant 200° (Bocquillon).

Prop. thér. — Elle sert de véhicule à des corps qui conservent leurs propriétés thérapeutiques.

Vaso-dilatateurs. — Tétranitrate d'érythrol, hexanitrate de mannitol, dinitrate de glycol.

Historique. — Au Congrès de médecine d'Edimbourg, les Drs Bradbury et Broadbent ont fait une communication sur quelques médicaments, dont l'action est analogue à celle de la *trinitrine*, et qui auraient même sur elle certains avantages.

En 1893, le Dr Leech reconnut aux *nitrites* et à la *nitroglycérine* une action vaso-dilatatrice puissante, mais par trop transitoire, et proposa la recherche de substances dont l'action vaso-dilatatrice soit plus prolongée, fût-elle moins énergique.

Le Dr Matthew Hay expérimenta le *nitrate d'éthyle*, la *nitro-cellulose* et quelques-uns de leurs dérivés, mais sans succès.

Le Dr Leech reconnut que tous les éthers nitriques de la série grasse possèdent des propriétés dilatatrices dont l'action est généralement assez prolongée; il conclut qu'on pourrait les essayer, tout en leur reconnaissant l'inconvénient de causer les céphalalgies.

Le Dr Lauder Brunton expérimenta le *chlorhydrate d'hydroxylamine* qu'il dut abandonner, à cause des troubles gastriques que causait son emploi.

Bradbury essaya et le Dr Huchard établit l'emploi des nitrates d'alcools à valences multiples; en particulier, il fit porter ses expériences sur les *nitrates d'érythrol* et de *mannitol;* c'est l'action de ces derniers corps que nous voulons mentionner ici.

Desc. — Le *tétranitrate d'érythrol* et l'*hexanitrate de mannitol* sont des corps solides à la température ordinaire; leurs points de fusion sont : 61° pour le premier, 113° (d'après Socoloff) pour le second. Ils sont peu solubles dans l'eau, mais très solubles dans l'alcool et l'éther.

Ces corps doivent être maniés avec précaution et par petites quantités dans les laboratoires; au point de vue thérapeutique, ils ne sont pas dangereux.

Prop. phys. — Si l'on compare l'action de ces deux nitrates à celle des éthers nitriques des alcools à moindre valence: *nitrate de méthyle, dinitrate de glycol, trinitrate de glycérine* (*trinitrine*), on constate que tous ont sur les vaisseaux une action dilatatrice d'autant plus forte qu'ils sont plus solubles, l'énergie dilatatrice augmentant graduellement du premier, le *nitrate de méthyle*, au dernier, l'*hexanitrate de mannitol;* mais la *durée de l'action augmente dans l'ordre inverse :* très courte pour le nitrate de méthyle, elle devient de plus en plus longue quand on s'élève dans la série. Cette durée de l'action vaso-dilatatrice a été étudiée sur les animaux; chez l'homme, elle a été déterminée par l'étude de la tension artérielle et par celle du pouls. Voici les résultats obtenus sur les animaux par l'injection directe : Avec une solution de nitrate de méthyle à 1 p. 1000, le débit du sang montait de 23 c. c. par minute à 33 c. c., pour atteindre de nouveau 23 c. c. dès que la solution avait fini de passer; les autres nitrates produisaient des résultats analogues, ce qui montrait leur propriété de dilater les vaisseaux; mais ce qui importe, c'est la durée de l'action, que fait connaître l'étude de la pression artérielle et du pouls.

Pour étudier la pression artérielle, on introduisit dans l'estomac d'un lapin les corps à expérimenter préalablement dissous et à la dose de 25 à 50 milligrammes par kilogramme d'animal. En une minute, le *dinitrate de glycol* réduisit la tension artérielle de 113 à 85 millimètres de mercure; et, au bout de 4 minutes, cette pression était descendue à 42 millimètres; puis, la pression augmenta de nouveau graduellement pour atteindre 106 millimètres au bout de 14 minutes. Dans les mêmes circonstances, la nitroglycérine produisit des effets à peu près identiques. Quant aux nitrates d'érythrol et de mannitol, leurs effets sont moins évidents en ce sens que la chute de la pression artérielle n'est pas brusque; mais il n'y a pas non plus un retour rapide à la valeur première; 28 minutes après l'introduction du nitrate d'érythrol, la pression passait de 85 à 63 millimètres et 30 minutes plus tard elle atteignait 54 millimètres; 2 heures 28 minutes après l'administration du nitrate, la pression était de 46 millimètres, et une heure plus tard elle avait encore la même valeur. Avec le nitrate de mannitol, l'effet était analogue.

Les nitrates d'érythrol et de mannitol ont donc une action *moins marquée*, mais *plus prolongée*, que ceux de glycol ou de glycérine.

Ces expériences sont corroborées par les tracés sphygmographiques. De leur étude il résulte que, administrée à la dose de 2/3 de milligr., la trinitrine réduit rapidement la tension artérielle, mais au bout de 16 minutes la tension a repris sa valeur normale. Si, au lieu de trinitrine, on administre du nitrate d'érythrol à la dose de 6 milligr. 5, on ne remarque aucun effet pendant 50 minutes; après quoi, la tension diminue graduellement pendant une heure et demie pour se relever ; mais 6 heures 15 minutes après l'administration du médicament, la tension n'a pas encore atteint sa valeur primitive. A la dose de 6 milligr. 5, l'hexanitrate de mannitol produit des effets identiques.

Prop. thér. — Chez certains sujets, les vaso-dilatateurs n'ont qu'un très léger effet ; il en est ainsi, chez les cardiopathes dont la maladie est invétérée et chez lesquels les artères donnent une sensation de plénitude; chez ces malades, les artères, ainsi que le cœur, ont perdu leur *tonus* normal et sont dilatés. Il faudrait, chez de tels malades, administrer une dose considérable de nitrate, et le médicament pourrait n'être pas sans danger. A part ces rares cas, on peut administrer avec succès les nitrates d'érythrol et de mannitol dans les maladies qui présentent de l'hypertension artérielle.

Mode d'emploi. Doses. — La dose à employer, qu'il s'agisse de l'un ou de l'autre de ces nitrates, sera de 6 milligr. 5 environ, en pilules ou en tablettes. Cette dose, qu'on pourra augmenter, sera presque toujours suffisante pour produire une diminution notable de la tension artérielle pendant plusieurs heures.

On peut employer ces divers médicaments, comme la trinitrine, dans les douleurs cardiaques, maladies des reins, anévrysmes, maladie de Raynaud, certaines dyspnées, douleurs de tête, migraine, maladies nerveuses.

Le Dr Huchard emploie des solutions titrées de tétranitrate d'érythrol ou d'hexanitrate de mannitol, contenant 1 milligramme par cuillerée à café d'eau distillée. On peut aller jusqu'à 6 milligrammes par jour, dose maximum. — Comprimés ou pilules à 1 milligramme de tétranitrate d'érythrol.

Vasothion. — Prép. — Nouvelle base pour pommades, obtenue par l'action du soufre sur le vasogène.

Comp. — Le vasothion renferme 10 p. 100 de soufre; c'est un composé qui présente beaucoup d'analogie avec le thiosapol et le thiosavonal.

Mode d'emploi. — On l'emploie en mélange avec d'autres pommades ou en émulsion avec l'iode, l'iodoforme, la créoline.

Vernonia nigritiana Ol. — Syn. — Batiator.

Desc. — Plante de la famille des Composées, qui croît dans le Niger et le Sénégal.

Comp. — Contient un glucoside, la *vernonine;* peu soluble dans l'éther et le chloroforme, $C^{10}H^{24}O^{7}$.

Prop. thér. — Agit sur le cœur comme la digitale, et son activité est environ quatre-vingts fois plus faible que celle de la digitale, ce qui permet de graduer l'action. La racine est fébrifuge.

Viburnum prunifolium L. — Desc. — Plante de la famille des Caprifoliacées, qui croît aux États-Unis.

Part. empl. — Les racines.

Comp. — Elle contient de la *viburnine,* de l'acide valérianique et du tanin.

Prop. thér. — Usitée contre la dysménorrhée et pour prévenir l'avortement et les fausses couches. Elle est aussi antispasmodique, astringente, diurétique, tonique, sédatif nervin et utérin.

Mode d'emploi. Doses. — Extrait fluide, de 30 à 50 gouttes. — Extrait mou, de 10 à 20 centigrammes en pilules. — Viburnine, de 6 à 15 centigrammes.

Xanthoxylum caribæum Gaert. — Syn. — Bois épineux jaune, Clavelier jaune.

Desc. — Plante de la famille des Xanthoxylées, qui croît à la Guyane et aux Antilles.

Comp. — Huile fixe, essence, résine, matière colorante, tannin, alcaloïde. L'alcaloïde a été isolé par M. Schlagdenhaufen, qui l'a appelé *xanthoxyline*.

Prop. thér. — Antirhumatismal, sudorifique, diurétique. — L'écorce est employée, en odontologie, comme masticatoire. — Elle produit une sensation de chaleur à l'estomac, avec excitation et tendance à la diurèse. C'est de plus un tonique dans l'anémie et la débilité. — La décoction des feuilles est un puissant diaphorétique, employé dans le tétanos.

Mode d'emploi. Doses. — Extrait fluide, de 10 à 20 gouttes. — Poudre, de 0gr,50 à 2 grammes, deux ou trois fois par jour. — Décoction de 30 grammes p. 500, après réduction, en vingt-quatre heures.

Xéroforme. — Prép. — C'est un tribromophénol-bismuth, susceptible d'être dédoublé par un acide énergique en tribromophénol, corps antiseptique, et en oxyde de bismuth, donnant avec les toxalbumines, ptomaïnes et autres toxines, des composés insolubles, perdant par là même leur toxicité.

Desc. — Poudre très fine, de couleur jaune. Il est insoluble, insipide, ne dégageant qu'une très faible odeur de phénol. Il est en outre neutre et stable, et ne se décompose qu'au delà de 120° centigr.

Prop. bact. — C'est tout à la fois un agent antiseptique, antizymotique et dessiccant, non toxique, presque inodore, non irritant, mais son action vis-à-vis des plaies ne se fait sentir qu'après son dédoublement. Des expériences avec des cultures virulentes ont démontré l'intensité de l'action antibactérienne du xéroforme.

Prop. thér. — Le Dr Hueppe l'a administré à l'intérieur et avec succès dans des cas de choléra asiatique, à la dose quotidienne de 5 à 7 grammes.

Mais c'est surtout à van Heusse qu'il a donné de

bons résultats dans les traitements de chancres mous simples ou phagédéniques, de plaies infectées, de panaris, bubons suppurés, ulcères, etc. Ce serait aussi, dans le pansement des brûlures, un analgésique au moins aussi puissant que l'iodoforme et il serait même supérieur à ce dernier en ce qu'il ne provoquerait ni irritation ni inflammation.

Mode d'emploi. Doses. — En poudre ou à l'état de gaze, en onguent ou pâte à 10 et 20 p. 100, de préférence en émulsion aux mêmes doses, car son mélange avec les graisses est moins favorable.

Yohimbine. — Prép. — Alcaloïde retiré de l'écorce d'un arbre de la famille des Apocyanacés, qui croît au Cameroun, et qu'on appelle *yumbehoa*.

Desc. — En aiguilles blanches fusibles à 234°; soluble dans l'alcool, l'alcool métylique, l'éther, l'acétone et le chloroforme, peu soluble dans le benzène, insoluble dans l'eau; il se colore en jaune orangé au contact des alcalis.

Prop. thér. — Aphrodisiaque puissant et peu nuisible. D'abord Mendel et Oberwarth étudièrent l'action de cette substance sur les organes génitaux des animaux. Depuis, A. Loewy, de Berlin, a trouvé qu'injectée dans le tissu sous-cutané des lapins ou des chiens, la *yohimbine* provoque une hyperémie de l'épididyme des testicules et l'érection du pénis. Par contre, cette substance ne produit aucune excitation sur les reins. Chez l'homme, prise à l'intérieur, à la dose de $0^{gr},005$, deux à trois fois par jour, même pendant deux ou trois semaines consécutives, elle n'irrite pas les reins, mais provoque des réactions aphrodisiaques.

Zomol. — Prép. — Suc de viande desséché à basse température.

Desc. — Petites écailles rouges d'odeur de viande. Il est hygroscopique et presque complètement soluble dans l'eau.

Mode d'emploi. — Administrer dissous dans un liquide froid; eau, lait, bouillon, etc., mais il est plus commode de l'enfermer dans des cachets médicamenteux. Il faut s'abstenir de le porter à une température dépassant 60°, ce qui le rendrait inactif.

SUPPLÉMENT

Hermophényl. — M. le Dr Henry Reynès, chirurgien des hôpitaux de Marseille, vient de publier le formulaire pour l'emploi de l'hermophényl, et nous croyons intéressant de le reproduire.

Injections sous-cutanées.

Hermophényl	5 centigrammes.
Eau	10 grammes.

En ampoules de 5 c. c. On injecte tous les 2 ou 3 jours chaque fois 4 centimètres cubes, ce qui représente 2 centigrammes d'hermophényl et 8 milligrammes de mercure.

Pilules.

Hermophényl	2 centigrammes.
Extrait de quinquina	5 —
Poudre de réglisse	Q. S.

Pour une pilule. 50 semblables. De 2 à 4 par jour, au moment des repas.

Pansements secs.

Hermophényl	1
Poudre inerte (bismuth, acide borique, charbon)	9

Savon titré à l'hermophényl Lumière. — Pour l'asepsie des mains et du champ opératoire.

Solutions faibles.

Hermophényl....................	5 à 10 grammes.
Eau..........................	1000 —

Solutions fortes.

Hermophényl....................	20 à 30 grammes.
Eau..........................	1000 —

Vaseline. — Pour toucher.

Hermophényl......................	1 gramme.
Vaseline neutre..................	80 grammes.

Ovules vaginaux à l'hermophényl.

Hermophényl......................	2 grammes.
Masse à ovules...................	Q. S.

Pour 8 ovules vaginaux.

Collyre à l'hermophényl et à la cocaïne Lumière.

Hermophényl....................	1 gramme.
Chlorhydrate de cocaïne........	25 centigrammes.
Eau..........................	30 grammes.

Faire dissoudre l'hermophényl dans l'eau, puis ajouter la cocaïne, l'hermophényl ayant une faible réaction alcaline, il se forme un léger trouble, il suffit de filtrer.

Pommade. — A employer dans les affections éruptives de la peau (acné, furonculose, etc.), après l'usage du savon à l'hermophényl Lumière.

Hermophényl......................	1 gramme.
Eau..............................	4 —
Lanoline pure....................	5 —
Axonge fraîche...................	20 —

FIN

TABLE ALPHABÉTIQUE

DES MATIÈRES

Nous avons indiqué, sous la rubrique la plus habituellement connue, le dosage usuel.

Lorsqu'il n'y a qu'un chiffre, il indique la dose maximum.

Lorsqu'il y a deux chiffres, le premier s'applique à la dose maximum en une fois, et le second à la dose maximum en vingt-quatre heures.

Ainsi :

Abrastol .... *1 gr. — 4 gr.*

doit se lire 1 *gr. en une fois* et 4 *gr. en vingt-quatre heures.*

Nous avons indiqué le mode d'emploi le plus usuel et le plus exactement dosé. On trouvera le détail des autres modes d'emploi et des doses dans le corps de l'ouvrage.

2696-01. — Corbeil. Imprimerie Éd. Crété.

RÉPERTOIRE

DES

Principaux Médicaments Nouveaux

Figurant pour la 1re fois dans le Formulaire.

Nouvelle Collection Médicale

Par le Professeur **Paul LEFERT**

Collection nouvelle de 9 vol. in-18 à 3 fr. le vol. cart.

Aide-mémoire de dermatologie et de syphiligraphie. 1899, 1 vol. in-18 de 300 p., cart. .... 3 fr.

Aide-mémoire de neurologie. 1900, 1 vol. in-18 de 300 p. cart .... 3 fr.

Aide-mémoire de gynécologie. 1900, 1 vol. in-18 de 300 p., cart .... 3 fr.

Aide-mémoire des maladies de l'estomac. 1901, 1 vol. in-18 de 300 p., cart .... 3 fr.

Aide-mémoire des maladies du cœur. 1901, 1 vol. in-18 de 300 p., cart .... 3 fr.

Aide-mémoire de médecine infantile. 1 vol. in-18 de 300 p., cart .... 3 fr.

Aide-mémoire de chirurgie infantile. 1 vol. in-18 de 300 p., cart .... 3 fr.

Aide-mémoire des maladies de l'intestin. 1901, 1 vol. in-18, cart .... 3 fr.

Aide-mémoire des maladies des poumons. 1902, 1 vol. in-18, cart .... 3 fr.

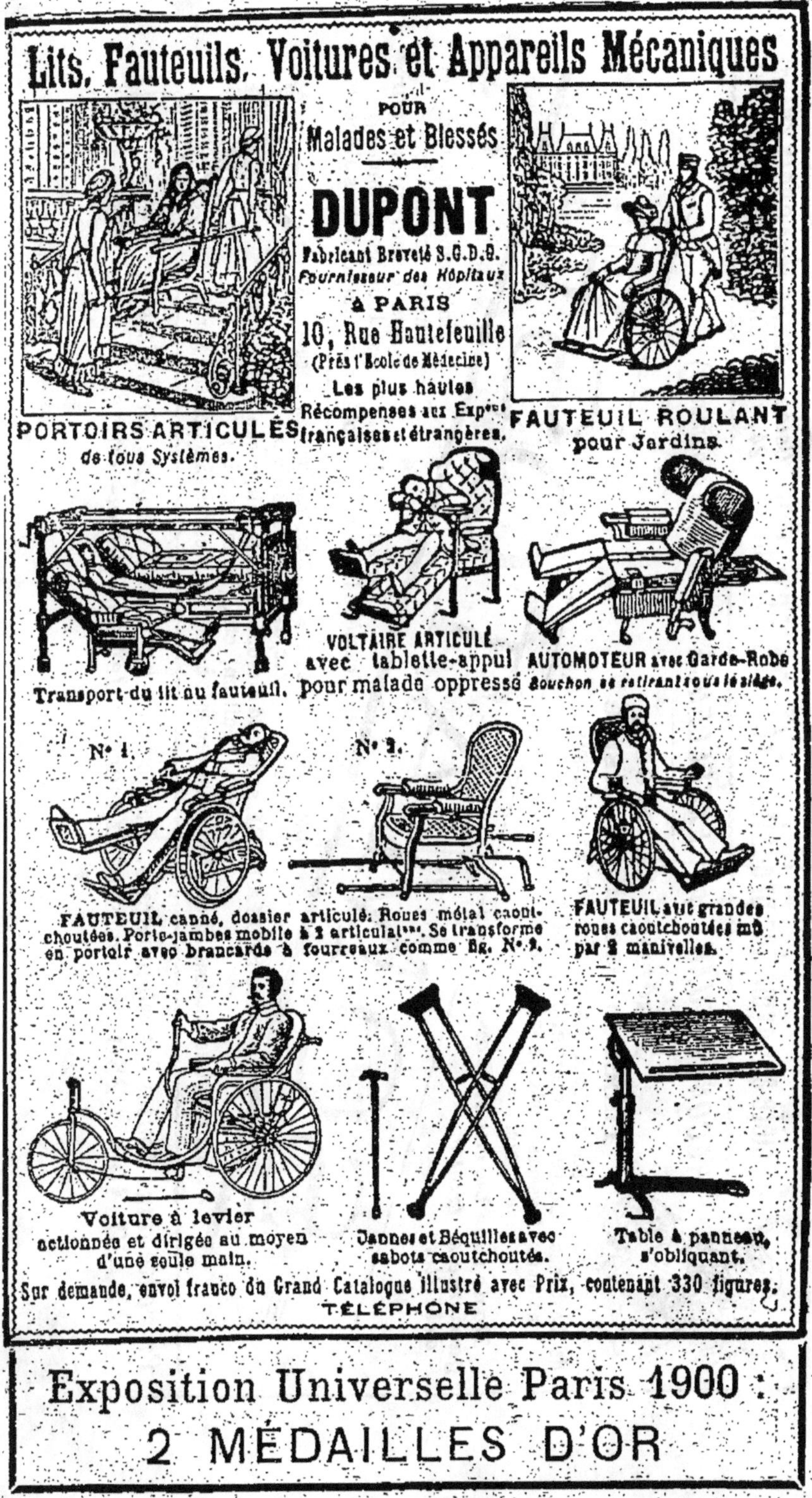
Lits, Fauteuils, Voitures et Appareils Mécaniques
POUR
Malades et Blessés
DUPONT
Fabricant Breveté S.G.D.G.
Fournisseur des Hôpitaux
A PARIS
10, Rue Hautefeuille
(Près l'Ecole de Médecine)
Les plus hautes Récompenses aux Expons françaises et étrangères.
PORTOIRS ARTICULÉS de tous Systèmes.
FAUTEUIL ROULANT pour Jardins.
Transport du lit au fauteuil.
VOLTAIRE ARTICULÉ avec tablette-appui pour malade oppressé
AUTOMOTEUR avec Garde-Robe Bouchon se retirant sous le siège.
N° 1.
N° 2.
FAUTEUIL canné, dossier articulé. Roues métal caoutchoutées. Porte-jambes mobile à 2 articulations. Se transforme en portoir avec brancards à fourreaux comme fig. N° 2.
FAUTEUIL aux grandes roues caoutchoutées mû par 2 manivelles.
Voiture à levier actionnée et dirigée au moyen d'une seule main.
Cannes et Béquilles avec sabots caoutchoutés.
Table à panneau, s'obliquant.
Sur demande, envoi franco du Grand Catalogue illustré avec Prix, contenant 330 figures.
TÉLÉPHONE
Exposition Universelle Paris 1900 :
2 MÉDAILLES D'OR

RÉPERTOIRE

DES

PRODUITS PHARMACEUTIQUES

ET DES

Spécialités pharmaceutiques

NOUVELLES ET USUELLES (1)

Acide salicylique	Bayer et Cie, 24, rue d'Enghien.
Airol	Hoffmann, Traub et Cie, à Bâle.
Amédermine	Ferrouillat, 35, rue de Rivoli.
Amidon	Segaust, à St-Denis.
Ampoules Boissy	Delouche, 2, place Vendôme.
Ampoules Bories	Desprez, 115, rue St-Honoré.
Ampoules Bucaille à la matéine	Bucaille, à Ivry-la-Bataille.
Ampoules cacodyliques Fraisse	Fraisse, 83, rue Mozart.
Ampoules gaïacacodyliques Vigier	Vigier, 12, boul. Bonne-Nouvelle.
Ampoules d'hétol Cartaz	Cartaz, 81, rue Lafayette.
Ampoules d'hétoline Faudon	Faudon, 85, rue Turbigo.
Ampoules de lécithine pure Cartaz	Cartaz, 81, rue Lafayette.
Ampoules magnésicodynes Vigier	Vigier, 12, boul. Bonne-Nouvelle.
Ampoules natricodynes Vigier	Vigier, 12, boul. Bonne-Nouvelle.
Ampoules phosphatées Terrial	Terrial, 45, rue Caumartin.
Ampoules phosphorées Terrial	Terrial, 45, rue Caumartin.
Ampoules de quinocodyne Vigier	Vigier, 12, boul. Bonne-Nouvelle.
Analgine	Bayer et Cie, 24, rue d'Enghien.

(1) Pour les spécialités non mentionnées dans ce répertoire, consulter le *nouveau Formulaire des spécialités pharmaceutiques* de Gautier et Renault, publié dans la Collection des Formulaires.

Aniodol..........................	Sté fr. de désinfection, 14, rue des Pyramides.
Antiasthmatique Barral.	Fumouze, 78, faubourg St-Denis.
Antidiabétique Duhourcau..........................	Pharm. centrale, 7, rue de Jouy.
Antidiabétique Rabot.....	Rabot, Ph., à Versailles.
Antipyrine effervescente..........................	Le Perdriel, 11, rue Milton.
Antipyrine Knorr.........	Knorr, à Creil.
Apio-gravéol................	Besson, à Chalon-sur-Saône.
Aristol..........................	Bayer et Cie, 24, rue d'Enghien.
Arsycodile..................	Leprince, 24, rue Singer.
Aspirine......................	Bayer et Cie, 24 rue d'Enghien.
Bain Pennès..............	Pennès, 2, rue de Latran.
Baume Bories...........	Desprez, 115, rue St-Honoré.
Bétul-ol-Midy..............	Midy, 113, faubourg St-Honoré.
Biosine........................	Le Perdriel, 11, rue Milton.
Boldo-Verne................	Verne, Grenoble.
Bonbons thyroïdiens Moncour..................	Moncour, à Boulogne-Paris.
Boricine Meissonnier....	Meissonnier, 17, place Cadet.
Bougies Chaumel.........	Fumouze, 78, fg. St-Denis.
Bromaline....................	Merck, à Darmstadt.
Bromidia......................	Roberts et Cie, 5, rue de la Paix.
Bromipine....................	Merck, à Darmstadt.
Bromo-valéramine Lacaze..........................	Lacaze, 51, rue Gay-Lussac.
Bromure de Césium......	Merck à Darmstadt.
Bromure de potassium Souffron..................	Souffron, 21, rue Poncelet.
Bromure de Rubidium...	Merck à Darmstadt.
Cachets antigoutteux et antirhumatismaux Rabot..........................	Rabot, à Versailles.
Cacodylates..................	Givaudan, Trouillat et Cie, à Lyon.
Cacodylate de soude Clin.	Clin et Cie et Comar et fils, 20, rue des Fossés-St-Jacques.
Cacodyle Cussac.........	Cussac, à Bergerac.
Cacodyle Gonnon.........	Gonnon, à Lyon.

Cacodylium A. Petit-Mialhe	Petit, 8, rue Favart.
Cacodylline Faudon	Faudon, 85, rue Turbigo.
Capsicine	Coirre, 79, rue du Cherche-Midi.
Capsules Clin au bromure de camphre	Clin et Cie, 20, rue des Fossés-Saint-Jacques.
Capsules Clin au phosphotal	Clin et Cie et Comar et fils, rue des Fossés-St-Jacques, 20.
Capsules Cognet	Cognet, 43, rue de Saintonge.
Capsules de colchi-sal	Midy, 113, fg St-Honoré.
Caps. de corps thyroïde	Vigier, 12, boul. Bonne-Nouvelle.
Capsules Dartois	Freyssinge, 105, rue de Rennes.
Capsules orchitiques Vigier	Vigier, 12, boul. Bonne-Nouvelle
Capsules ovariques Vigier	Vigier, 12, boul. Bonne-Nouvelle
Capsules pancréatiques Vigier	Vigier, 12, boul. Bonne-Nouvelle
Capsules Raquin	Fumouze, 78, fg St-Denis.
Capsules de santal Bretonneau	Lancelot et Cie, 26, rue St-Claude.
Capsules surrénales Vigier	Vigier, 12, boul. Bonne-Nouvelle.
Capsules tænifuges	Bocquillon-Limousin, 2 *bis*, rue Blanche.
Capsuline Limousin	Bocquillon-Limousin, 2 *bis*, rue Blanche.
Carbonate de gaïacol	Vigier, 12, boul. Bonne-Nouvelle.
Cascara granulée soluble de Piclin	Piclin, Ph. à Caudebec-en-Caux.
Cascarine Leprince	Leprince, 24, rue Singer.
Céréalose	Midy, 113, faub. St-Honoré.
Cérébrine	Fournier, 21, rue St-Pétersbourg.
Chloral bromuré Dubois	Duriez, 20, place des Vosges.
Chloral perlé	Bocquillon-Limousin, 2 *bis*, rue Blanche.
Chloralose	Merck, à Darmstadt.
Cigares Barral	Fumouze, 78, fg St-Denis.
Cinnamate Cartaz	Cartaz, 81, rue Lafayette.
Cinnamol du Dr Pierrhugues	Pierrhugues, 30, rue Vieille-du-Temple.

Coaltar saponiné	Le Beuf, r. Lormand, 10, Bayonne.
Cocaïne boratée Vigier	Vigier, 12, boul. Bonne-Nouvelle.
Comprimés de carbonate de chaux Terrial	Terrial, 45, rue Caumartin.
Comprimés d'hydrate de magnésie Terrial	Terrial, 45, rue Caumartin.
Comprimés de trinitrine	Roussel, 10, rue Washington.
Comprimés de tétranitrol	Roussel, 10, rue Washington.
Copahidia Mazeron	Mazeron, 12, fg Poissonnière.
Crème de morue	Péquart, à Verdun (Meuse).
Créosote Alpha	Champigny, 19, rue Jacob.
Crésyl-Jeyes	Soc. fr. pr. san. 55, r. d. Francs-Bourgeois.
Cyprédol	Vial, 8, rue Vivienne.
Dentifrice phéniqué Terrial	Terrial, 45, rue Caumartin.
Digestifs Recourat	Recourat, à Beauvais.
Digitaline Mialhe-Petit	Petit, 8, rue Favart.
Digitaline Nativelle	6, boul. Richard-Lenoir.
Digitoxine	Merck, à Darmstadt.
Dionine	Merck, à Darmstadt.
Diurétine Knoll	Knoll et Cie, Ludwigshafen s./R.
Dormiol	Reinicke, 39, rue Ste-Croix-de-la Bretonnerie.
Dragées Gélis et Conté	Labélonye, 99, rue d'Aboukir.
Dragées Gibert	Augendre, à Maisons-Laffitte.
Dragées Rabuteau	Clin et Cie, et Comar et fils, 20, ru[e] des Fossés-Saint-Jacques.
Eau de Mors au phosphate	G. Aupée, quai du Mont-Riboudet à Rouen.
Elixir alimentaire Ducro	Duriez, 20, place des Vosges.
Elixir Déret	Clin et Cie, 20, rue des Fossés Saint-Jacques.
Elixir de Kola-Coca	Vigier, 12, boul. Bonne-Nouvelle.
Elixir Pausodun	Fournier, 21, rue St-Pétersbourg
Elixir de pelletiérine Tanret	Tanret, 14, rue d'Alger.
Elixir de pepsine Mialhe	Petit, 8, r. Favart.
Elixir de peptone Defresne	Macquaire et Cie, 4, quai du Ma ché-Neuf.
Elixir de terpine Vigier	Vigier, 12, boul. Bonne-Nouvell

Elixir du Docteur Torel	Dussaigne, à St-Amand-Mont-Rond.
Elixir Virenque..........	Virenque, 8, pl. de la Madeleine.
Emulsion d'huile de Hogg....................	Hogg, 2, rue Castiglione.
Emulsion Marchais......	Marchais, à la Rochelle.
Emulsion Scott..........	Delouche, 2, place Vendôme.
Ergotinine Tanret.......	Tanret, 14, rue d'Alger.
Eucalyptus, Sirop A. Picot.................	Picot, à Quimper.
Euménol.................	Merck, à Darmstadt.
Europhène................	Bayer et Cie, 24, r. d'Enghien.
Extrait de Malt Dardanne...................	Dardanne, 11, rue Le-Regrattier.
Farine de gluten.........	Segaust, à St-Denis.
Farine lactée Nestlé.....	Christen, r. du Parc-Royal, 16.
Fer Quevenne.............	Genevoix, r. des Beaux-Arts, 14.
Ferro-magnésie-calcique.	G. Aupée, quai du Mont-Riboudet, à Rouen.
Ferropyrine Knoll.......	Knoll et Cie, Ludwigshafen s./R.
Ferro-Somatose..........	Bayer et Cie, 24, r. d'Enghien.
Fucoglycine Gressy......	Le Perdriel, 11, rue Milton.
Gabianol Gardy...........	Terrial, 45, rue Caumartin.
Gaïacacodyl Vigier.......	Vigier, 12, boul. Bonne-Nouvelle.
Gazes antiseptiques.......	A. Deffins, 21, fg. Poissonnière.
Globules Bories..........	Desprez, 115, rue St-Honoré.
Globules Fumouze........	Fumouze, 78, fg. Saint-Denis.
Gluten....................	Segaust, à St-Denis.
Glycéro-Lithine...........	Le Perdriel, 11, rue Milton.
Glycérophosphate effervescent..............	Le Perdriel, 11, rue Milton.
Glycérophosphate de chaux...................	Givaudan, Trouillat et Cie, à Lyon.
Glycérophosphates Fournier..................	Fournier, 21, rue St-Pétersbourg.
Glycérophosphate Robin.	Robin, 13, rue de Poissy.
Glycomorrhuum Faudon..................	Faudon, 85, rue Turbigo.
Gouttes phosphoriques Terrial.................	Terrial, 45, rue Caumartin.
Gouttes Livoniennes....	Trouette, 15, r. d. Immeub.-Industr.

Grains de santé du Dr Franck	Leroy, 9, rue de Cléry.
Granulé de lécithine pure Cartaz	Cartaz, 81, rue Lafayette.
Granulé Moussaud	Lancelot et Cie, 26, rue St-Claude
Granulé Vittel	Huchedé, 1, rue de l'Odéon.
Granules de Beaumé	Legros, 1, place de la République.
Granules de Fowler	Legros, 1, place de la République.
Granules Laboureur	Laboureur, 113, r. de Caulaincourt.
Gyrol	Coirre, 79, rue du Cherche-Midi.
Hamaméline Roya	Lachartre, 19, rue des Mathurins.
Hamamelis Ludlam	Cabanès, 34, boulev. Haussmann.
Hémagène Tailleur à base de pétroseline mentholée	P. Tailleur, 37, Grande-Rue, à Fontainebleau.
Hémazone Delestre	Phie Chaumel, 87, rue Lafayette.
Hémogallol	Merck, à Darmstadt.
Hémoglobine Deschiens	Soc. de pr. pharm., 9, r. de la Perle.
Hémol	Merck, à Darmstadt.
Hermophényl	Sestier, à Lyon.
Hémophosphine Balvay	Balvay, 8, r. du Château, à Neuilly.
Héroïne	Bayer et Cie, 24, rue d'Enghien.
Hétocrésol	Kalle et Cie (Reinicke, 39, rue Ste-Croix-de-la-Bretonnerie).
Hétol	Kalle et Cie (Reinicke, 39, rue Ste-Croix de la Bretonnerie).
Hétol Cartaz	Cartaz, 81, rue Lafayette.
Huile de foie frais de morue Hogg	Hogg, 2, rue Castiglione.
Huile de foie de morue Peter Moller	Petit, 8, rue Favart.
Huile de foie de morue Vézu	Chappelle, 5, cours Morand, à Lyon.
Huile de Panas	Couturieux, 3, rue Washington.
Huile de Pourtal	Pourtal, à Nîmes.
Hydrogenium	Merck, à Darmstadt.
Hypophosphites	Givaudan, Trouillat et Cie, à Lyon.
Hypophosphites Churchill	Swann, 12, rue Castiglione.

Ichthalbine Knoll	Knoll et Cie, Ludwigshafen s./R.
Ichtyol	S. fr. de produits sanitaires, 35, rue des Francs-Bourgeois.
Injection Raquin	Fumouze, 78, fg. Saint-Denis.
Injection sous-cutanée Bretonneau	Lancelot et Cie, 26, rue St-Claude.
Iod-albacide	Reinicke, 39, rue Ste-Croix-de-la-Bretonnerie.
Iodipine	Merck, à Darmstadt.
Iodoformol	Marquart, à Beuel-Bonn s/ Rhin.
Iodoformogène	Knoll et Cie, Ludwigshafen.
Iodol	Kalle et Cie (Reinicke, 39, rue Ste-Croix-de-la-Bretonnerie).
Iodothyrine	Bayer et Cie, 24, rue d'Enghien.
Iodure Laroze	Laroze, 2, r. des Lions-St-Paul.
Iodure Souffron	Souffron, 21, rue Poncelet.
Juglandine Ferrouillat	Ferrouillat, 35, rue de Rivoli.
Képhir circassien (Le véritable)	Tzanck, 54, rue de Verneuil.
Kineurine Moncour	Moncour, 49, avenue Victor-Hugo, à Boulogne-Paris.
Kola-fer Trouette	Trouette, 15, rue des Immeubles-Industriels.
Kola Food	Maussey, 16, rue du Parc-Royal.
Kola-Pausodun	Fournier, 21, rue St-Pétersbourg.
Kola Roy	Th. Roy, à Asnières (Seine).
Lactophénine	Midy, 113, faub. St-Honoré.
Laxarine Terrial	Terrial, 45, rue Caumartin.
Lécithine	Givaudan, Trouillat et Cie, à Lyon.
Lécithine Billon	Billon, rue Pierre-Charron, 46.
Lécithine Cartaz	Cartaz, 81, rue Lafayette.
Leucocytine	Coirre, 79, rue du Cherche-Midi.
Levure de bière A. Petit-Mialhe	Petit, 8, rue Favart.
Levurine	Couturieux, 3, rue Washington.
Liqueur Laville	Clin et Cie et Comar et fils, 20, rue des Fossés-Saint-Jacques.
Liqueur de Pichi Limousin	Bocquillon-Limousin, 2 *bis*, rue Blanche.
Lithiopipérazine	Marquart, à Beuel-Bonn-s/Rhin.
Lithol	Givaudan, Trouillat et Cie, à Lyon.

Lycétol .... Bayer et Cie, 24, rue d'Enghien.
Lysol .... Soc. du Lysol, 22, pl. Vendôme.

Magnésie lactée .... Fiévet et Cie, 110, rue St-Denis.
Maltésine Tissot .... Tissot, 34, boul. de Clichy.
Mannine Balvay .... Balvay, 8, du Château, à Neuilly.
Matéine Bucaille .... Bucaille, à Ivry-la-Bataille.
Menthol-Iodol .... Kalle et Cie (Reinicke, 39, rue Ste-Croix-de-la-Bretonnerie).

Nectrianine du Dr Bra .... Chaix et Cie, 10, rue de l'Orne.
Neurosine Prunier .... Chassaing, 6, avenue Victoria.

Opothérapie .... Moncour, 49, avenue Victor-Hugo, à Boulogne-Paris.
Orexine tannique .... Kalle et Cie (Reinicke, 39, rue Sainte-Croix-de-la-Bretonnerie).
Ovo-lécithine Billon ...... Billon, 46, rue Pierre-Charron.
Ovules Chaumel .... Fumouze, 78, fg. St-Denis.
Oxygène Limousin .... Bocquillon-Limousin, 2 *bis*, rue Blanche.

Pancréatine .... Macquaire, 4, quai du Marché-Neuf.
Pangaduine .... Soc. nationale, 50, rue des Ecoles.
Pansements .... A. Deffins, 21, faubourg Poissonnière.
Papier d'Albespeyres ..... Fumouze, 78, fg. Saint-Denis.
Papier Barral .... Fumouze, 78, fg. Saint-Denis.
Papier Rigollot .... Darrasse et Cie, 24, avenue Victoria.
Pastilles Dethan .... Dethan, 23, rue Baudin.
Pastilles Paterson .... Dethan, 23, rue Baudin.
Pastilles Vichy-Etat ...... Cie ferm. de Vichy, 24, boulevard des Capucines.
Pâte Berthé .... Fumouze, 78, fg. Saint-Denis.
Pélagine .... Fournier, 21, rue Saint-Pétersbourg.
Pelletiérine Tanret .... Tanret, 14, rue d'Alger.
Pepsidia .... Vieillard, 30, rue de Trévise.
Peptone Catillon .... Catillon, 3, boulevard St-Martin.
Peptone Cornélis .... L. Bruneau, rue Nationale, Lille.
Pepto-Santal .... Vicario 17, boulev. Haussmann.
Péricols .... Legros, 1, place de la République.
Perléines de quinocodyne Vigier .... Vigier, 12, boul. Bonne-Nouvelle.
Perles de Clertan .... Champigny, 19, rue Jacob.

Pétréoline Lancelot .... Fenaille, Despeaux, 11 *bis*, rue du Conservatoire.
Phénédine .... Pelisse, 49, rue des Ecoles.
Phénol-Bobœuf .... 8, rue du Conservatoire.
Phénosalyl .... Tercinet, 53, boulevard Saint-Martin.
Phosote Brissonnet ...... Lambiotte frères, 54, rue des Francs-Bourgeois.
Phosphate de gaïacol .... Lambiotte frères, 54, rue des Francs-Bourgeois.
Phosphatine Falières .... Chassaing, 6, avenue Victoria.
Pichi lithiné Limousin ... Bocquillon-Limousin, 2 *bis*, rue Blanche.
Pilules antinévralgiques du Dr Cronier .... Pharmacie Robiquet, 23, rue de Monnaie.
Pilules de Blancard ...... Blancard, 40, rue Bonaparte.
Pilules Blaud .... Sciorelli, 2, place des Vosges.
Pilules Boissy .... Delouche et Cie, 2, place Vendôme.
Pilules Doumer .... Lancelot et Cie, 26, r. Saint-Claude.
Pilules hépatiques du Dr Dugas .... Pourtal, à Nîmes.
Pilules d'hypophosphite Churchill .... Swann, 12, rue Castiglione.
Pilules de Lancereaux ... Couturieux, 3, rue Washington.
Pilules Lartigue .... Fumouze, 78, fg. St-Denis.
Pilules de lécithine Cartaz .... Cartaz, 81, rue Lafayette.
Pilules Limousin .... Bocquillon-Limousin, 2 *bis*, rue Blanche.
Pilules de pancréatine de Hogg .... Hogg, 2, rue Castiglione.
Pilules de pepsine de Hogg .... Hogg, 2, rue Castiglione.
Pilules Pourtal .... Pourtal, à Nîmes.
Pilules de protoiodure Vézu .... Chappelle, 5, cours Morand, Lyon.
Pilules rhéotartriques ... Vigier, 12, boulevard Bonne-Nouvelle.
Pilules toniferrugineuses Legoff .... Legoff, 39, rue de Nantes, Saint-Nazaire.

Pilules vanado-cacodyliques Vigier	Vigier, 12, boulevard Bonne-Nouvelle.
Pinifibra	Deffins, 21, faubourg Poissonnière.
Pipérazol Tissot	Tissot, 34, boul. de Clichy.
Pommade antidartreuse St-Louis	Rabot, Ph. à Versailles.
Poudre Lartigue	Fumouze, 78, faubourg St-Denis.
Poudre de viande Trouette-Perret	Trouette, 15, rue des Immeubles-Industriels.
Produits organothérapiques	Moncour, 49, avenue Victor-Hugo, à Boulogne-Paris.
Protargol	Bayer et Cie, 24, rue d'Enghien.
Quassine Frémint	Freyssinge, 105, rue de Rennes.
Quinium Labarraque	Champigny, 19, rue Jacob.
Quinoïdine Duriez	Duriez, 20, place des Vosges.
Roburine	Roberts et Cie, 5, rue de la Paix.
Saccharine	Givaudan, Trouillat et Cie, à Lyon.
Saccharolé de quinquina.	Vigier, 12, boulevard Bonne-Nouvelle.
Salipirine Riedel	Reinicke, 39, rue Ste-Croix-de-la-Bretonnerie.
Salophène	F. Bayer et Cie, 24, rue d'Enghien.
Santal Cabanès	Cabanès, 34, boul. Haussmann.
Santal Midy	Midy, 113, fg. St-Honoré.
Savons antiseptiques	Vigier, 12, boul. Bonne-Nouvelle.
Savons Berger	Bocquillon-Limousin, 2 *bis*, rue Blanche.
Savons Bories	Desprez, 115, rue St-Honoré.
Savons Mollard	Joubert, 8, rue des Lombards.
Scopolamine	Merck, à Darmstadt.
Sels Pennés	Pennés, 2, rue Jean-de-Latran.
Sinapisme Rigollot	Darrasse et Cie, 24, avenue Victoria.
Sirop d'Aubergier	Clin et Cie, 28, rue des Fossés-Saint-Jacques.
Sirop Berthé	Fumouze, 78, faubourg Saint-Denis.
Sirop de Blancard	Blancard, 40, rue Bonaparte.

Sirop Bretonneau	Lancelot et Cie, 26, rue St-Claude.
Sirop Cartaz	Cartaz, 81, rue Lafayette.
Sirop Delabarre	Fumouze, 78, faubourg Sain Denis.
Sirop dépuratif Saint-Louis	Rabot, Ph. à Versailles.
Sirop Despinoy à l'extrait de foie de morue ..	Monnot, Bartholin et Cie, 21, rue Michel-Lecomte.
Sirop Dumée	Dumée, à Meaux.
Sirop Dusart	Midy, 113, faub. St-Honoré.
Sirop d'ergotinine Tanret	Tanret, 14, rue d'Alger.
Sirop Fraisse	Fraisse, 83, rue Mozart.
Sirop de Gibert	Augendre, à Maisons-Laffitte.
Sirop d'hypophosphites Churchill	Swann, 12, rue Castiglione.
Sirops Laroze	Laroze 2, rue des Lions-Saint-Paul.
Sirop Montegniet	Fouris, 5, rue Lebon.
Sirop de H. Mure	Gazagne, à Pont-St-Esprit.
Sirop Philipon	Philipon, 30, rue des Ecoles.
Sirop phosphorique Terrial	Terrial, 45, rue Caumartin.
Sirop Ramos	Robert, à Bordeaux.
Sirop Reinvillier	Virenque, 8, pl. de la Madeleine.
Soluté minéral J. Gaube .	Houssaye, 54, rue de la Bienfaisance.
Solution d'antipyrine	Clin et Cie, 20, rue des Fossés-Saint-Jacques.
Solution de digitaline Nativelle	6, boulevard Richard-Lenoir.
Solution hypodermique d'ergotinine Tanret	Tanret, 14, rue d'Alger.
Solutions glycérophosphatées	Fournier, 21, rue de Saint-Pétersbourg.
Solution phosphorique Terrial	Terrial, 45, rue Caumartin.
Solution de salicylate de soude	Clin et Cie, 20, rue des Fossés-Saint-Jacques.
Somatose	Bayer et Cie, 24, rue d'Enghien.

Sphérulines thyroïdiennes Moncour	Moncour, à Boulogne-Paris.
Sphérulines d'extrait pancréatique Moncour	Moncour, à Boulogne-Paris.
Stérésol	Meunier, à Grenoble.
Stypticine	Merck, à Darmstadt.
Suppositoires Chaumel	Fumouze, 78, fg. St-Denis.
Suppositoires d'extrait pancréatique Moncour	Moncour, à Boulogne-Paris.
Tablettes pectorales Churchill	Swann, 12, rue de Castiglione.
Tænifuge Duhourcau	Pharmacie centrale, 7, r. de Jouy.
Tænifuge Vézu	Chappelle, 5, cours Morand, à Lyon.
Tannalbine Knoll	Knoll, et Cie, Ludwigshafen.
Tannigène	Bayer et Cie, 24, rue d'Enghien
Tannoforme	Merck, à Darmstadt.
Taphosote Brissonnet	Lambiotte frères, 54, rue des Francs-Bourgeois.
Teinture de condurango Limousin	Bocquillon-Limousin, 2 *bis*, rue Blanche.
Tétranitrol	Roussel, 10, rue Washington.
Thiocol Roche	Hermann et Barrière, faubourg Saint-Antoine.
Thiol Riedel	Reinicke, 39, rue Ste-Croix-de-la-Bretonnerie.
Thymo-naphto-salol	J.-L. Cruzel, à Monte-Carlo.
Thyradène	Knoll et Cie, Ludwigshafen s./R.
Thyréoïdine	Merck, à Darmstadt.
Tolu Le Beuf	Le Beuf, à Bayonne.
Topiques Chaumel	Fumouze, 78, faubourg Saint-Denis.
Traumatol	Chevrier, 21, faubourg Montmartre.
Tribromure de Gigon	Gigon, 7, rue Coq-Héron.
Tridigestine Dalloz	Dalloz, 13, boulevard de la Chapelle.
Trinitrine	Roussel, 10, rue Washington.
Trional	Bayer et Cie, 24, rue d'Enghien.
Tropacocaïne	Merck, à Darmstadt.
Trophérine	Merck, à Darmstadt.
Vaginols Bories	Desprez, 115, rue Saint-Honoré.
Valérianate de cérium	Thibault, 76, rue des Petits-Champs.

Valérianate Pierlot	Lancelot et Cie, 26, rue Saint-Claude.
Vals (Eaux de)	Société générale de Vals, 4, rue de Greffulhe.
Vanadates Clin	Clin et Cie et Comar et fils, 20, rue des Fossés-St-Jacques.
Vanadates Gonnon	Gonnon, à Lyon.
Vanadates Petit	Petit, 40, cours Morand, à Lyon.
Vanadine Chevrier	Chevrier, 21, faubourg Montmartre.
Vésicatoire d'Albespeyres	Fumouze, 78, faubourg Saint-Denis.
Vésicatoire indolore Dubreuilh	Dubreuilh, 77, rue Judaïque, à Bordeaux.
Vichy-État	Compagnie fermière de Vichy, 24, boulevard des Capucines.
Vichy St-Yorre	Larbaud-Saint-Yorre, place Lucas, à Vichy.
Vin Bucaille	Bucaille, à Ivry-la-Bataille.
Vin de Bugeaud	Fievet et Cie, 110, rue St-Denis.
Vin de Chassaing	Chassaing, 6, avenue Victoria.
Vin Désiles	Dr Choffé, 18, rue des Arts à Levallois-Perret.
Vin Despinoy à l'extrait de foie de morue	Monnot, Bartholin et Cie, 21, rue Michel-le-Comte.
Vin Gaulois	H. Jouisse, à Orléans.
Vin Girard	Girard, 22, rue de Condé.
Vin Houssaye	Houssaye, rue de la Bienfaisance.
Vin Huchedé	Huchedé, 1, rue de l'Odéon.
Vin de Labarraque	Champigny, 19, rue Jacob.
Vin Mariani	Mariani, boul. Hausmann.
Vin Nourry	Clin et Cie et Comar et fils, 20, rue des Fossés-St-Jacques.
Vin Pourtal	Pourtal, ph. à Nîmes.
Vinaigre Pennès	Pennès, 2, r. de Latran.

RÉPERTOIRE

DES PRINCIPAUX

Laboratoires d'Analyses médicales

V. BÉGUIN 45, Av. de la République, Paris	Laboratoire pharmaceutique de Paris.
J. BERNARD & A. PÉCOURT 86, rue d'Amsterdam, Paris	Laboratoire spécial d'analyses médicales.
CARTAZ 81, rue Lafayette	Laboratoire d'analyses mé-dicales, bactériologique urines, laits, crachats, etc.
J. HUCHEDÉ 18, Carrefour de l'Odéon 1, rue de l'Odéon	Laboratoire spécial d'analyses médicales (urines, sérosités, crachats, laits).
Laboratoire **LAFON** *Directeur :* Landowski 1, rue de Lille	Laboratoire d'analyses et de recherches chimiques et microbiologiques, analyses d'urines, crachats, vins, laits, etc.
G. MERCIER 158, r. Saint-Jacques, Paris	Laboratoire d'analyses médicales. (*Analyses d'urines, crachats, laits.*)
A. PETIT & R. ALBOUI 8, rue Favart, Paris	Laboratoire spécial d'analyses médicales et bactériologiques de la pharmacie MIALHE.

RÉPERTOIRE DES PRINCIPAUX

Laboratoires d'Analyses Médicales

(*Suite*)

E. RABOT 55, r. de la Paroisse, Versailles	Laboratoire d'analyses chimiques et micrographiques (*denrées alimentaires, médicaments, expertises*).
A. VICARIO 17, Boul. Haussmann, Paris	Laboratoire spécial d'analyses médicales, urines, crachats, recherches bactériologiques, etc.
C. VIEILLARD 50, rue de Trévise, Paris	Laboratoire d'analyse chimique et micrographique (analyses d'urines).

TABLE MÉTHODIQUE DES MATIÈRES

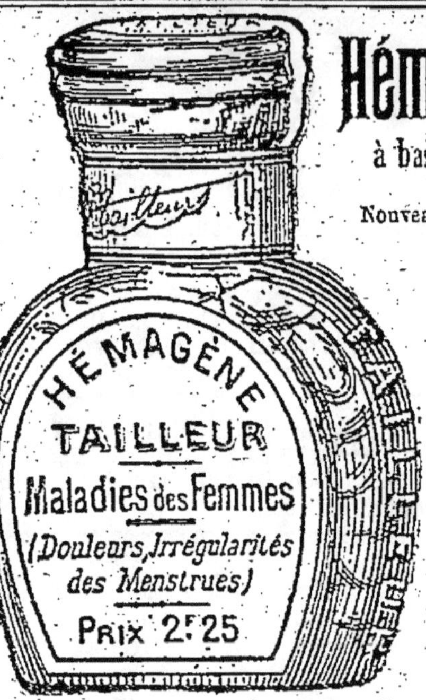

Hémagène Tailleur

à base de Pétroseline mentholée

Nouveau médicament très recommandé, principalement dans la dysménorrhée, les aménorrhées diverses, la ménopause, les accouchements difficiles, les tranchées utérines qui suivent les couches.

La Pétroseline mentholée, présentée sous forme de dragée, agit à la fois comme un emménagogue bien supérieur à l'Apiol, et comme un sédatif sans rival dans les tranchées utérines.

Envoi gratuit à MM. les Docteurs de la Notice et d'un Flacon d'essai

FABRIQUE A
FONTAINEBLEAU
37, Grande-Rue

Dans toutes les Pharmacies

MOULES

A Ovules, Suppositoires, Bougies

PILULIERS, PRESSES

Râpes, Porte-Entonnoirs

Et tous instruments de comptoir.

CATALOGUE ILLUSTRÉ FRANCO

SEGAUD, Château-Regnault-Bogny (Ardennes)

www.ingramcontent.com/pod-product-compliance
Lightning Source LLC
Chambersburg PA
CBHW061005220326
41599CB00023B/3832